Parfum

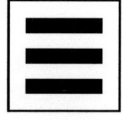

evergreen

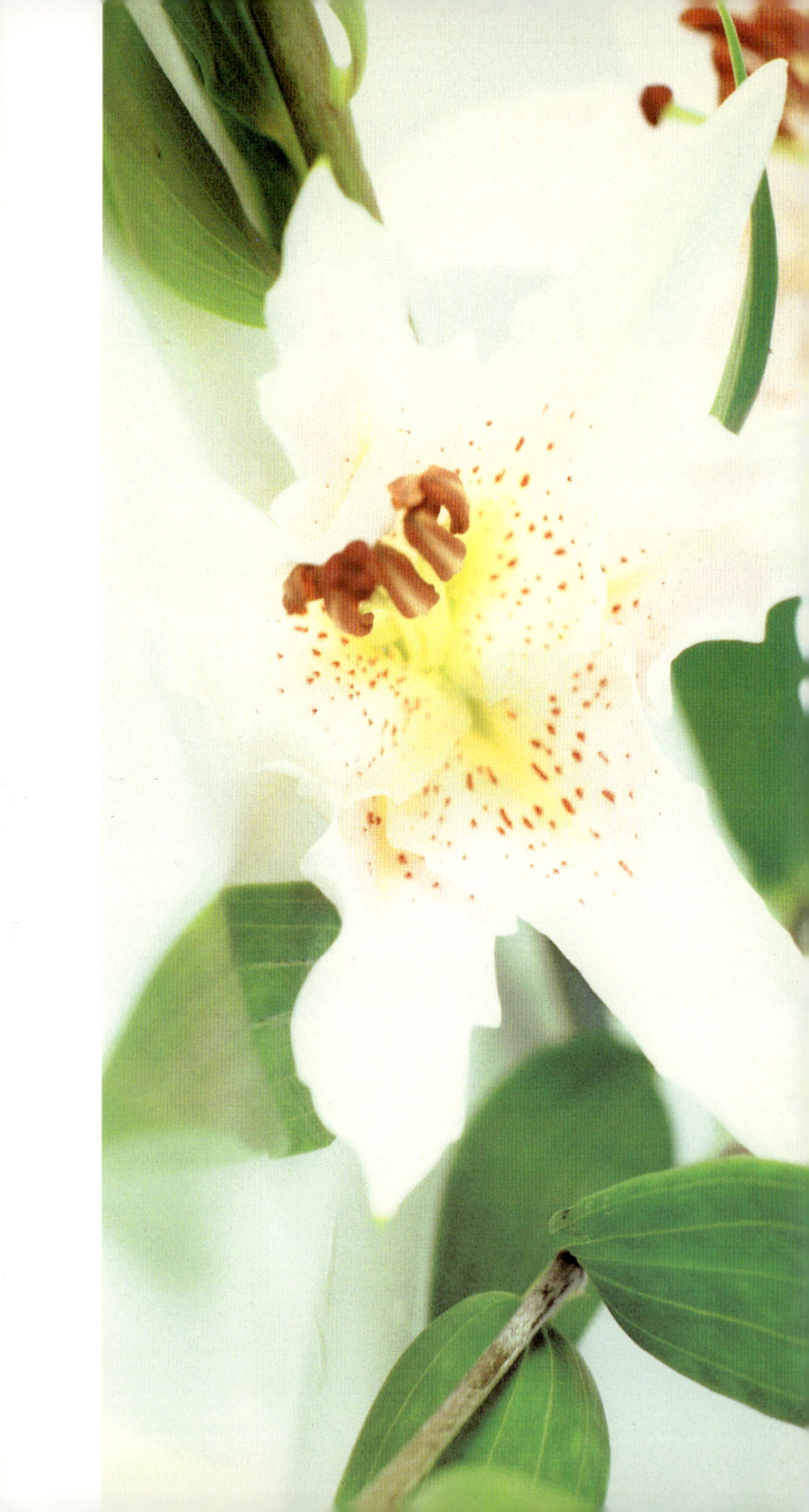

Parfum

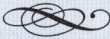

Von Chanel N°5 bis Trésor

Nigel Groom

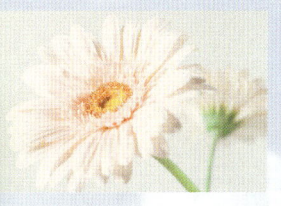

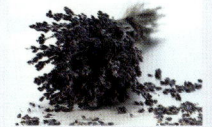

In Liebe für Lorna

EVERGREEN is an imprint of Benedikt Taschen Verlag GmbH

© für diese Ausgabe: 2000 Benedikt Taschen Verlag GmbH
Hohenzollernring 53, D-50672 Köln

The Perfume Companion. A Connoisseur's Guide
© 1999 Quintet Publishing Limited, 6 Blundell Street London N7 9BH

ÜBERSETZUNG AUS DEM ENGLISCHEN (FÜR AGENTS–PRODUCERS–EDITORS, OVERATH):
Andreas Kellermann
REDAKTION UND SATZ DER DEUTSCHEN AUSGABE:
Agents–Producers–Editors, Overath
UMSCHLAGGESTALTUNG:
Angelika Taschen, Köln

Printed in China
ISBN 3-8228-6383-1

Inhalt

Wir beginnen zwar erst, die komplexe Funktionsweise unseres Geruchssinnes zu verstehen, aber jeder weiß, wie sehr ein Duft unser Wohlbefinden oder unsere Gefühle für jemanden beeinflussen und vor allem Erinnerungen an die Vergangenheit wecken kann. Was wir sehen und hören, vermag unsere Gefühle direkt anzusprechen, doch Gerüche, und zwar speziell die angenehmen, die wir als „Parfum" bezeichnen, wirken auf rätselhafte, ja zuweilen geheimnisvoll anmutende Weise. Der Parfümeur mit seiner außergewöhnlichen Fähigkeit, Duftstoffe gezielt einzusetzen, nutzt diesen Umstand, um ganz bestimmte Stimmungen, etwa Romantik, Verzauberung oder einfach Freude, hervorzurufen.

Dieses Buch erzählt die Geschichte des Parfums, berichtet von den „Duft-Tempeln" vergangener Zeiten bis hin zur „Glamour-Industrie" unserer Tage, wo für jede Stimmung und jede Gelegenheit das passende Parfum angeboten wird. Das umfangreiche Verzeichnis ausgewählter Parfum-Hersteller (S. 39ff.) soll einen tieferen Einblick in die Vielfalt der im Handel befindlichen Düfte bieten und Ihnen so die Entscheidung für einen möglichst gut zu Ihrer Persönlichkeit und Ihrem eigenen Stilempfinden passenden Duft erleichtern. Darüber hinaus hoffe ich sehr, daß meine Darstellung Ihnen viele neue Anregungen über dieses faszinierende, fesselnde Thema vermittelt.

NIGEL GROOM

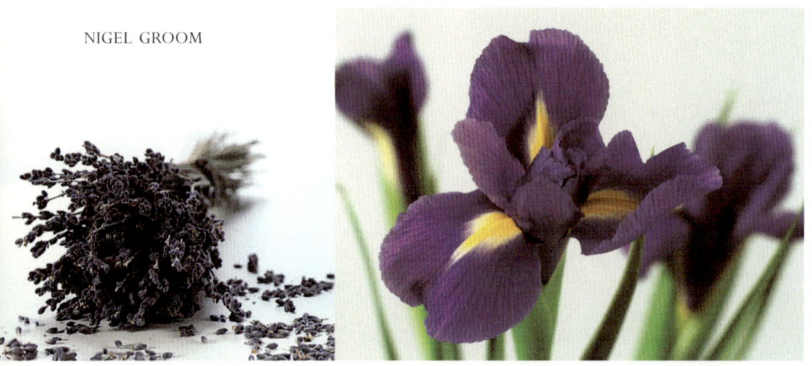

TEIL EINS

Die

GESCHICHTE

des **PARFUMS**

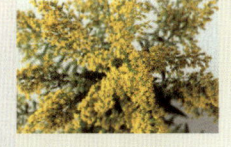

DIE ENTSTEHUNG EINER BRANCHE

Parfum ist so alt wie die Menschheit selbst; wunderbar duftende Kräuter und Blumen gab es sicherlich schon lange, bevor der Mensch die Weltbühne betrat. Die eigentlichen Anfänge einer Geschichte des Parfums versuchten Historiker anhand einiger Wandgemälde in Königin Hatschepsuts Tempel in Theben zu rekonstruieren. Diese zeigen eine ägyptische Flotte, die vor ca. 3500 Jahren auslief, um Myrrhe und andere exotische Duftstoffe aus dem Land Punt zu holen. Da aber Myrrhe und Weihrauch, die traditionellen Rohstoffe für Parfum, nur in Südarabien und im Gebiet des heutigen Somalia wuchsen, mußte Punt, wie man deswegen annahm, irgendwo dort, jenseits des Roten Meeres, sein.

Inzwischen ist jedoch erwiesen, daß die ägyptischen Schiffe den Nil stromaufwärts fuhren und dabei weiter vorstießen, als man es jemals für möglich gehalten hatte. Das Land Punt entdeckte man an den Ufern des Albert-Sees im heutigen Uganda. Doch leider wachsen in dieser Gegend weder Weihrauch noch Myrrhe, so daß von neuem ungewiß ist, wo die Geburtsstätte des Parfums liegt.

Zu jener Anfangszeit war Weihrauch genauso wichtig wie Duftöl (Parfum bedeutet auf Latein auch „durch den Rauch"). Weihrauch „trug" nicht nur die Gebete zu den Göttern, sondern half auch, den überall gegenwärtigen Gestank zu ertragen, schließlich gab es, wenn überhaupt, nur unzureichende Abwässersysteme. Die als Kyphi-Weihrauch bekannte, kräftige Mischung verbrannte man bei Sonnenuntergang in den Tempeln und nachts auch in den eigenen Häusern.

UNTEN: *Im alten Ägypten tropfte Parfum aus Salbkegeln auf die Köpfe der Frauen.*

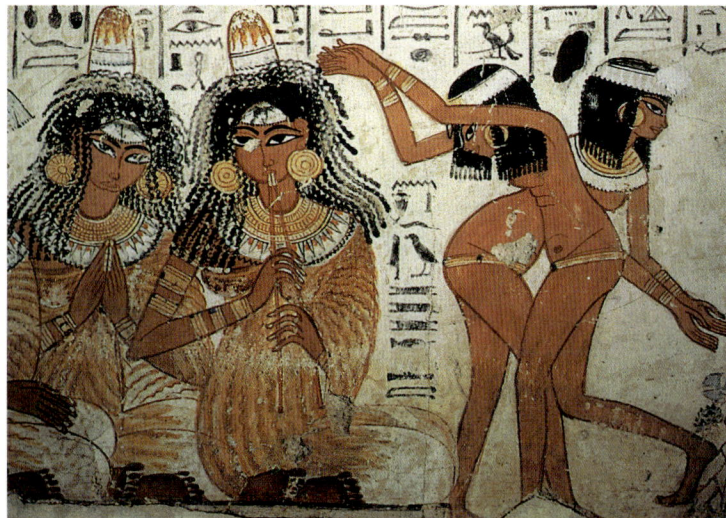

Ägypter, Griechen und Römer

Die alten Ägypter stellten auch Parfums und Salböle her; sie weichten wohlriechende Pflanzen in Öl ein und preßten die Flüssigkeit dann durch ein Tuch oder tauchten Blütenblätter in Fett, das ihren Duft aufnahm.

Die alten Griechen, bei denen die Parfümeure im übrigen Frauen waren, erweiterten die alten ägyptischen Rezepturen, und zur Zeit der Römer ergänzte man die aus Arabien importierten Myrrhe- und Weihrauchdüfte durch neue, zauberhafte Rohstoffe, die man auf dem Seeweg aus Indien mitgebracht hatte.

Wohlsituierte Römer genossen den Luxus: Man besprengte Böden und Wände mit Parfum, rieb Lieblingspferde und -hunde damit ein, parfümierte die Standarten der zum Siegen bestimmten Armeen oder streute unzählige Rosenblätter aus. Doch wie das Parfum hatte auch das Imperium keinen Bestand.

Die Araber und Europa

Erst das im frühen Mittelalter von den Arabern entwickelte Verfahren der Destillation pflanzlicher Öle ermöglichte die Parfumherstellung in großen Mengen. Riesige Gebiete in Persien dienten nun dem Rosenanbau zur Gewinnung von Rosenöl; das Bagdad aus Tausendundeiner Nacht verwandelte sich in eine Stadt der Düfte. Zudem entdeckte man intensiv riechende neue Stoffe wie etwa Moschus, den man sogar beim Bau neuer Moscheen und Paläste unter den Mörtel mischte, um den Gebäuden Duft zu verleihen.

Jahrhundertelang war die Parfümerie eine arabische Kunst und in Europa beinahe in Vergessenheit geraten. Dann jedoch brachten die ersten Kreuzritter bei ihrer Rückkehr aus der Levante wunderbare Mixturen mit, die großes Interesse erweckten.

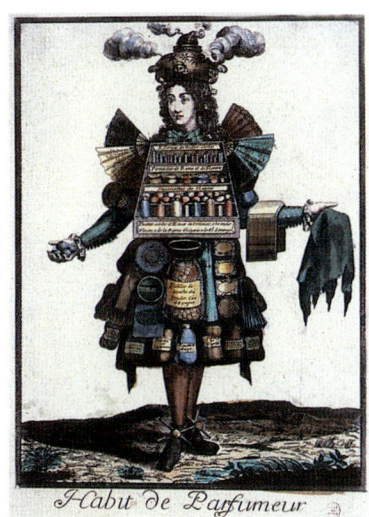

Habit de Parfumeur

OBEN: *Antike römische Räucherschale.*
RECHTS: *Das „Arbeitskleid des Parfümeurs" (Kupferstich von Engelbrecht, 17. Jh.)*

Die Anfänge der europäischen Parfümerie liegen im 17. Jahrhundert, als Katharina de' Medici nach ihrer Heirat mit Heinrich II. in Paris die Verwendung von Parfum in Mode brachte. Plötzlich verlangte jedermann Handschuhe aus parfümiertem Leder, die man am besten in Grasse bekam, das mit diesem Handel aufblühte und zur weltweit bedeutendsten Parfumstadt wurde.

Bis ins 19. Jahrhundert hinein änderte sich an den Grundlagen der Parfümerie nur wenig; natürlich wurden die Verfahren verbessert und die Essenzen raffinierter, haltbarer und im Duft feiner. Im Zuge der Industrialisierung und entsprechender neuer Produktionsverfahren konnten sich nun auch weniger

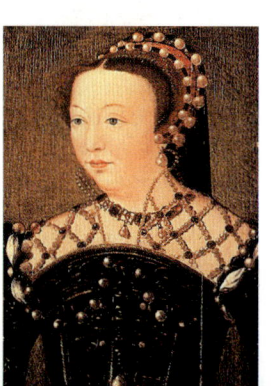

vermögende Leute und breitere Schichten Parfum leisten — ein Wandel, der letztlich auch die Entwicklung synthetischer Produkte vorantrieb, erlaubten diese doch die Herstellung herrlicher Duftstoffe in großen Mengen. Um das richtige Ergebnis zu erzielen, mußten die Parfümeure jedoch noch ihre Kenntnisse im Bereich der Chemie bedeutend verbessern.

LINKS: *Katharina de' Medici brachte das Parfum in Europa in Mode.*
UNTEN: *Elizabeth Hurley — das „Gesicht" von Estée Lauder*

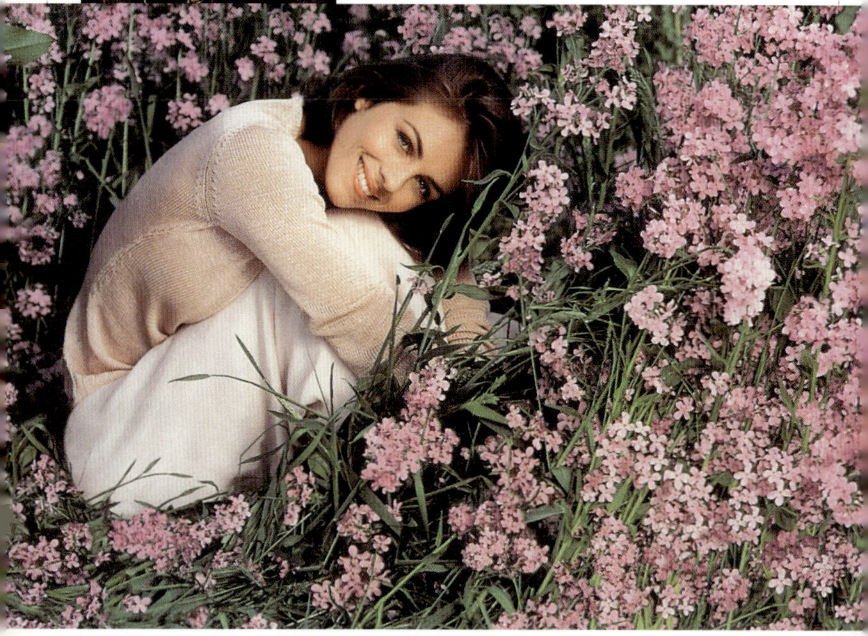

Duft und Mode

Als modische Kleidung zum Massenartikel wurde, erlebte auch die Parfümerie einen enormen Aufschwung: Die gutgekleidete Frau wollte auch gut duften, und ein Parfum bereicherte das Erscheinungsbild – was der Modeschöpfer Paul Poiret als erster erkannte. Diesen Gedanken griff Jean Patou auf, für den Parfum „eines der wichtigsten Accessoires für die Kleidung einer Frau" war. Anfangs schenkten Modeschöpfer wie Worth ihren Kundinnen kleine Parfumfläschchen; dann begannen sie, diese im Geschäft zu verkaufen (wie etwa Lanvin). Schon bald aber erkannten sie, daß sie mit dem Parfum mehr verdienen konnten als mit Jacken und Hosen.

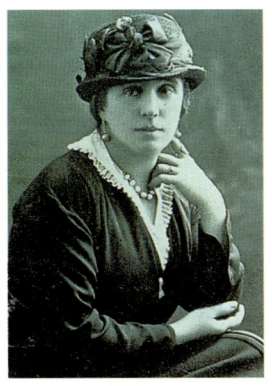

OBEN: *Jeanne Lanvin, eine der ersten Frauen, die ein eigenes Parfumhaus führten*

Heutzutage poliert ein Modedesigner sein Renommee auf, indem er ein lukratives Parfum seines Namens auf den Markt bringt, wogegen die Couture berühmter Modehäuser wie Dior, Givenchy oder Yves Saint Laurent unter Umständen vollständig von den Einkünften ihrer erfolgreichen Düfte getragen wird.

Die Vermarktung von Parfum hat eine riesige Branche entstehen lassen. So wirkt sich beispielsweise nicht nur der Flakon, sondern auch die Verpackung in hohem Maße auf den Absatz aus. Schon lange spielt dabei Werbung eine sehr bedeutsame Rolle, wie kunstvolle Anzeigen aus dem vorigen Jahrhundert zeigen. Heute bedient man sich eifrig der Medien, und bei der Einführung eines bedeutenden Produkts werden zuweilen millionenfach „Duftstreifen" als Proben in Zeitschriften plaziert. Oft verleiht man einem Parfum zusätzliche Ausstrahlung, indem man das Gesicht eines berühmten Models oder Filmstars mit ihm in Verbindung bringt, etwa das von Kate Moss mit „Obsession".

Ein neues Parfum am Weltmarkt zu lancieren, kann heute mehrere Millionen Dollar kosten, was sich sehr wohl lohnt, wenn es ankommt; womöglich wird ein Klassiker daraus – ein oft verwendetes Wort, das besser als Auszeichnung den Parfums vorbehalten bleiben sollte, die der wechselnden Mode getrotzt haben. Wenn ein Parfum, das schon Ihre Mutter in ihrer Jugend verwendet hat, noch im Handel ist, können Sie sicher sein, daß es sich dabei wirklich um ein außergewöhnlich gutes Parfum handelt.

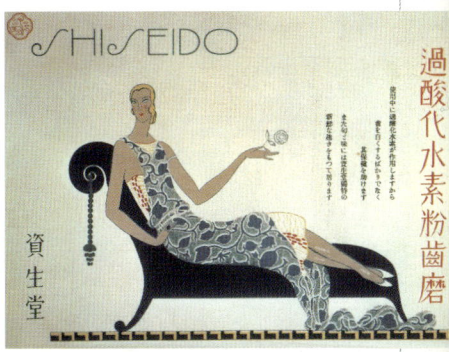

OBEN: *Shiseido ist bekannt für seine außergewöhnlichen Werbekampagnen.*

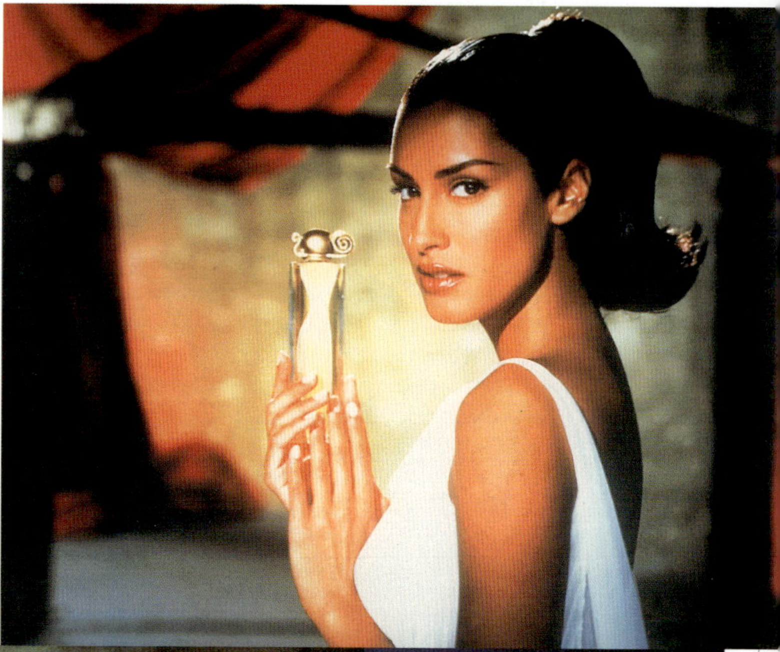

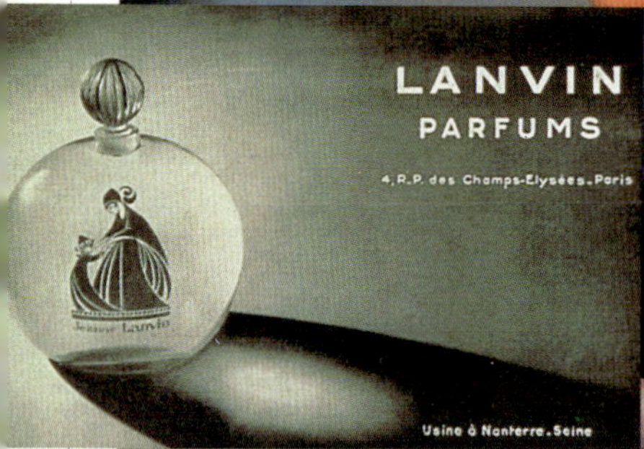

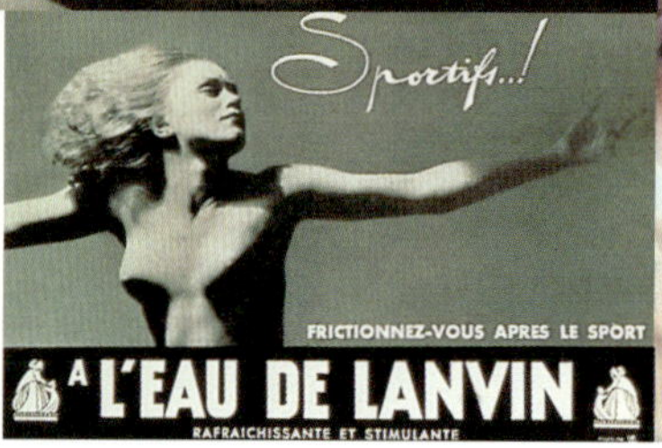

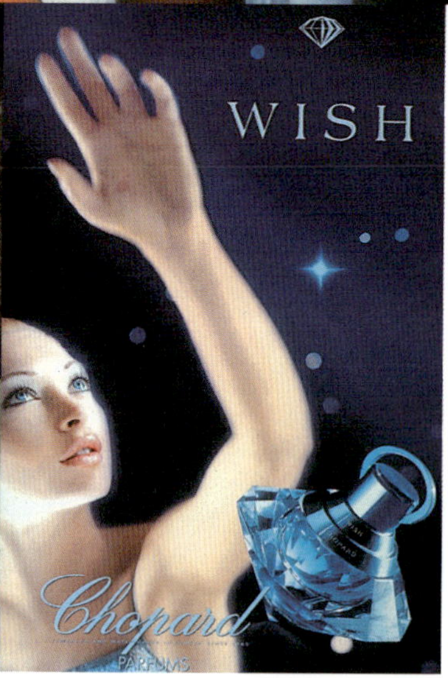

MITTE UND UNTEN: *Eine Werbung des Parfumherstellers Lanvin aus den 30er Jahren*

OBEN: *Organza — der bekannteste Duft von Givenchy*
UNTEN: *Verführerische Werbung für Chopards Wish*

INGREDIENZEN UND VERFAHREN

Bis ins späte 19. Jahrhundert bestand die Zubereitung flüssiger Duftstoffe fast ausnahmslos darin, aus Pflanzen extrahierte Duftöle zu mischen; Verwendung fanden jedoch auch einige Zutaten tierischen Ursprungs. Zuweilen war der Extraktionsvorgang recht einfach, manchmal aber langwierig und womöglich ertragsarm – und in einigen Fällen sogar unmöglich, so daß es dem Können des Parfümeurs überlassen blieb, andere Düfte so zu mischen, daß eine größtmögliche Ähnlichkeit mit dem als Vorbild gewählten Duft erzielt wurde.

Mit pflanzlichen Duftstoffen verbindet man meistens Blütendüfte, doch erstaunlicherweise enthalten ganz unterschiedliche Teile einer Pflanze Duftstoffe. Parfümöle bzw. Essenzen werden aus Blüten, Knospen, Blättern, Stengeln, Früchten, Samen, Rinden, Harzen und Wurzelstöcken gewonnen. Selten enthält die gesamte Pflanze den Duftstoff, oft müssen die unterschiedlichen Essenzen aus verschiedenen Teilen einer Pflanze „hervorgezaubert" werden.

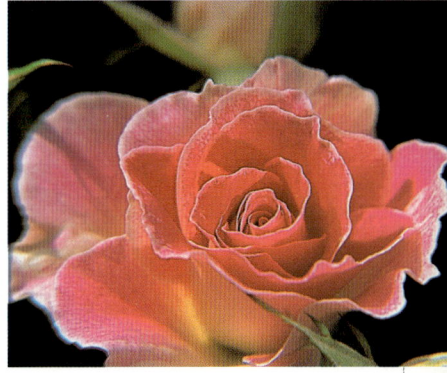

Der Bitterorangenbaum etwa liefert sowohl Neroliöl als auch – nach einem anderen Verfahren hergestellt – Orangenblütenöl sowie Bitterorangenöl aus den Fruchtschalen und Petitgrainöl aus Blättern, Zweigen und kleinen, unreifen Früchten. All diese Öle unterscheiden sich im Duft und werden bei der Parfumherstellung verwendet. Von den Blüten mit den dicksten Blättern gewinnt man das meiste Öl, und weiße Blüten sind am duftintensivsten (ausgenommen Rosen).

OBEN: *Parfümeure unterscheiden siebzehn verschiedene Rosendüfte.*

Synthetische Duftstoffe

Im Laufe der Zeit wurden immer mehr Pflanzen entdeckt, die ätherische Öle freisetzen, weshalb der in erster Linie als Chemiker tätige Parfümeur bei den ca. 500 bis 600 verschiedenen pflanzlichen Düften, die ihm zur Verfügung stehen, auch botanische Kenntnisse besitzen muß. Diese Anzahl von Parfum-Ingredienzen ist jedoch gering im Vergleich zu der riesigen Auswahl an synthetischen Düften mit komplizierten chemischen Bezeichnungen, die der Parfümeur heute einsetzen kann; ihre Zahl geht in die Tausende, und sie werden in Texten über Parfum nur selten beim Namen genannt, denn Hexahydro-Hexamethyl-Cyclopentabenzopyran etwa klingt im Zusammenhang mit Parfum nicht besonders „verführerisch", wird aber zur synthetischen Erzeugung des Moschus-Duftes vielfach verwendet.

Heutzutage besteht ein Parfum in der Regel überwiegend aus chemischen Stoffen, die nicht nur als Duftbausteine dienen, sondern auch die Verbesserung anderer Duftnoten ermöglichen, indem sie diese zum Beispiel länger haften lassen. Solche Chemikalien bezeichnet man als Fixateure (vgl. Glossar, S. 187). Mit den synthetischen Duftstoffen müssen wir uns zwar nicht lange aufhalten, da dies ein äußerst technisches Thema ist, allerdings sollte eine Gruppe dennoch erwähnt werden, die sogenannten Aldehyde. Sie werden aus Alkohol und einigen pflanzlichen Rohstoffen gewonnen und wurden gegen Ende des 19. Jahrhunderts entdeckt. Bei der Entwicklung von Chanel N° 5 führte Ernest Beaux sie erstmals in die Parfümerie ein. Ihre Verwendung ist unterschiedlich; der Anis-Aldehyd z.B. liefert den Duft von Weißdorn, der Aldehyd C_{10} dagegen unterstützt die Reproduktion von Veilchenduft. Aldehyde können einem Duft darüber hinaus eine ganz eigene Note sowie mehr Fülle und Intensität verleihen. Abgesehen davon sind sie nur mit äußerster Sorgfalt und in kleinsten Mengen zu verwenden; bereits ein zufällig auf die Kleidung gelangter Tropfen des Rohstoffes kann einen unangenehmen Geruch verursachen.

Tierische Ingredienzen

Ein entscheidender Teil der Parfümeurskunst besteht darin, ein Parfum haftfest machen zu können. Ältere Frauen stellen oft fest, daß die großen Parfum-Klassiker heute viel schneller abzuklingen scheinen als in ihrer Jugendzeit. Einer der Gründe dafür ist die industrielle Massenherstellung der modernen Parfums, die nicht mehr die seltenen tierischen Ingredienzen enthalten. Abgesehen von ihrer Intensität waren diese nämlich ausgezeichnete Duftverzögerer.

Von den tierischen Ingredienzen, die früher zu den Rohstoffen eines Spitzenparfümeurs zählten, waren folgende mehr oder weniger unverzichtbar:

Ambra: Jahrhundertelang war seine Herkunft unbekannt; es handelt sich um die Ausscheidung des Pottwals, die in Form unterschiedlich großer Klumpen in den tropischen Meeren treibt oder an Land gespült wird. Vor der Verwendung müssen sie mindestens drei Jahre trocken lagern.

Moschus: Sekret aus einem walnußgroßen Drüsenbeutel, der bei dem männlichen Moschustier aus der Himalaja-Region entfernt wird. Der kräftigste Duft überhaupt; ein Tropfen kann bis zu 40 Jahren wirksam sein.

Zibet: Butterähnliches Sekret aus einem Drüsenbeutel der Zibet-Katze, die in Äthiopien, Birma und Thailand vorkommt.

Castoreum (Bibergeil): Cremiges, rötlich-braunes Sekret, das man den Drüsenbeuteln des Bibers entnimmt; bekannt seit dem 9. Jahrhundert.

Im Rohzustand sind diese Zutaten so intensiv, daß sie zuweilen regelrecht abstoßend wirken. Um als Duftstoffe dienen zu können, müssen sie sehr stark verdünnt werden. Abgesehen von den Einwänden der Tierschützer sind die verfügbaren Mengen jedoch für eine industrielle Nutzung in jedem Fall viel zu gering. Nur einige, nach althergebrachten Verfahren arbeitende Spezialisten verwenden sie noch, ansonsten können sämtliche Düfte heute synthetisch hergestellt werden.

Die Verfahrensweisen zur Extraktion ätherischer Öle wurden bereits gestreift, bedürfen jedoch noch der näheren Erläuterung. Zu unterscheiden sind:

Destillation: Gibt man pflanzliche Rohstoffe in kochendes Wasser, dann verdunsten die ätherischen Öle mit dem Dampf. Dieser wird wieder zu Wasser kondensiert, wobei das auf der Oberfläche schwimmende Öl abgeschöpft werden kann. Um den Reinheitsgrad des Öls zu erhöhen, wiederholt man den Vorgang. Im späten 19. Jahrhundert verbesserte man dieses Verfahren entscheidend durch die Wasserdampfdestillation. Dabei kondensiert Dampf in schmalen Rohren, die durch kaltes Wasser geführt werden.

Extraktion mit flüchtigen Lösungsmitteln: Hierbei legt man das Duftmaterial auf eine perforierte Metallplatte in einen Extraktionsbehälter. Ein flüchtiges Lösungsmittel wie Äther wird hindurch- und in einen Destillierapparat geleitet, wo es zu einer halbfesten Masse, dem „Konkret", kondensiert. Dieses enthält ätherisches Öl sowie eine wachsartige Masse, das Stearopten. Beides kann mit Hilfe von Alkohol getrennt werden, wobei Öl in seiner reinsten und konzentriertesten Form gewonnen wird, das sogenannte „Absolut", ein äußerst kostbares Produkt. Tuberosen-Absolut ist beispielsweise teurer als die entsprechende Menge in Gold.

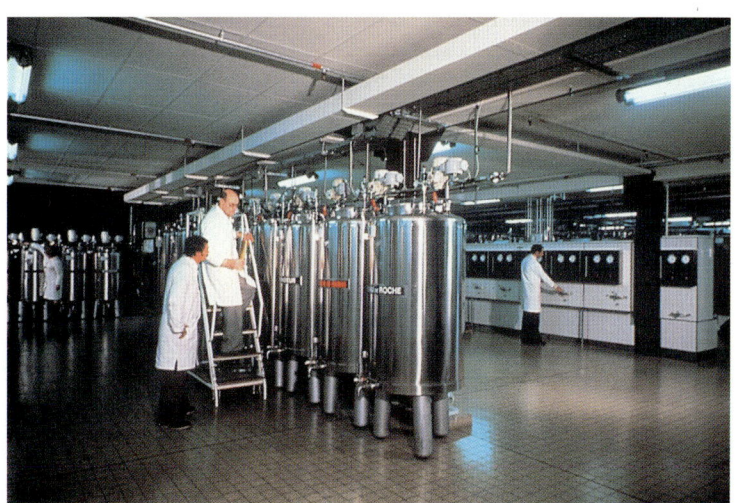

OBEN: *Rochas computergesteuerte High-Tech-Verarbeitung von Pflanzen*

Enfleurage: Bereits die alten Ägypter kannten die bis weit ins 20. Jahrhundert eingesetzte Enfleurage. Bei diesem Verfahren liegen Blütenköpfchen auf duftabsorbierendem Öl oder Fett, wobei die Parfümeure den Umstand nutzen, daß manche Blumen auch noch einige Zeit nach dem Pflücken ätherische Öle produzieren. Vor allem für Jasmin wandte man in Frankreich diese Methode schon im 17. Jahrhundert an. Dabei bestrich man Glasplatten mit zuvor behandeltem Fett, das anschließend in Alkohol gelöst wurde, um das Öl zu gewinnen.

Expression: Diese Methode verwendet man in der Regel zur Gewinnung von Duftöl aus Zitrusschalen. Das Öl wird in einer Zentrifuge gelöst, nachdem die Schalen mittels entsprechender Walzen zerquescht wurden.

Eine weitere Methode zur Gewinnung von Duftstoffen für die Verwendung in der Parfümerie ist erst kürzlich entwickelt worden. Das sogenannte Headspace- oder Living-Flower-Verfahren ermöglicht die Reproduktion nahezu aller Düfte, gleichgültig ob es sich nun um einen Blumenduft oder – zugespitzt formuliert – um den Geruch alter Schuhe handelt.

Das in einen, zur Erzeugung eines Vakuums geeigneten Spezialbehälter gelegte jeweilige Duftobjekt – sagen wir ein Blütenköpfchen – sondert unter diesen Bedingungen noch eine Weile seinen Duft ab. Nach einer gewissen Zeit (z.B. 30 Minuten) läßt sich diese Duftabsonderung in einen Gaschromatographen absaugen, wo dessen Bestandteile exakt bestimmt und gemessen werden können.

Kombiniert man nun die gleichen Chemikalien im gleichen Mengenverhältnis, aber in wesentlich größeren Dosen, dann läßt sich der Duft in beliebigen Mengen nachbilden. Diese Methode erweist sich allerdings zuweilen als äußerst kostenintensiv und aufwendig, den Parfümeuren hat sie jedoch eine völlig neue Art der Parfum-Kreation an die Hand gegeben. Viele der neuen Parfums enthalten jetzt Duftstoffe, die auf diese Weise gewonnen wurden.

UNTEN: *Mit neuen Verfahren läßt sich seit jüngster Zeit jeder Duft nachbilden.*

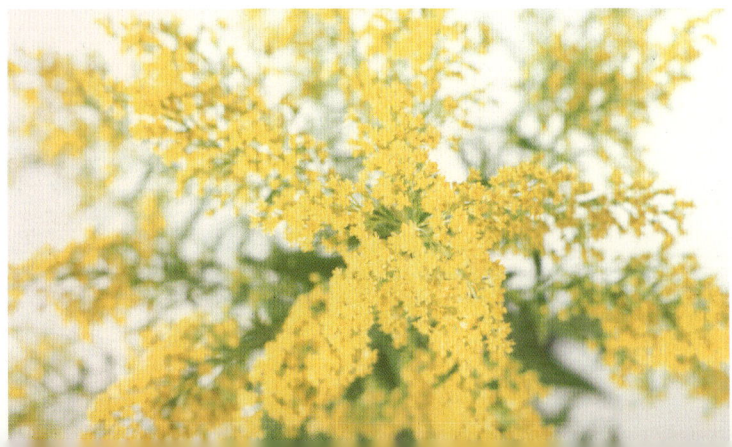

DIE WICHTIGSTEN PAR-
FUMPFLANZEN UND -ÖLE

Balsam: Harzartige Absonderung bestimmter Bäume und Sträucher. Die wichtigsten für die moderne Parfümerie sind Peru-, Tolu-, Copeiba-Balsam sowie Styrax. Alle besitzen einen vanilleartigen Duft.

Baummoos: An bestimmten Fichten und Tannen vorkommende Flechte, aus der man ein Harz mit kraftvoll-teerigem Duft extrahieren kann. Baummoos wird als ein guter Fixateur geschätzt.

Bergamotteöl: Nach Orange duftendes Öl, gepreßt aus den Schalen der Früchte der Bergamotte, in ca. 33 Prozent der Damenparfums verwendet.

Bitterorange: Das gleichnamige Öl wird aus den Fruchtschalen des Bitterorangenbaums gewonnen; er liefert Neroli-, Bitterorangen- und Petitgrainöl.

Eichenmoos: Eine Flechte an Eichen, Fichten und anderen Bäumen in den Bergregionen Europas und Nord-

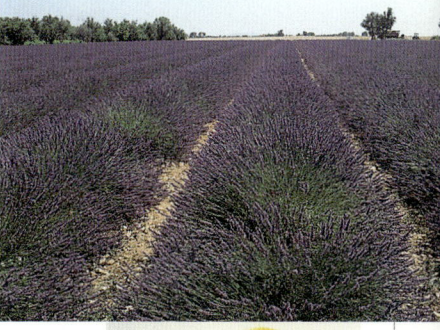

afrikas. Sein erdiger, holziger und moschusartiger Duft entwickelt sich bei der Lagerung. Er läßt sich gut kombinieren und ist ein ausgezeichneter Fixateur, weshalb er heute in einem Drittel edler Düfte eingesetzt wird.

Galbanum: Aus den Stengeln einiger Steckenkrautarten gewonnenes Gummiharz. Es besitzt einen würzigen, moschusartigen Duft.

Irisöl: Ein butterfarbenes Öl mit veilchenartigem Duft, das man nach

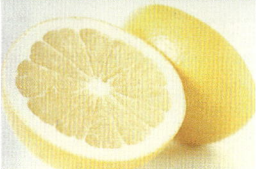

zweijähriger Lagerung aus den Wurzelstöcken bestimmter Schwertlilienarten extrahiert. Es hat die Eigenart, andere Düfte zu verstärken und kommt in vielen Spitzenparfums vor.

Jasmin: Nach der Rose ist sie die zweitwichtigste Pflanze der Parfümerie und kommt als Hauptingredienz in mehr als 80 Prozent der heutigen Parfums vor. Von den verschiedenen

OBEN: *Lavendel*
UNTEN: *Zitrone*

Arten wird in Europa seit dem 16. Jahrhundert meist der Malabarjasmin verwendet. 0,4 Hektar Jasmin ergeben etwa 250 kg Jasminblüten, aber die daraus gewonnene Menge Absolut ist so gering (ca. 0,1 Prozent), daß Jasmin zu den teuersten Parfumrohstoffen gehört.

Labdanum: Ein süßduftendes Fettharz, das sich tröpfchenweise unter den Blättern der Zistrosensträucher im Vorderen Orient findet. Es ist für die Parfumherstellung äußerst wichtig. Sein Duft – ein wertvoller Fixateur – ähnelt dem von Ambra (daher oft auch als Amber bezeichnet). Es ist in ca. 33 Prozent der heutigen Parfums enthalten.

Lavendel: Seit der Antike einer der bedeutend-sten Parfumrohstoffe. Früher baute man in Frank-reich fast 5000 Tonnen Lavendelblüten jährlich an. 0,4 Hektar ergeben etwa 8 kg Öl.

Maiglöckchen: Zunächst konnte man seinen Duft-stoff nur gewinnen, indem man die Blumen mit süßen Ölen aufgoß. Heute wird er als Konkret oder Absolut ex-trahiert. Durch Zugabe eines synthetischen Stoffes erzielt man dann den bezauberndsten Maiglöckchenduft überhaupt, das sogenannte Muguet. Er kommt in ca. 14 Prozent der heu-tigen Parfums vor.

Myrrhe: Ein Gummiharz des in Arabien, Somalia und Äthio-pien vorkommenden Myrrhebaumes. Es war seit frühester Zeit bedeutsam für die Medizin, für Einbalsamierungen wie auch für die Parfümerie, in der es eine balsamische Note liefert und ein aus-gezeichneter Fixateur ist. Heute zählt es zu den Hauptingredienzen von ca. 7 Prozent der edlen Düfte.

Neroliöl: Es wird durch Wasserdampfdestillation aus den Blüten des Bitter-orangenbaums gewonnen und trägt den Namen eines italienischen Prin-zen aus dem 16. Jahrhundert, des-sen Frau ihr Bad und ihre Hand-schuhe damit parfümierte. Sein Duft vereint Würze, Süße und eine blu-mige Note. Hauptingredienz in ca. 12 Prozent aller heutigen Parfums.

Patchouli: Der kräftigste pflanz-liche Rohstoff überhaupt. Ein min-zeähnliches Kraut aus dem Fernen Osten, dessen Blätter vor der De-stillation getrocknet und vergoren werden. Der einzigartige Gewürz-und Zederduft dieses Öls, das

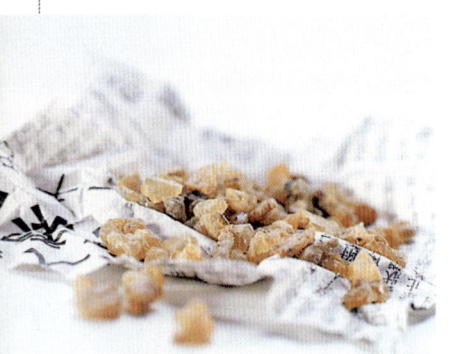

OBEN: *Myrrhe*

aufgrund seiner Intensität nur in winzigen Mengen verwendet werden kann, verstärkt sich im Alter noch. Es zählt zu den besten aller bislang entdeckten Fixateure. In Europa fand es erstmals im 19. Jahrhundert Beachtung, als aus Indien importierte und mit Patchouli parfümierte Schals sehr in Mode kamen. Patchouli kommt in ungefähr einem Drittel aller Spitzenparfums vor.

Rose: Seit alters her die für die Parfumherstellung wichtigste Pflanze. Zunächst bauten die Franzosen nur die Rosa centifolia ("Hundertblättrige") an, aber in-zwischen werden auch viele andere Sorten an vielen Orten der Welt gezüchtet. Die Gegend von Kasanlak (Bulgarien) liefert heute riesige Mengen der Damaszener-Rose, und auch in Ägypten, Marokko und anderen Ländern werden viele angebaut. Man unterscheidet derzeit 17 verschiedene Rosendüfte. Für die Destillation von nur 500 g Rosenöl (Attar) benötigt man fast 500 kg Rosenblätter, und die Menge des daraus erzielten Absoluts beträgt nur ca. 0,03 Prozent. Mindestens 75 Prozent aller Qualitätsparfums enthalten Rosenöl.

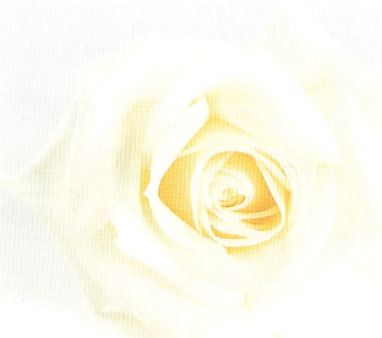

OBEN: *Rose — für Parfümeure unverzichtbar*

Sandelöl: Man destilliert es aus Sägemehl und Splittern des in Indien und Indonesien vorkommenden Sandelholzbaumes. Es zählt zu den wertvollsten und teuersten Rohstoffen der Parfumherstellung, ist sehr haftfest und findet in den Basisnoten von ungefähr der Hälfte aller Qualitätsparfums Verwendung.

Tonka: Es wird aus den Samen zweier Arten eines südamerikanischen Baumes gewonnen, den sogenannten Tonkabohnen. Diese werden in Rum getaucht, getrocknet und sind danach mit Kumarin-Kristallen überzogen, die nach frischgemähtem Heu duften. Das daraus extrahierte Absolut setzt man in ca. 10 Prozent aller edlen Düfte ein.

Tuberosenöl: Sein Duft gleicht dem eines üppigen Blumengartens am Abend. Es wird aus den Blüten von Polijanthus tuberosa, einem Agavengewächs, gewonnen und kommt in ca. 20 Prozent der Parfums vor. Die erzielte Absolutmen-

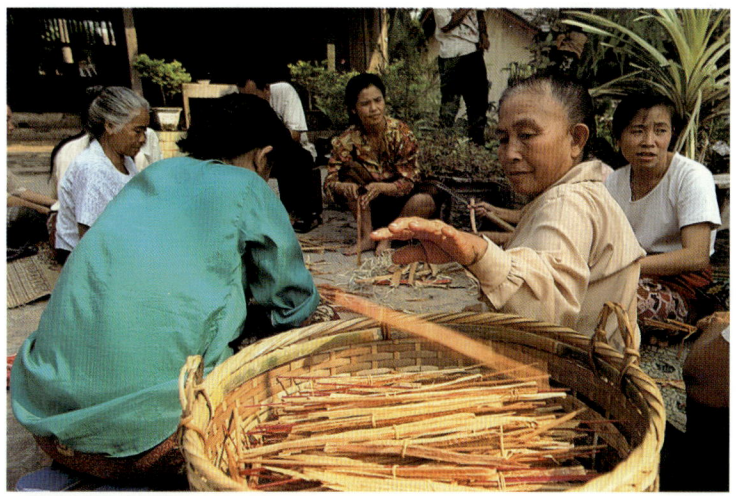

OBEN: *Frauen zerkleinern Stäbe aus Sandelholz.*

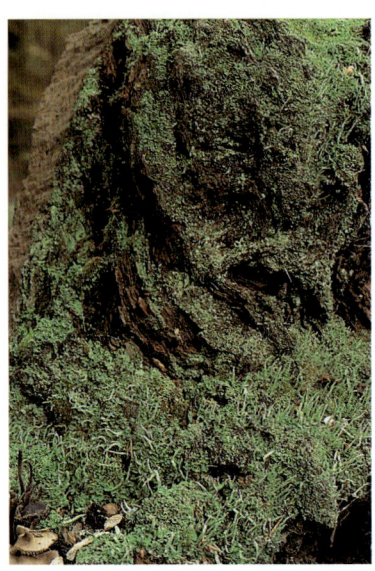

OBEN: *Baummoos*

ge ist so gering (7 Unzen bei 1300 kg Blüten), daß es teurer als die entsprechende Gewichtsmenge Gold ist.

Vanille: Der Duftstoff bildet sich in Kristallform in den Früchten der Vanille, einer rankenden Orchidee, die in Mexiko und den tropischen Regionen Amerikas vorkommt. Die Früchte werden gepflückt und fermentiert. Ihr süß-würziges Aroma hat sie in der Parfümerie sehr beliebt gemacht. Es kommt in einem Viertel aller edlen Düfte vor.

Veilchen: In der Parfumherstellung verwendet man zwei Arten dieser Pflanze, das stärker duftende Victoria-Veilchen und das anspruchslosere Viola odorata. Das Öl wird aus den Blüten und Blättern der Pflanze gewonnen, ist jedoch so teuer, daß die meisten Veilchenparfums heute synthetisch hergestellt werden.

Vetiver: Ein Öl, das aus den Wurzelstöcken des Süßgrases Vetiveria zizanioides in den tropischen Regionen Asiens gewonnen wird. Neben einer veilchen- und irisartigen Süße besitzt es eine erdige Note und ist ein guter Fixateur. Es kommt in den Basisnoten von 36 Prozent der Qualitätsparfums vor.

Weihrauch (Olibanum): Das Gummiharz kleiner Bäume in Nordafrika, Arabien und Westindien. Seit der Antike ist es bis heute als Weihrauch von besonderer Bedeutung; die Römer importierten enorme Mengen davon. In ca. 13 Prozent der heutigen Parfums dient es als eine der Hauptingredienzen.

Ylang-Ylang: Dieser Duftstoff kommt in ca. 40 Prozent aller Qualitätsparfums vor. Sein Öl wird aus den Blüten des südostasiatischen Ylang-Ylang-Baumes destilliert. Die Blüten entwickeln den intensiv-jasminartigen Duft erst zwei Wochen, nachdem sie sich geöffnet haben, und müssen dann sofort gepflückt und – am besten

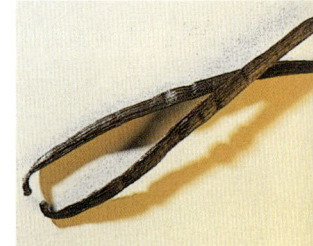

OBEN: *Vanille*

vor Ort – destilliert werden. Ein Baum liefert ungefähr 11 kg Blüten jährlich, und man benötigt ca. 450 kg, um 1 kg Öl zu gewinnen.

Zitrone: 1000 Zitronen liefern ungefähr 500 g Zitronenöl, das für Parfums unabdinglich ist. Das aus den Schalen gepreßte Öl findet in zahlreichen Qualitätsparfums Verwendung und verleiht der Kopfnote prickelnde Frische.

DUFTFAMILIEN UND -KLASSIFIKATIONEN

Die Klassifizierung der verschiedenen Duftstoffe anhand ihres Duftes birgt einige Schwierigkeiten, da es ist nicht leicht ist, einen Duft zu beschreiben. Eugene Rimmel – ein bedeutender Londoner Parfümeur französischer Herkunft, dessen Firma noch heute Kosmetika herstellt – entwickelte gegen Ende des 19. Jahrhunderts eine Unterteilung der in der Parfümerie verwendeten Duftstoffe in 18 Gruppen. Ebenfalls in dieser Zeit propagierte der Parfümeur Charles Piesse ein Konzept, das Parfumdüfte auf der Basis musikalischer Noten klassifizierte. Piesse war davon überzeugt, daß die Ingredienzen eines guten Duftbouquets immer einen harmonischen Akkord bilden müßten. Sein System setzte sich zwar nicht durch, doch Begriffe wie „Note" und „Akkord" beim Parfum sind auch heute noch gebräuchlich.

In den 20er Jahren maß William Poucher die Verdunstungsgeschwindigkeit von Duftrohstoffen auf einer bis 100 gehenden Skala. Dabei standen leichtflüchtige Duftstoffe, die sich auch am besten für die Kopfnote eignen, an der Spitze der Skala, z.B. Mandarine, Koriander, Lavendel und Bergamotte; bei den Basisnoten am unteren Ende dagegen befanden sich die schwerflüchtigen, z.B. Ambra, Balsame, Eichenmoos, Weihrauch, Patchouli, Sandelholz und Tonka.

Die Klassifikation einzelner Düfte ist nie wesentlich darüber hinausgegangen, und vielfach begnügt man sich damit, einige diffus bleibende Begriffe zu verwenden, die sich im Laufe der Jahre zur Beschreibung einzelner Duftnoten durchgesetzt haben. Dazu gehören ambriert, aromatisch, balsamisch, campherig, citrisch, coniferig, kristallin, trocken, erdig, blumig, Fougère, fruchtig, Gourmand, grün, heuartig, krautig, schwer, ledrig, leicht, metallisch, minzig, moosig, narkotisch, ozeanisch, ozonisch, pudrig, rauchig, prickelnd, würzig, süß und holzig. Man könnte noch mehr aufzählen, und zuweilen kommen auch neue Begriffe auf (vgl. auch Glossar, S. 187).

Für die Herstellung moderner Parfums ist die Verdunstungsgeschwindigkeit von Duftölen ein entscheidender Faktor, was mit ihrer kompositionellen Struktur zu tun hat. Bis zum Ende des 19. Jahrhunderts beschränkten sich die Parfümeure auf die Herstellung von Parfums mit nur einer Duftnote (dem Duft einer bestimmten Pflanze bzw. eines Sträußchens mehrerer Pflanzen).

Der Duftablauf

Zunächst konzentrierten sich die Parfümeure auf das Zustandekommen von Duftveränderungen, die bekanntlich darauf zurückzuführen sind, daß sich verschiedene Öle unterschiedlich schnell verflüchtigen. So war der Gedanke naheliegend, dies zu nutzen und den Parfums mehr Struktur zu verleihen. Aimé Guerlain gelang 1889 mit Jicky erstmals die erfolgreiche Umsetzung. Seitdem orientiert sich die Herstellung der meisten modernen Parfums am Pyramiden- bzw. Drei-Stufen-System. Diese drei Stufen sind Kopf-, Herz- und Basisnote.

Die Kopfnote (bzw. Spitze oder Angeruch) enthält die flüchtigsten Bestandteile des Parfums. Sie haften nur für kurze Zeit (womöglich nur Minuten), sollen die Aufmerksamkeit auf sich ziehen und einen auffallenden, kurzen und doch harmonischen Eindruck hinterlassen. Schon bald wird die Kopfnote von der Herznote (bzw. Bouquet oder Mittelnote) abgelöst, in der sich die Hauptkomponenten des Parfums zeigen. Hier entfalten sich, von den Basisnoten gestützt, die wichtigsten Duftnoten; sie sollten wenigstens vier Stunden lang haften bleiben. Die Basisnote (bzw. Nachgeruch oder Fond) enthält die schwerflüchtigen Duftnoten, die als Fixateure des Parfums dienen und seine Grundlage bilden. Sie kann einen Tag oder länger haften.

Aus praktischen Gründen stellt man den dreistufigen Duftablauf eines Parfums mit dessen wichtigsten Ingredienzen oft in Form einer Pyramide dar (wie auch in den folgenden zwei Beispielen). Dabei werden die für die Herstellung des Parfums wichtigsten Duftnoten angeführt, keineswegs aber alle. Bis auf die Aldehyde erwähnt man chemische Ingredienzen in der Regel nicht, denn in erster Linie möchte man dem Laien eine Orientierungshilfe bieten. Wurde das Absolut eines ätherischen Öls verwendet, zeigt der Hersteller dies gelegentlich ebenfalls in der Pyramide an und weist so darauf hin, daß das Parfum außergewöhnlich hochwertige natürliche Ingredienzen enthält.

PACO RABANNE	GUY LAROCHE
Calandre (1968)	**Fidji (1966)**
(kreiert von Michael Hy)	(kreiert von Josephine Catapano)

KOPF-NOTE	Bergamotte Aldehyde	Galbanum Ylang-Ylang	SPITZE
HERZ-NOTE	Rose Maiglöckchen Jasmin, Gardenie Ylang-Ylang	Bulgarische Rose Jasmine Tuberose, Iris Gewürze	MITTEL-NOTE
BASIS-NOTE	Vetiver, Eichenmoos Sandelholz Zeder, Moschus, Amber, Zibet	Ambra, Balsam Moschus, Patchouli Sandelholz	FOND

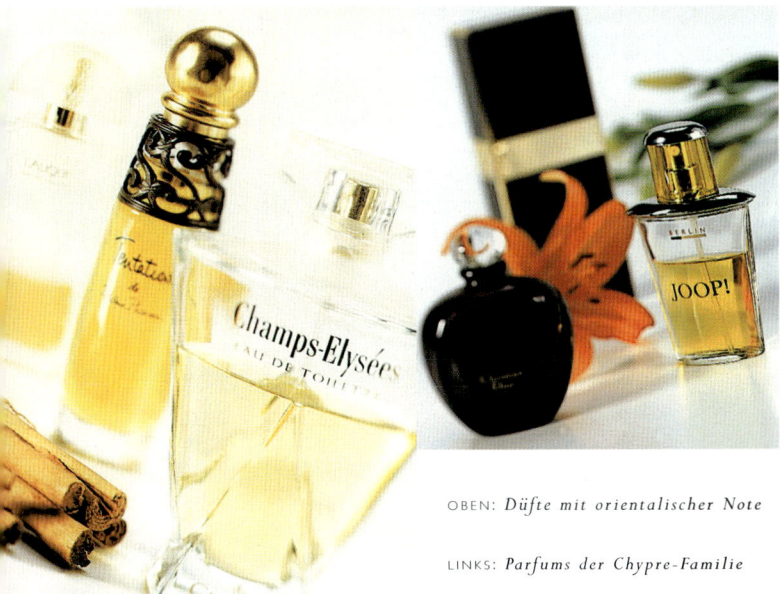

OBEN: *Düfte mit orientalischer Note*

LINKS: *Parfums der Chypre-Familie*

Duftfamilien

Angesichts der vielen Tausend im Handel befindlichen Parfums ist natürlich eine Form der Gruppierung notwendig. Dies geschieht üblicherweise – wie auch in diesem Buch –, indem sie Duftfamilien bzw. Duftkonzepten zugeordnet werden. Vier Duftfamilien sind seit langem etabliert: **Blumig, Chypre, Amber** (Orientalisch) und **Fougère**. Da jedoch immer mehr Duftstofftypen in Gebrauch kommen, wurden Untergruppen und auch neue Familien gebildet.

In jüngster Zeit normierte die altehrwürdige französische Parfümeursgesellschaft das System und legte folgende Hauptfamilien fest: **Citrisch, Blumig, Fougère, Chypre, Holzig, Amber und Ledrig** (mit zahlreichen Untergruppen).

Eine allgemein geltende Zuordnung existiert allerdings nicht. Da sich Parfums aus vielen Duftstoffen zusammensetzen, werden sie von verschiedenen Leuten unterschiedlich wahrgenommen, so daß ihre Klassifizierung nach unterschiedlichen Systemen zu Widersprüchen führen kann. Auf den folgenden zwei Seiten wird das französische System vorgestellt, im Hauptteil dieses Buches waren jedoch die Angaben der entsprechenden Hersteller maßgebend, wodurch sich einige Abweichungen erklären.

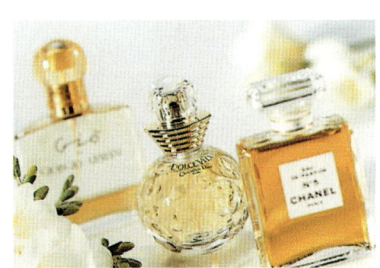

RECHTS: *Blumige Düfte*

Die Duftfamilien

Anmerkung: *H = Düfte dieser Untergruppe sind überwiegend für Herren*

FAMILIE	UNTERGRUPPE	BEISPIELE
A. Citrisch	**1.** Citrisch (H)	*Eau de Patou*
	2. Citrisch-blumig, Chypre	*Ô de Lancôme, Eau de Rochas*
	3. Citrisch-würzig (H)	
	4. Citrisch-holzig (H)	
	5. Citrisch-aromatisch (H)	*Eau de Courrèges*
B. Blumig	**1.** Einzelnote	*(Alle Düfte einzelner Blüten)*
	2. Einzelnote Lavendel (H)	
	3. Blumen-Bouquet	*Quelques Fleurs, Je Reviens, Joy, Anaïs-Anaïs, Giorgio, Eternity, Trésor*
	4. Blumig-grün	*Vent Vert, Chanel N° 19, Safari*
	5. Blumig-aldehydig	*Chanel N° 5, L'Aimant, Loulou*
	6. Blumig-holzig (H)	
	7. Blumig-fruchtig-holzig	*Nahema, Armani, Tiffany, Kenzo*
C. Fougère	**1.** Fougère	*Jicky, Canoe*
	2. Fougère, zart-ambriert (H)	
	3. Fougère, blumig-ambriert (H)	
	4. Fougère, würzig (H)	
	5. Fougère, aromatisch (H)	

FAMILIE	UNTERGRUPPE	BEISPIELE
D. Chypre	**1.** Chypre	*Chypre*
	2. Chypre, blumig (H)	
	3. Chypre, blumig-aldehydig	*Ma Griffe, Paloma Picasso, Knowing*
	4. Chypre, fruchtig	*Mitsouko, Y, V'E, Cristalle, Femme*
	5. Chypre, grün	*Miss Dior, Givenchy III*
	6. Chypre, aromatisch (H)	
	7. Chypre, ledrig	*Jolie Madame, Miss Balmain,*
		Montana, Cabochard, La Nuit
E. Holzig	**1.** Holzig (H)	
	2. Holzig-hesperidisch-coniferig (H)	
	3. Holzig-aromatisch (H)	
	4. Holzig-würzig (H)	
	5. Holzig-würzig-ledrig (H)	
	6. Holzig-ambriert (H)	
F. Amber	**1.** Amber, blumig-holzig	*Shocking, Bijan, Passion,*
		Joop!, Habanita, Samsara
	2. Amber, blumig-würzig	*L'Heure Bleue, Soir de Paris,*
		Poison, Vol de Nuit, Byzance,
		Red Door
	3. Amber, zart	*Tabu, Chantilly, Shalimar*
	4. Amber, citrisch (H)	
	5. Halb-ambriert, blumig	*Youth Dew, Opium, Coco,*
		Gem, Boucheron
G. Ledrig	**1.** Ledrig	*Tabac Blond, Cuir de Russie, Scandale*
	2. Ledrig-blumig (H)	
	3. Tabak, ledrig (H)	

KREATION UND HERSTELLUNG

Die meisten Parfümeure, die ihr Handwerk im Zuge einer geregelten Ausbildung erlernen, besuchen heute Einrichtungen wie etwa die berühmte Schule von Givaudan-Roure in Grasse. Der komplette Lehrgang (einschließlich praktischer Ausbildung und Lehrzeit bei einem Hersteller) dauert hier sechs Jahre. Früher dominierten in der Branche deutlich die Männer. Germaine Cellier, Kreateurin des Balmain-Klassikers Vent Vert, war zu ihrer Zeit eine der wenigen Ausnahmen, heute jedoch gibt es viele erstrangige weibliche Parfümeure, und das Verhältnis der Geschlechter gilt als nahezu ausgeglichen.

Die Kreation bedeutet wohl die höchste Kunst eines Parfümeurs, aber es gibt noch eine Vielzahl anderer Aufgabenfelder. So muß z.B. ein Parfum, das schon lange auf dem Markt ist, neu zusammengestellt werden, wenn die Vorräte aufgebraucht sind. Dabei hat der Parfümeur sicherzustellen, daß das Aroma der neuen Rohstoffe dem Original exakt entspricht – ganz gleich, welche Auswirkungen Dürreperioden oder Krankheiten auf die Pflanzen haben.

Gesundheit und Sicherheit

Den mit der Verwendung starker Duftöle verbundenen Risiken trägt die Branche seit langem Rechnung. So unterliegen die Ingredienzen internationalen, teils aus Gründen des Umweltschutzes, teils aufgrund gesundheitlicher Bedenken aufgestellten Vorschriften, und viele Stoffe (auch synthetische) dürfen ohne

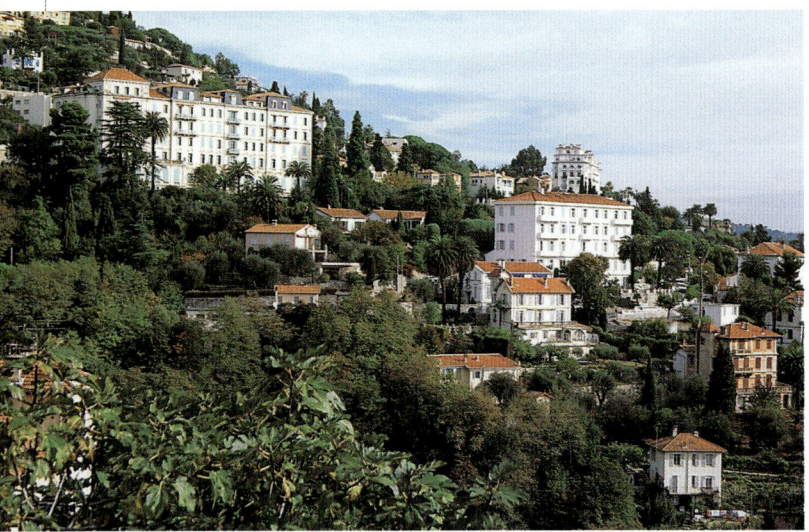

OBEN: *Grasse: Das Herz der europäischen Parfumproduktion*

chemische Modifizierung nicht mehr verwendet bzw. mußten ersetzt werden, da sie als giftig eingestuft wurden. Ein Großteil der Parfümeure ist mit Aufgaben in diesem Bereich betraut oder mit der Entwicklung einfacher Duftstoffe für Seifen, Reinigungsmittel oder Raumsprays.

Die Entscheidung, ein neues Parfum auf den Weltmarkt zu bringen, bedeutet, ökonomisch betrachtet, ein hohes Risiko. Eine solche Einführung bedarf umfangreicher Marktstudien und erheblicher finanzieller Absicherungen. Bereits in der Frühphase muß über Kostenfragen und Parfumtyp entschieden werden – häufig bevor der Parfümeur in der Kalkulation überhaupt eine Rolle spielt. Verkaufspreis, Werbe- bzw. Marketingbudget sind ebenso festzulegen wie ein bestimmtes Image, das die Firma einer jeweiligen Zielgruppe mit ihrem Produkt vermitteln möchte. Wichtig ist auch die Wahl eines passenden Flakons. Sehr oft steht zu Beginn nur der Name des Parfums fest.

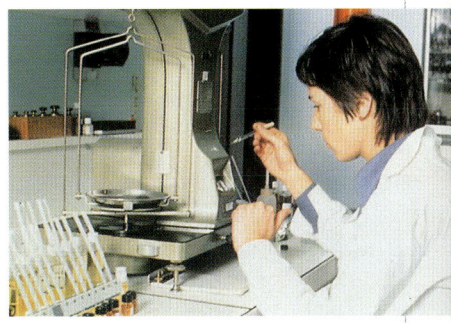

OBEN: *Eine Parfümeurin testet Duftöle.*

Heutzutage arbeiten beinahe alle Parfümeure für einen der großen Parfumhersteller – einmal abgesehen von denen, die ihr eigenes kleines Geschäft betreiben und dort eigene Kreationen anbieten (wie etwa Nicolaï und Isabell). Auch die großen Parfumhäuser beschäftigen selten ihre eigene „Nase" (z.B. Guerlain, Chanel, Patou), und bis auf wenige Ausnahmen wie etwa Guy Robert, Kreateur von Parfums wie Madame Rochas und Gucci No. 1, gibt es kaum noch berühmte unabhängige „Nasen".

Hat man die Kriterien für das neue Parfum genauer festgelegt, wendet man sich an eine Herstellerfirma. Proben werden geliefert und Änderungen erwogen, bis schließlich ein geeignet erscheinender Parfümeur die Kreation übernimmt.

Während er an seiner „Duftorgel" sitzt – einem Arbeitstisch, umgeben von Regalen voller Fläschchen mit ätherischen Basisölen und synthetischen Präparaten –, versucht er schrittweise, den gewünschten Duft aufzubauen. Dabei benötigt er viel Erfahrung, denn er muß Hunderte unterschiedlicher Düfte kennen und wissen, wie sich ein Duft auf einen anderen auswirkt. Das Endprodukt mag Merkmale seines individuellen Stils aufweisen (die Vorliebe für eine Ingredienz oder sogar ein bevorzugter Duftakkord, den er als persönliche Kennzeichen einbringt); vor allem aber muß es den – zuweilen recht schwierig zu interpretierenden – Wünschen des Auftraggebers entsprechen.

Ernest Daltroff war sicher nicht besonders erfreut, als ihn ein exzentrischer amerikanischer Millionär bat, einen Duft zu kreieren, der die Vorstellung an ein Champagnerbad weckt, doch verkauft Caron nach wie vor Royal Bain de Champagne, das später in Voodoo-Ritualen noch eine andere Verwendung fand. Und auch Jacques Cavallier von Firmenich dürfte bei der Kreation des ersten Issey

Miyake-Duftes nicht besonders zuversichtlich gewesen sein, da der einzige Wunsch des Designers darin bestand, ein nach frischem Wasser duftendes Parfum entstehen zu lassen. Trotzdem wurde L'Eau d'Issey zum Bestseller.

Die Prüfung eines Parfums braucht Zeit; nach einigem Schnuppern wird die Nase müde, weshalb zwischen zwei Tests Stunden, ja Tage vergehen. Eine wissenschaftliche Untersuchung kann sicherstellen, daß das Parfum lange genug auf der Haut haftet. Darüber hinaus wünscht der Kunde unter Umständen sogar das Urteil eines eigenen Gremiums, was zu weiteren Änderungen führen kann. Bis ein Parfum in den Handel kommt, dauert es oft Jahre. Allerdings werden sich wohl heute nur noch sehr wenige so viel Zeit lassen können wie Coty für die Kreation von L'Aimant, das fünf Jahre der Vervollkommnung in Anspruch nahm, oder Guerlain für Chant d'Arômes, an dem sieben Jahre gearbeitet wurde.

Qualität in großen Mengen

Professionelle Parfümeure entwickeln äußerst komplizierte Mischungen; die meisten Parfums enthalten 50 bis 100 Ingredienzen, andere sogar noch weitaus mehr: Im Durchschnitt werden 200 verwendet. Wings von Giorgio Beverly Hills soll 621 enthalten, und Red beinahe 700. Überwiegend handelt es sich dabei um Chemikalien (viele davon sind pflanzliche Extrakte), andere können durchaus von Teer, Petroleum und auch von anderen, zuweilen zunächst eher abwegig anmutenden Grundsubstanzen stammen.

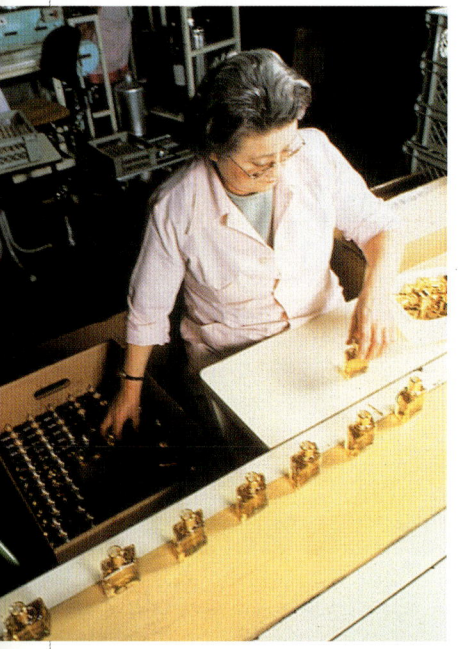

OBEN: *Qualitätskontrolle: Jede Flasche muß makellos sein.*

Bereits Unterbringung, korrekte Lagerung und Kontrolle der oft riesigen Mengen an zu verarbeitenden Rohstoffen erfordern eine ausgefeilte und weitgehend computerisierte Organisation. Die Weiterverarbeitung dieser Ingredienzen zu einem Parfum in großer Stückzahl ist daher ohne die Unterstützung eines große Herstellers kaum mehr finanzierbar.

Die Herstellung des Parfums beginnt mit der Gewinnung der verschiedenen ätherischen Öle; das mag teilweise an zentraler Stelle geschehen, erfolgt jedoch oft auch in ganz anderen Teilen der Erde. Die Blüten des südostasiatischen Ylang-Ylang-Baumes z.B. müssen zu einem ganz bestimmten Zeitpunkt ihrer Entwicklung gepflückt und sofort destilliert werden, weshalb die Destillerie in der Nähe liegen muß und das Öl dann in Bottichen weiterverschifft wird. Also wird der Parfumhersteller entweder seine eigene Destillerie vor Ort betreiben oder das Öl en gros von einer dortigen Produktionsstätte einkaufen.

Anschließend werden die Duftbausteine des Parfums gemäß der vom Parfümeur gelieferten Formel gemischt. Das nun entstandene Konzentrat läßt man einige Zeit ruhen, damit sich die Ingredienzen harmonisch miteinander verbinden, verdünnt es anschließend mit Alkohol auf die gewünschte Stärke herab und läßt es in Kupferbehältern reifen. Erst dann wird es abgefüllt und verkauft.

Duftstoffe sind inzwischen ein Massenprodukt und werden nicht nur in Parfums, sondern auch in den verschiedensten Haushaltsartikeln verwendet – von der Seife bis hin zum Toilettenreiniger. Aus denselben Ingredienzen werden oft auch Geschmacksstoffe hergestellt, denn Duft und Geschmack sind eng miteinander verknüpft, so wirkt etwa der Duft eines leckeren Gerichtes appetitanregend. Derzeit dominieren riesige Firmen mit weltweiten Niederlassungen den Markt, die ebenso Duft- wie Geschmacksstoffe produzieren.

Aber noch immer gibt es einige, die ihre Duftstoffe in kleinen Labors entwickeln und in eigenen, kleinen Geschäften verkaufen. Hier bekommt man die Raritäten: Parfums, die für einen besonderen Geschmack entwickelt wurden, und exklusive Parfums für Kenner, wie The Scent of Romance, das John Bailey für die britische Bestsellerautorin Barbara Cartland kreierte.

Nicht zuletzt die Atmosphäre dieser Geschäfte versetzt den Besucher ein wenig in jene Zeit, als die Parfümerie zu einer neuen Kunstform avancierte und der erste Guerlain begann, feinste Duftstoffe zu kreieren – mitunter eine Parfum-Komposition, die nur für einen einzigen Abend gedacht war.

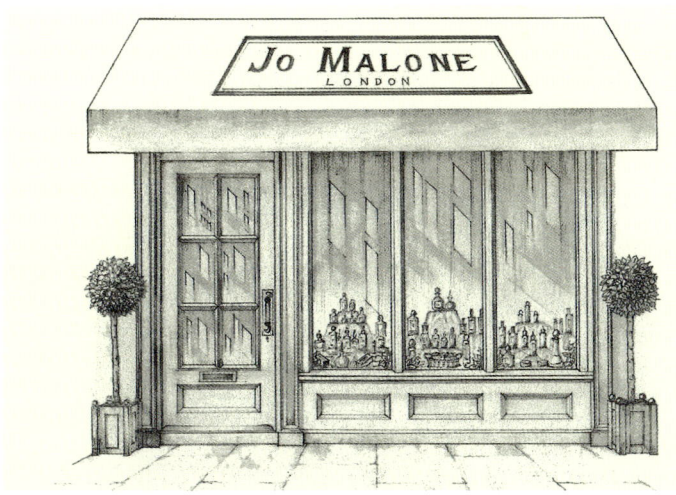

OBEN: *Eine Skizze von Jo Malones Hauptgeschäft*

Spitzenparfümeure unserer Zeit

NAME	DERZEITIGE FIRMA	KREATIONEN
Almairac, Michel	Drom	*Heaven, Casmir*
Anthony, Gérard	Drom	*Nilang, XS pour Elle*
Apel, David	Fragrance Resources	*Sunflowers, Luciano Pavarotti*
Bourdon, Pierre	Fragrance Resources	*Dolce Vita, Cool Water*
Buxton, Marc	Créations Aromatiques	*Dalissime, Comme des Garçons*
Caron, Françoise	Quest	*Just Me, Gio, Kenzo, Madeleine Vionnet*
Cavallier, Jacques	Firmenich	*L'Eau D'Issey, Poême, Alchimie*
Cresp, Olivier	Firmenich	*Angel, L'Eau per Kenzo*
Delville, Jean-Claude	IFF	*Cabotine, Wings*
Ellena, Bernard	Dragoco	*Tribu, Hanae Mori*
Ellena, Jean-Claude	Haarmann & Reimer	*First, Bvlgari, Un Matin d'Été*
Feisthauer, Nathalie	Givaudan-Roure	*Eau Belle, Nuits Indiennes, Blonde*
Fléchier, Edouard	Givaudan-Roure	*Tendre Poison, Parfum de Peau*
Grosjman, Sophia	IFF	*Eternity, Yvresse, Jaipur, Trésor, Spellbound, Sun, Moon, Stars, Paris, Lalique, White Diamonds*
Guerlain, Jean-Paul	Guerlain	*Guerlain-Düfte*
Guichard, Jean	Givaudan-Roure	*Poison, Obsession, Loulou, Eden, Deci Dela, So Pretty*
Kerleo, Jean	Patou	*Patou-Düfte, Yohji*
Labbé, Sophie	IFF	*Organza, Jardins de Soleil, Folie Douce, Iceberg for Her*
Latty, Jean-François	Takasago	*Love Story*
Lorson, Nathalie	IFF	*Romeo Gigli, Folie Douce, Wish*
Ménardeau, Annick	Firmenich	*Eau d'Eden, Lolita Lempicka*
Nagel, Christine	Quest	*Une Nuite Étoilée au Bengal*
Pellegrino, Roger	Firmenich	*Anaïs-Anaïs, Gem, Léonard*
Polge, Jacques	Chanel	*Chanel-Parfums*
Preyssas, Dominique	Takasago	*Basala, Talisman*
Robert, François	Dragoco	*Apogée, La Rose de Rosine*

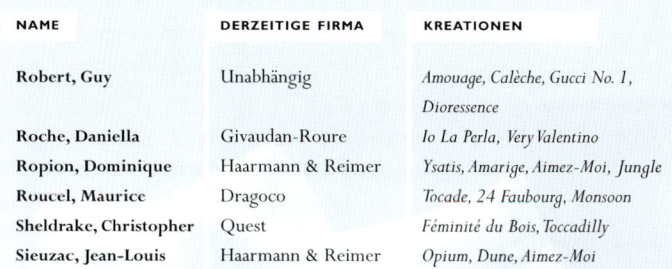

NAME	DERZEITIGE FIRMA	KREATIONEN
Robert, Guy	Unabhängig	*Amouage, Calèche, Gucci No. 1, Dioressence*
Roche, Daniella	Givaudan-Roure	*Io La Perla, Very Valentino*
Ropion, Dominique	Haarmann & Reimer	*Ysatis, Amarige, Aimez-Moi, Jungle*
Roucel, Maurice	Dragoco	*Tocade, 24 Faubourg, Monsoon*
Sheldrake, Christopher	Quest	*Féminité du Bois, Toccadilly*
Sieuzac, Jean-Louis	Haarmann & Reimer	*Opium, Dune, Aimez-Moi*

(Anmerkung: *Wie in jeder Branche wechseln auch Parfümeure den Arbeitgeber, weshalb einige der genannten Kreationen auch für eine andere Firma entwickelt sein können.*)

Führende Parfumhersteller

FIRMA	MITARBEITER (weltweit, ca.)	FIRMENSITZ
Bush Boake Allen	2 500	*Montvale, NJ, USA*
Créations Aromatiques	180	*Genf, Schweiz*
Charabot	374	*Grasse, Frankreich*
Dragoco	1 800	*Holzminden, Deutschland*
Drom Fragrances International	180	*München, Deutschland*
Firmenich	3 000	*Genf, Schweiz*
Fragrances Resources	160	*La Tour de Peilz, Schweiz*
Givaudan-Roure	5 300	*Verrier, Schweiz*
Haarmann & Reimer-Florasynth	5 400	*Holzminden, Deutschland*
International Flavors & Fragrances (IFF)	4 600	*New York, USA*
Mane	1 100	*La Bar sur Loup, Frankreich*
Quest	4 500	*Colombes, Frankreich*
Robertet	800	*Grasse, Frankreich*
Takasago	2 200	*Tokio, Japan*

FLAKONS UND IHRE DESIGNER

Ungefähr im 4. Jahrtausend v. Chr. entdeckten die alten Ägypter ein Verfahren zur Glasherstellung, und im Laufe einiger Jahrhunderte entwickelten sie auch Techniken zur Herstellung von Gefäßen. Dabei wurde ein am Ende eines Metallstabs befestigter Tonkern mit geschmolzenem Glas überzogen, der herausgekratzt werden konnte, sobald das Glas abgekühlt und hart geworden war. Um 1500 v. Chr. entstanden die ersten kunstvoll gefertigten Flakons, zumeist aus dunkelblauem, opakem oder durchsichtigem Glas, verziert mit verschiedenfarbigen, zickzackförmigen Linien.

Sicherlich galt ein Gefäß für Duftstoffe aus Glas (wie auch sein Inhalt) damals als besonderer Luxus, doch hatte man bereits seit Jahrhunderten Parfums hergestellt und in Gefäßen aufbewahrt. Ursprünglich wurden sie aus Terrakotta gefertigt, später dann für diejenigen, die es sich leisten konnten, aus kostbareren Materialien wie Alabaster, Onyx oder Porphyr, was den großen Vorteil hatte, daß sie die Salböle kühl zu halten vermochten und diese dadurch nicht so schnell ranzig wurden.

Das klassische Altertum

Auch die Griechen und Römer verwendeten all diese Materialien, doch wurde die Gestaltung nun sichtlich aufwendiger; so fanden Archäologen zum Beispiel kleine griechische Keramikgefäße für Duftstoffe, die die Form von Vögeln, Tieren oder menschlichen Köpfen haben.

Einen enormen technischen Fortschritt bedeutete die Entwicklung des Glasblasens um 50 v. Chr. in Syrien – vor allem, als man dieses Verfahren noch verbesserte, indem man das Glas in eine Form blies und so den gleichen Gegenstand mehrfach herstellen konnte. Römische Duftgefäße aus durchsichtigem Glas mit farbigen Glasdekorationen und in vielen verschiedenen

OBEN: *Eine gläserne Balsam-Flasche (skythisch, 1. Jh. v. Chr.)*

RECHTS: *Ein vergoldeter, frei geformter Glasflakon für Molinards Habanita-Duft (ca. 1923)*

Formen und Designs zeugen oft von einem bemerkenswert hohen hand-
werklichen, zuweilen auch künstlerischen Niveau. Sie waren allerdings auch
sündhaft teuer, und daher bewahrten wohl auch viele Römer ihre einfachen
Salböle in oft nicht minder schön gestalteten Gefäßen aus Ton auf.

Im Mittelalter kamen Metall und Emaille dazu. Abgesehen davon wurde
jedoch erst im 18. Jahrhundert, als man das chinesische Geheimnis der Porzel-
lanherstellung lüftete, ein wichtiges neues Material für die Herstellung von
Duftgefäßen verfügbar. Auf den Frisierkommoden vornehmer Häuser standen
nun dekorative Porzellanfläschchen aus Meißen, Sèvres (Frankreich), Chelsea
(England) und vielen anderen Orten.

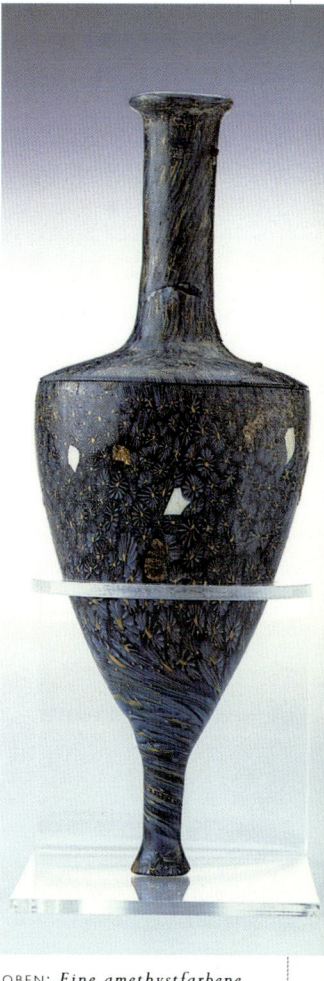

Für Flakons bevorzugte man jedoch auch
weiterhin Glas. Zum einen konnten die starken
Öle des Duftstoffs mit dem Porzellan reagieren
(und umgekehrt); zum anderen war es schwierig,
für Porzellan einen absolut zuverlässigen Verschluß zu finden, und dies war bei der Produktion in großen Stückzahlen unerläßlich.

Das Zeitalter des Glasflakons

Bis gegen Ende des 19. Jahrhunderts kaufte man
Parfum in einfachen Gefäßen beim Parfümeur
und füllte es zu Hause in Duftflaschen um. Der
Kunde konnte auch gleichzeitig einen Duft und
eine Flasche auswählen. In der Folge entstanden
Geschäfte mit großer Auswahl an hübschen Parfumfläschchen für jeden Geschmack.

Als die Hersteller jedoch begannen, ihre Wa-
re nach dem ausgefeilten Duftablauf der modernen Parfümerie herzustellen, mußte die Abfüllung
bereits im Werk stattfinden. Ein entscheidender
Aspekt für die Zukunft dabei war, daß der
Flakon den potentiellen Käufer anlocken sollte.

Einigen wenigen einflußreichen Leuten der
Parfum-Branche jener Zeit (besonders François
Coty) verdanken wir es, daß die Flakons, die zu
Beginn der fabrikmäßigen Parfumherstellung ent-
standen, Maßstäbe setzten, da sie von Meistern
ihres Fachs gestaltet wurden. Als wichtigste sind
hier anzuführen: Lalique und Baccarat, aber auch
Maurice Martinot, Lucien Gaillard, Süe et Mare,
Maurice Dépinoix und Viard et Viollet le Duc.
Aufgrund der steigenden Zahl von Sammlern er-
zielen ihre Arbeiten auf Auktionen heute enorme
Summen.

OBEN: *Eine amethystfarbene
Glasflasche (50–150 n. Chr.)*

Das Erscheinungsbild des Flakons ist für den Verkauf eines Parfums von entscheidender Bedeutung, und alle großen Parfumhäuser beschäftigen heute Spitzendesigner für ihre Flakons – manchmal ihre eigenen, öfter jedoch einen der auffallend rar gewordenen, unabhängig arbeitenden Designer, die in diesem künstlerischen Bereich arbeiten. Ihr Altmeister ist Pierre Dinand.

Große, auf den Parfumsektor spezialisierte Glashersteller, die unter Um-

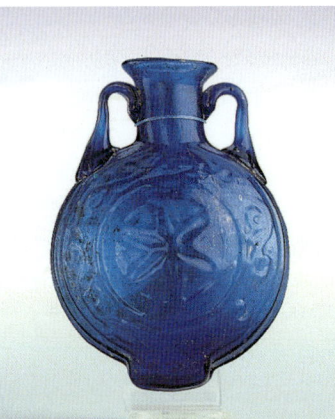

ständen auch ihre eigenen Designer haben, verleihen ihren Entwürfen hunderttausendfach Gestalt. Dazu gehören in Europa Brosse, Saint Gobain Desjonquères, BSN Verreries de Manières, Pochet et du Courval und Luigi Bormioli sowie Wheaton Glassworks und Carr-Lowry in den USA.

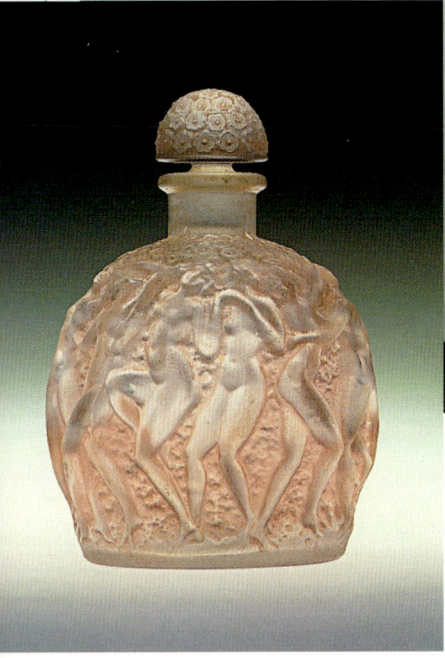

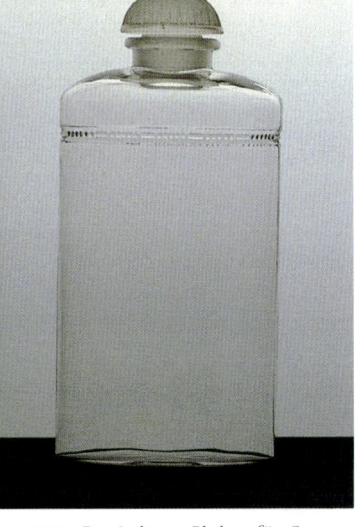

OBEN: *Ein Lalique-Flakon für Coty aus den 20er Jahren*
LINKS: *Ein frei geformter Mattglas-Flakon, von René Lalique für Molinard gestaltet*
OBEN LINKS: *Ein formgeblasenes Glasgefäß aus der Zeit des Römischen Reiches (1. Jh. n. Chr.)*

Zeitgenössische Flakon-Designer

DESIGNER	BEISPIELE
Fabien Baron	CK One, Poême, 212 Carolina Herrera, Innocence, Contradiction, Jil, CK Be
Thierry de Baschmakoff	Bvlgari pour Femme, Popy Moreni, Yohji, Just Me, Madeleine Vionnet, Face à Face
Annagret Beier	Flakons für Cacharel
Pierre Davene	Flakons für Givenchy
Joël Desgrippes	Amazone, Boucheron, Calèche, So Pretty, Jungle, Magic
Pierre Dinand	Bal à Versailles, Escape, Iceberg Twice, Obsession, Opium, Nicole Miller, Ysatis, Rive Gauche, Volupté, Madame Rochas, Yvresse
Robert Granai	Flakons für Guerlain
Jacques Helleu	Flakons für Chanel
Bernard Kotyuk	Escada, Vanderbilt, Sunny Frutti
Thierry Lecoule	Cabotine, V'E, Stradivarius d'Arman
Ira Levy	Flakons für Estée Lauder
Serge Mansau	Blonde, Diorella, Dolce Vita, Infini, Kenzo, 24 Faubourg, Organza, Parfum d'Été, Tocade, Folie Douce, Alchimie, Toccadilly, Love Story
Alain de Morgues	Accenti, Paris, Quelques Fleurs, Raffinée, L'Eau d'Issey, Lolita Lempicka, Sonia Rykiel
Frederico Restrepo	Baroque, Etiquette Bleu, Baccarat, Aimez-Moi
Peter Schmidt	Gucci No. 3, Joop! Femme, Venezia, Hugo Woman, All About Eve, Cool Water Woman
Susan Wacker	Flakons für Elizabeth Arden

AUSWÄHLEN UND AUFTRAGEN

Strenggenommen besteht ein Parfum aus einer Mischung von Duftölen, die zu einem Anteil von 15 bis 20 Prozent in hochprozentigem Alkohol (90–95 Prozent) gelöst sind: Dies nennt man Parfum bzw. Extrait (Extrakt). Jede Mischung mit niedrigerem Ölanteil nennt man Eau (Wasser).

Die Duftwässer sind in unterschiedlichen Konzentrationen im Handel, und zwar Eau de Parfum (15–18 Prozent Parfumöl bei etwas niedrigerem Alkoholgehalt), Eau de Toilette (4–8 Prozent Parfumöl bei noch niedrigerem Alkoholgehalt) und Eau de Cologne (3–5 Prozent Parfumöl bei wiederum noch niedrigerem Alkoholgehalt). Seit einiger Zeit wird auch das Eau fraîche, ein Eau de Cologne mit höherem Alkoholgehalt, angeboten.

Von den meisten Parfums gibt es eine Artikelserie, zu der sowohl ein Parfum oder ein Eau de Parfum (oder beide) und ebenso ein Eau de Toilette gehören; manchmal kommt ein Duft auch nur als Eau de Toilette auf den Markt. Zu einer Serie können natürlich auch eine Körperlotion, Seife, Schaumbad usw. zählen, doch sind diese Toilettenartikel lediglich mit einem Spritzer des jeweiligen Parfums versetzt.

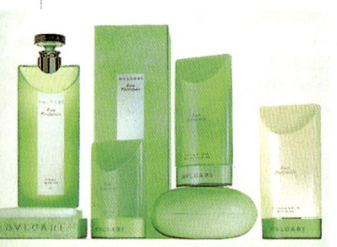

OBEN: *Die Eau Parfumée-Serie von Bvlgari*

Manchmal wird gefragt, wo man ein Parfum am besten kauft. Die Antwort darauf ist nicht leicht. Man wird keineswegs überall eine hinreichend zufriedenstellende Parfumauswahl vorfinden, denn es gibt so viele Parfums, daß die Einzelhändler selbst eine Auswahl treffen müssen. Wenn Sie genau wissen, was Sie wollen, können Sie es auch dort kaufen, wo es am billigsten ist – doch vergessen Sie nicht: Was Sie irgendwo an der Straße kaufen, ist womöglich eine Imitation, deren Duft nach zehn Minuten verflogen ist.

Jeder, der seine Wahl wohlüberlegt treffen möchte, tut gut daran, ein Geschäft aufzusuchen, das eine große Auswahl und darüber hinaus kompetente Fachberatung bietet. Feine Nuancen sorgen dafür, daß verschiedene Leute auch verschiedene Parfums bevorzugen, weshalb die Entscheidung für dieses oder jenes Parfum letztlich eine Frage von persönlicher Vorliebe und Geschmack ist; geschulte Berater an den Ladentischen größerer Kaufhäuser und Parfümerien können jedoch durchaus eine Hilfe sein.

Ein wirkliches Erlebnis ist zweifelsohne, den Laden eines Parfümeurs mit dessen eigenen Kreationen aufzusuchen. Sie sollten allerdings eher eine kleine Flasche wählen, damit sein Inhalt nicht verdirbt, bevor Sie ihn aufgebraucht haben.

Probieren Sie einen Duft immer auf der eigenen Haut aus. Bedenken Sie aber, daß der Duft bzw. Ihre Wahrnehmung davon beeinflußt wird, wenn Sie gerade etwas stark Gewürztes gegessen, intensiv Sport getrieben, geraucht oder sich noch nicht völlig von einer Erkrankung erholt haben (bzw. einfach nicht in Form sind). Testen Sie eher eine Eau-de-Toilette-Version des Parfums als eine stärker konzentrierte. Nehmen Sie eine kleine Probe, ohne sie auf der Haut zu verreiben, und tragen Sie sie am besten am Handgelenk auf; ein weiteres Parfum können Sie dann auf das andere Handgelenk und – falls nötig – noch zwei in jede Ellenbogenbeuge auftragen. Versuchen Sie aber, vor Ihrer Entscheidung wenigstens 20 Minuten zu warten, damit sich die Duftnoten voll entfalten können.

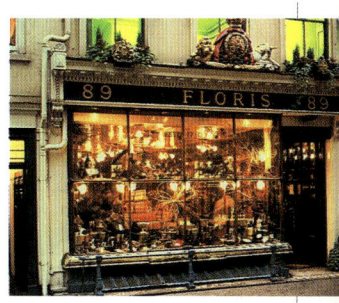

OBEN: *Seit 1730 ist die Firma Floris in der Jermyn Street (London) ansässig.*

Ein Parfum haftet am längsten, wenn man es auf den Puls aufträgt: Es eignen sich auch Handgelenke, Nabel, die Schlüsselbeingegend oder sogar die Kniekehlen sehr gut; hinter den Ohren hingegen verdunstet der Alkohol zu schnell. Manche Leute legen einen Duft auch gern in mehreren Lagen auf (vor allem abends), verwenden erst Seife und Schaumbad aus der Artikelserie eines jeweiligen Duftes, dann die Körperlotion und tragen schließlich das Parfum selbst auf. Auch wenn das ein kostspieliger Luxus ist – man duftet am Ende hinreißend.

Luft, Wärme und Licht wirken sich auf ein Parfum nachteilig aus. Versuchen Sie daher, den verschlossenen Flakon an einem kühlen, dunklen Ort zu lagern. Ungeöffnet hält es sich unter Umständen 20 Jahre lang, doch sobald es mit Luft in Kontakt gekommen ist, beginnt es, zu verderben und säuerlich zu werden, wobei zuerst die Kopfnoten nachlassen. Daher empfiehlt es sich, es nach dem Öffnen innerhalb von einem oder zwei Jahren aufzubrauchen, und das liefert Ihnen natürlich die beste Ausrede, um unverzüglich für Nachschub zu sorgen!

UNTEN: *Je nach Duftkonzentration kann auch das Flakon-Design variieren.*

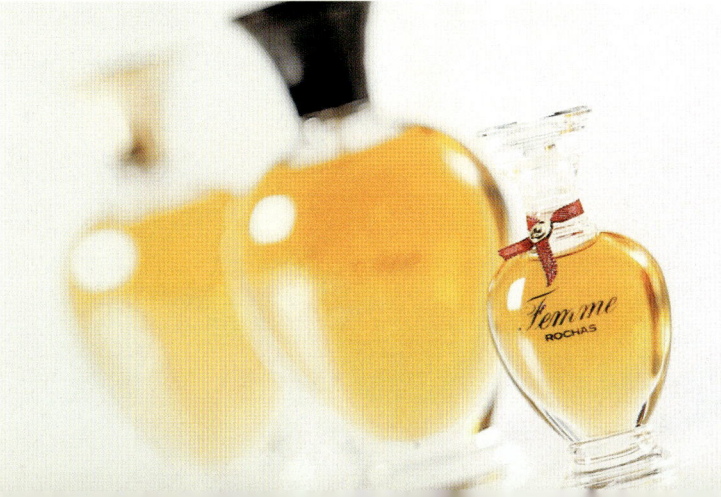

Es gibt buchstäblich Hunderte von Parfumfirmen, die weltweit Tausende von Parfums herstellen. Aus Platzgründen konzentriere ich mich in erster Linie auf eine Auswahl von Damen-Düften aus dem Sortiment international renommierter, aber auch kleiner Hersteller. Derzeit befindet sich die Branche in einem wirtschaftlichen Umbruch. Auf dem internationalen Markt erscheinen mehr neue Düfte als je zuvor (ca. zwei- bis dreihundert jährlich). Einige davon sind erfolgreich, viele jedoch verschwinden schnell wieder aus den Regalen, wobei die ständig wechselnden Launen der Mode eine entscheidende Rolle spielen. Konkurrenzdruck und vielfältige andere geschäftliche Probleme können die Stellung am Markt gefährden, Firmenübernahmen sind an der Tagesordnung. Zuweilen existiert von einem namhaften Parfumhaus nur noch sein Ruf und die Lizenz eines anderen Hauses, seine Rezepturen zu verwenden. Das folgende Parfum-Verzeichnis kann natürlich nur eine Auswahl bieten, der Umfang dieses Buches setzte deutliche Grenzen.

Die Einträge sind alphabetisch angeordnet (bei Eigennamen folgt der Firmenname dem Nachnamen). Jeder Eintrag bietet einen Abriß der Firmengeschichte und jener Akteure, die mit ihr in Verbindung standen. Die Angaben in den Informationskästen sind so aktuell wie möglich, sie enthalten den Namen des Stammhauses, den Standort des zentralen Firmensitzes und eine Aufstellung der zur Zeit erhältlichen Parfums. Bei jeder Firma wird in der gebotenen Kürze über die wichtigsten Parfums, deren Kreateure, den Zeitpunkt der Markteinführung, die Designer der Flakons und die wichtigsten Duftnoten informiert. Sofern nicht anders angegeben, gestaltete der genannte Designer den jeweiligen Originalflakon, von dem in einigen Fällen aber leider keine Abbildung vorhanden ist.

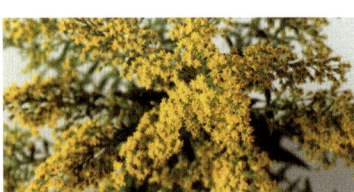
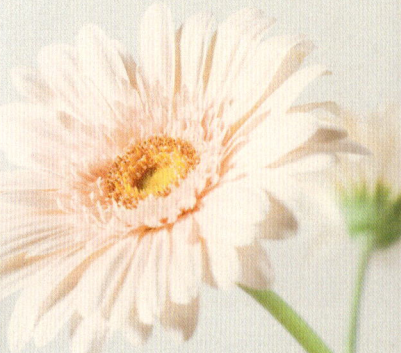

TEIL ZWEI

Das PARFUM-VERZEICHNIS

AMOUAGE

Der Duft des Orients... „das wertvollste Parfum der Welt"

STAMMHAUS	*unabhängig*
FIRMENSITZ	*Seeb, Muskat (Sultanat von Oman)*
PARFUMS	*Amouage, Ubar*

Genau das Richtige für alle, die ein echtes arabisches Parfum suchen. Auf den Markt brachte es Sayyid Badr al-Hamood, ein junger Geschäftsmann, der die alte arabische Tradition luxuriöser Duftstoffe wieder aufleben lassen wollte. Er beauftragte Guy Robert, einen der führenden Parfümeure und die „Nase" von Klassikern wie Madame Rochas und Gucci No 1, damit, ein Parfum westlichen Typs zu kreieren, das aber zugleich typisch orientalisch wirken und sinnliche arabische Duftbausteine wie Weihrauch und Myrrhe enthalten sollte.

Das spektakuläre Resultat heißt Amouage (gesprochen: „amwa:dsch"), was auf Arabisch „Wellen" bedeutet. Es gilt als eines der „wertvollsten Parfums der Welt", enthält mehr als 120 natürliche Ingredienzen und wird in einer Serie teurer Flakons mit orientalischem Design angeboten. Seit 1984 kann man es vielerorts in Duty-Free-Shops und renommierten Geschäften erstehen. Die Firma knüpfte 1995 mit einem hochwertigen Chypre-Parfum, das den Namen der legendären Stadt Ubar trägt, an ihren ersten Erfolg an.

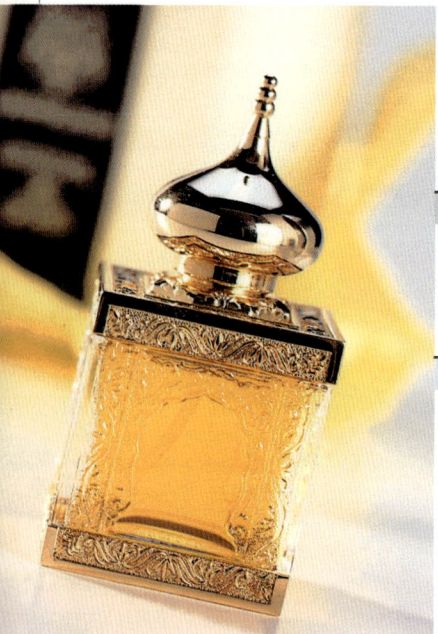

Amouage

EINFÜHRUNG	*1984*
KREATEUR	*Guy Robert*
FAMILIE	*blumig-orientalisch*
FLAKON	*Brosse et al.*

Duftnoten

KOPF	*Jasmin, Rose, Tuberose, Iris, Pfirsich*
HERZ	*Patchouli, Labdanum, Myrrhe, Weihrauch, Sandelholz, Ylang-Ylang*
BASIS	*Moschus, Zibet, Ambra*

ANTONIA'S FLOWERS

Der unverwechselbare Duft eines sommerlichen Blumengeschäfts

STAMMFIRMA	*unabhängig*
FIRMENSITZ	*Massachusetts, USA*
PARFUM	*Antonia's Flowers*

Antonia Bellanca eröffnete 1981 als Kunststudentin ein kleines Blumenge-schäft im exklusiven New Yorker East Hampton, und schon bald zählte sie so berühmte Anwohner wie Estée Lauder und Calvin Klein zu ihren Kunden.

Von Blumen umgeben, wurde Antonia bewußt, daß sie sehr wohl deren indi-viduelle Duftnoten erkannte, aber kein Parfum zu finden war, daß an den Duft eines sommerlich duftenden Blumengeschäfts erinnerte. Mit Hilfe eines aner-kannten Parfümeurs begann sie, ein solches Parfum zu kreieren. Auch wenn es zu-nächst nur für sie selbst gedacht war, zeigten sich so viele Kunden begeistert, daß es, daraufhin in ihrem Laden angeboten, zu einem echten Verkaufshit avancierte.

Schon bald löste das Parfum An-tonia's Flowers die Blumen ab. Im Jahr 1985 gehörte es in dem bekann-ten New Yorker Geschäft Bergdorf Goodman zu den zehn meistverkauf-ten Düften. Mittlerweile wird es nicht nur in den USA, sondern auch in Europa, Asien usw. verkauft.

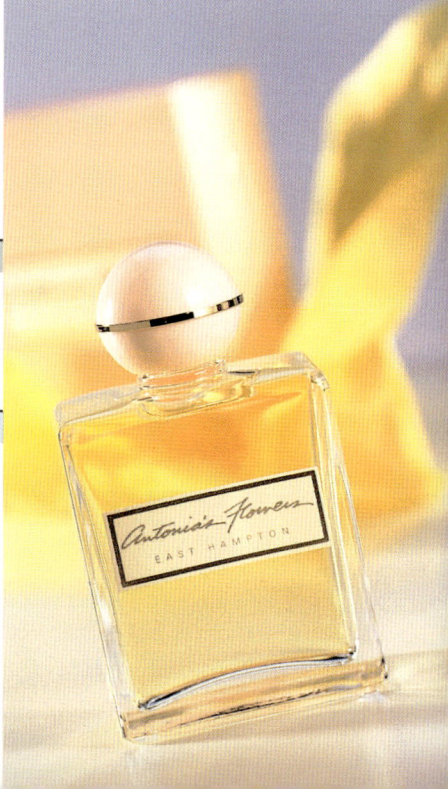

Antonia's Flowers

EINFÜHRUNG	*1982*
KREATEUR	*Antonia Bellanca*
FAMILIE	*blumig*
FLAKON	*vertraulich*

Duftnoten

KOPF	*berauschendes Bouquet aus Freesien, Jasmin, Magnolien und frisch geschnittenen Lilien*
HERZ	*süß, fruchtig*
BASIS	*Sandelholz und subtiler Moschusduft*

ELIZABETH ARDEN

Das Haus der vielen Düfte – „Schönheit sollte eine Verbindung von Natur und Wissenschaft sein"

STAMMHAUS	*Unilever*
FIRMENSITZ	*New York, USA*
PARFUMS	*Blue Grass, Red Door, Sunflowers, 5th Avenue, Splendor*

Die Begründerin des Hauses Elizabeth Arden war Florence Nightingale Graham, eine in Toronto geborene Kanado-Amerikanerin britischer Abstammung, die zunächst für eine New Yorker Kosmetikfirma arbeitete. Ihren eigenen Schönheitssalon in der Fifth Avenue eröffnete sie 1910. Einige Leute glauben, daß der Name „Elizabeth Arden" auf einen seinerzeit bekannten Roman zurückgeht; andere halten ihn für eine Kombination aus Alfred Lord Tennysons Gedicht „Enoch Arden" und dem von ihr so geliebten Vornamen Elizabeth.

Wie dem auch sei – die typischen, hellroten Eingangstüren und die unverwechselbare, ganz in Rosa gehaltene Innenausstattung ihrer Geschäfte waren schon bald berühmt, und nach sehr kurzer Zeit hatte sie mehr Kosmetika auf den Markt gebracht als jeder andere Hersteller. Als sie 1932 ihr erstes Lippenstift-Sortiment einführte, besaß sie bereits 29 Geschäfte – weltweit.

Miss Arden (wie man sie nannte) war ungeheuer umtriebig und legte allergrößten Wert auf jedes Detail. Später wurde ihr sogar die Ehre

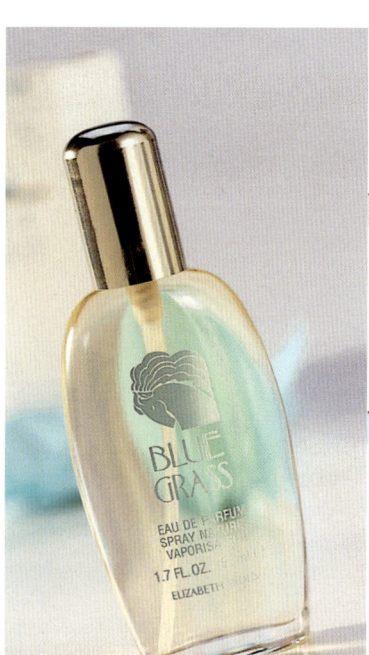

Blue Grass

EINFÜHRUNG	*1936 (wieder seit 1989)*
KREATEUR	*George Fuchs (Fragonard)*
FAMILIE	*blumig*
FLAKON	*Denise Paglina (Neugestaltung)*

Duftnoten

KOPF	*Lavendel, Bergamotte, Orangenblüte*
HERZ	*Jasmin, Rose, Lavendel, Gewürze*
BASIS	*Sandel- und Zedernholz, Vetiver*

Red Door

EINFÜHRUNG	*1989*
KREATEUR	*Claire Cain*
FAMILIE	*blumig*
FLAKON	*Denise Paglina*

Duftnoten

KOPF	*Rose, Veilchen, Ylang-Ylang*
HERZ	*Orchidee, Jasmin, Maiglöckchen, Freesie, Orangenblüte*
BASIS	*Vetiver, Honig, diverse Holzdüfte*

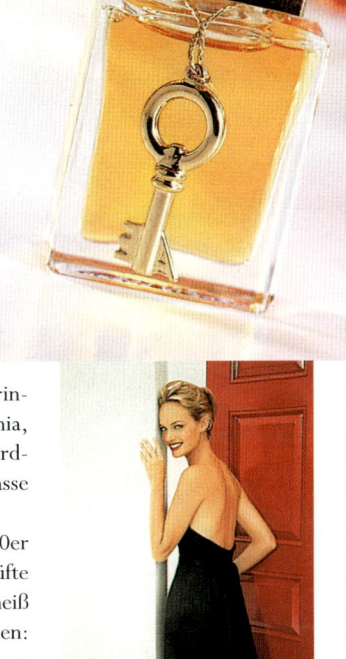

zuteil, die britische Königin und die Königinmutter beliefern zu dürfen.

Anfangs verkaufte sie Parfums anderer Hersteller. Ihre ersten hauseigenen Düfte sind blumige Einzelnoten-Parfums wie Arden Rose und Italian Lilac aus der Zeit um 1922, 1936 folgte dann mit sensationellem Erfolg der Klassiker Blue Grass; sein Name erinnerte an den Ausblick ihres Hauses in Virginia, wo sie Pferde hielt. Es wurde von Fragonard-Inhaber George Fuchs, der bis heute in Grasse Parfums herstellt, für sie kreiert.

Von den vielen anderen Parfums der 30er und 40er Jahre sollten noch zwei weitere Düfte mit ihren prächtigen, heute von Sammlern heiß begehrten Baccarat-Flakons Erwähnung finden: Cyclamen in einer fächerförmigen Flasche, zu der auch eine mit Juwelen besetzte Ansteckadel gehörte, sowie It's You, dessen Flakon von einer Hand aus Kristallglas gehalten wird. Bis heute hat die Firma über 50 Parfums herausgebracht.

OBEN: *Das faszinierende Model für Red Door Woman*

Mit Elizabeth Ardens Tod im Jahr 1966 endete auch die Verbindung zwischen ihrer Familie und dem Unternehmen, das 1971 der Pharmariese Eli Lilly & Co. erwarb, wodurch dem Parfumhaus ganz neue technische Möglichkeiten erwuchsen. Schon Miss Arden hatte des öfteren beteuert: „Schönheit sollte eine Verbindung von Natur und Wissenschaft sein." Auch später gab es viele Umstrukturierungen. In den 70er Jahren bestand eine enge Verbindung zu dem Pariser Haus Chloé und dessen Designer Karl Lagerfeld, und man brachte die Parfums Chloé und KL auf den Markt. Nach dem Zusammenschluß mit den italienischen Fendi-Schwestern wurde der Duft Fendi

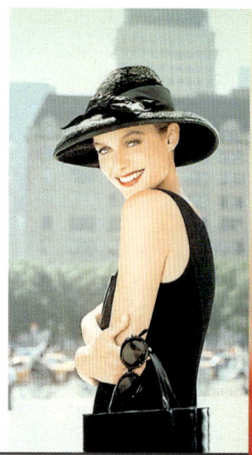

5th Avenue

EINFÜHRUNG	*1996*
KREATEUR	*Ann Gottlieb (IFF)*
FAMILIE	*blumig-halborientalisch*
FLAKON	*Susan Wacker*

Duftnoten

KOPF	*Flieder, Linde, Magnolie, Muguet, Mandarine, Bergamotte*
HERZ	*Rose, Veilchen, Ylang-Ylang, Tuberose, Pfirsich, Gewürznelke, Muskatnuß*
BASIS	*Amber, Moschus, Sandelholz, Iris, Vanille*

OBEN: *5th Avenue, für die Frau mit dem unverwechselbaren Stil*

entwickelt. Weitere Düfte des Unternehmens sind White Diamonds (Elizabeth Taylor), Nino Cerruti und Valentino. Im Jahr 1987 wurde Elizabeth Arden von Fabergé und zwei Jahre später von Unilever übernommen. Unilever verfügt jetzt über zwei Parfum-Unternehmen: Elizabeth Arden und deren Tochtergesellschaft Parfums International.

Zum derzeitigen Parfum-Sortiment von Elizabeth Arden gehört neben Blue Grass auch Red Door, ein echtes Parfum mit prächtigen, blumigen Noten in einem Flakon mit hellroter Kappe und daran befestigtem Anhänger, das im Rahmen einer Webekampagne mit Linda Evangelista neu am Mark lanciert wurde. Das preisgekrönte Sunflowers, als „Fest des Lebens" gepriesen, ist ein sommerliches Parfum für jüngere Frauen. 5th Avenue – ebenfalls ein echtes Parfum – besitzt mit seinem von der Manhattener Skyline inspirierten Flakon klassische Eleganz in moderner Aufmachung. Der neue Duft Splendor ersetzte das ältere True Love.

ARMANI

Das Modehaus mit einem Riecher für preisgekrönte Düfte

STAMMHAUS	*L'Oréal*
FIRMENSITZ	*Mailand, Italien*
PARFUMS	*Gio, Acqua di Gio, Emporio Armani for Her*

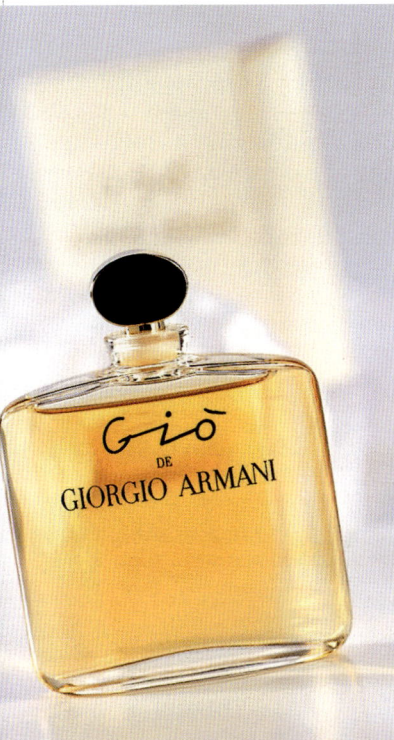

Giò

EINFÜHRUNG	*1992*
KREATEUR	*Françoise Caron*
	(Givaudan-Roure)
FAMILIE	*blumig-fruchtig*
FLAKON	*Michel Blanc*

Duftnoten

KOPF	*Rose, Hyazinthe, Jasmin*
HERZ	*Iris, Gardenie, Orangen-*
	blüte, Tuberose, Pfirsich
BASIS	*Sandelholz, Vanille*

Auf einer Liste mit den prominentesten Haute-Couture- und Accessoires-Designern müßte zweifelsohne auch Giorgio Armani stehen. 1934 im norditalienischen Piacenza geboren, agiert er seit langem vom italienischen Modezentrum Mailand aus, wo er sein Geschäft aufbaute und im Jahr 1974 seine erste Kollektion vorstellte.

Mit dem grün-blumigen Armani in einem achteckigen Flakon erschien 1982 sein erster Damen-Duft. Zehn Jahre später folgte das frische, fruchtig-blumige Giò, das 1994 einen FiFi-Preis, den „Oscar" der Parfumbranche, als bester Damen-Duft des Jahres gewann. Die Gestaltung seines Flakons, in seiner schlichten Ausführung das Armani-Motto „weniger ist mehr" spiegelnd, ist offenkundig vom klassischen, breitschultrigen Armani-Anzug inspiriert. Die „aqua florale" Note des Duftes Acqua di Giò soll Erinnerungen an einen Sommertag am Mittelmeer wecken; es wurde 1996 ebenfalls mit einem FiFi-Preis ausgezeichnet. Das neueste Parfum von Armani, Emporio Armani, gehört zu den zart-orientalischen Düften.

L'ARTISAN PARFUMEUR

Eine Palette von Düften zu verschiedenen Naturmotiven

STAMMHAUS	*unabhängig*
FIRMENSITZ	*Paris, Frankreich*
PARFUMS	*Premier Figuier, Mûre et Musc, Mûre et Musc Extrème, Thé pour un Été, L'Eau de L'Artisan, L'Eau d'Ambre, Mimosa pour Moi, Drôle de Rose, Vanilla und viele andere*

Dieses kleine, vornehme Parfumhaus, 1974 von Jean Laporte in Paris gegründet, inzwischen jedoch nicht mehr von ihm selbst geleitet, verkauft nach wie vor manche seiner früheren Düfte ebenso wie anspruchsvolle eigene Kreationen. Neben Vertriebsstellen auf der ganzen Welt besitzt L'Artisan Parfumeur in Paris und London äußerst edle Boutiquen.

Abgesehen von ungefähr 25 hochwertigen Damen- und Herren-Düften, stellt die Firma Raumsprays, Duftkerzen, Duftöle usw. her. Die Parfums des Unternehmens korrespondieren seit kurzem mit einer Reihe weiterer natürlicher Duftmotive, so ergänzt das Motiv Brombeere z.B. das Eau de Toilette Mûre et Musc sowie das Eau de Parfum Mûre et Musc Extrème und das Raumspray Mûre Sauvage. Zur erfolgreichen Produktlinie Premier Figuier gehören das Eau de Toilette Premier Figuier und das Raumspray Intérieur Figuier; die Produktlinie „Gartenblume" enthält nach demselben Muster sechs Eaux-de-Toilette-Produkte.

Premier Figuier

EINFÜHRUNG	*1994*
KREATEUR	*Olivia Jacobetti*
FAMILIE	*holzig-grün*
FLAKON	*Standardflakon des Hauses*

Duftnoten

KOPF	*Feigenblätter, Galbanum*
HERZ	*Mandelmilch, Feige, Sandelholz*
BASIS	*Linde, Kokosnuß, Dörrobst*

BACCARAT

Ein Duft zur Feier der indischen Sternennächte von einst

STAMMHAUS	*Taittinger*
FIRMENSITZ	*Paris, Frankreich*
PARFUM	*Une Nuit Étoilée au Bengale*

Baccarat und Lalique gelten weltweit als die berühmtesten Hersteller edelster Parfum-Flakons. Baccarat begann 1817 mit der Herstellung von Bleikristall-Artikeln in dem gleichnamigen Städchen Baccarat (Lorraine, Frankreich), fertigte wenig später die ersten Parfum-Flakons und hat inzwischen beinahe sämtliche führenden Parfumhäuser mit Kristall-Flakons beliefert.

Kürzlich erst beschloß das Unternehmen, heute im Besitz der finanzkräftigen Champagner-Dynastie Taittinger, über einen Zeitraum von drei Jahren eine Serie von drei Parfums in begrenzter Auflage im Markt zu plazieren. Als erstes erschien Une Nuit Étoilée au Bengale (Bengalische Sternennacht), ein prächtiger Duft, bei dem Kosten keinerlei Rolle spielten. Er erinnert an die Zeit der indischen Maharadschas, die ihre Paläste mit Kristallwaren schmückten. Den schwungvollen Flakon in Herzform umschließt an drei Seiten ein mit Sternen verzierter Bogen. Angeboten wird der Duft in einer besonderen Präsentbox, die Auflage beträgt 1500.

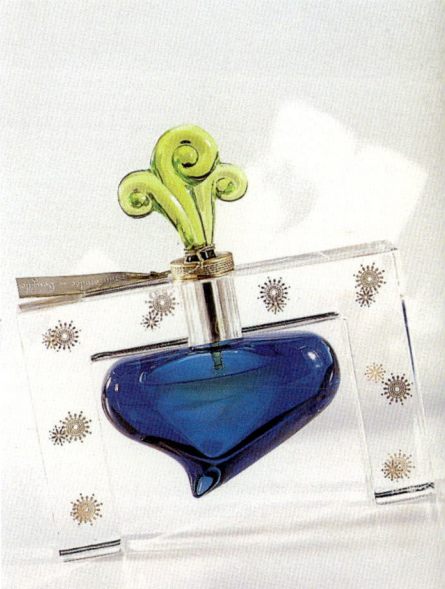

Une Nuit Étoilée au Bengale

EINFÜHRUNG	*1997*
KREATEUR	*Christine Nagel (Quest)*
FAMILIE	*blumig-orientalisch*
FLAKON	*Frederico Restrepo zusammen mit Baccarat*

Duftnoten

KOPF	*Bergamotte, Rose*
HERZ	*Sandelholz, ceylonesische Gewürze, Ingwer, Zimt*
BASIS	*Amber, Vanille*

PARFUMS BALENCIAGA

Bezaubernde Düfte als Vermächtnis eines führenden Mode-Designers

STAMMHAUS	*James Bogart since 1986*
FIRMENSITZ	*Paris, Frankreich*
PARFUMS	*Le Dix, Quadrille, Michelle, Prelude, Rumba, Ho Hang, Talisman, Talisman Eau Transparente*

Cristobal Balenciaga machte zunächst als *der* Modeschöpfer von sich reden; bereits als kleiner Junge begeisterte er sich derart für die Haute Couture, daß er 1911, im Alter von nur 16 Jahren, sein erstes Modehaus eröffnete. Der Spanische Bürgerkrieg zwang ihn dann, nach Paris zu gehen, wo er im Laufe von mehr als 30 Jahren zu einem der weltweit bedeutendsten Modedesigner wurde.

Sein Selbstverständnis als Designer faßte er folgendermaßen zusammen: „Ein Modeschöpfer muß für den Schnitt Architekt, für die Form Bildhauer, für die Farbe Maler, für die Harmonie Musiker und für den Stil Philosoph sein." Auf ihn traf all das zu; Coco Chanel beschrieb ihn als „den einzigen Couturier, der ein Kleid ganz allein entwerfen, zuschneiden, zusammensetzen und nähen konnte."

Davon abgesehen, war er jedoch auch ein sonderbarer, unnahbarer Mann, gleichermaßen Dandy wie Einsiedler. Nachdem der 74jährige entschieden

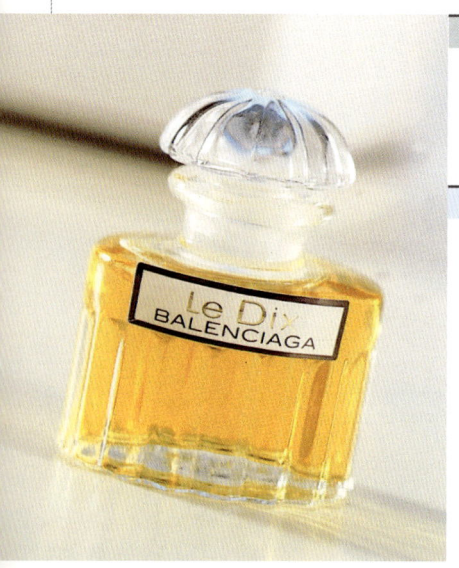

Le Dix

EINFÜHRUNG	*1947*
KREATEUR	*Roure-Parfümeure*
FAMILIE	*blumig-holzig-aldehydig*
FLAKON	*Bormidi*

Duftnoten

KOPF	*Bergamotte, Pfirsich, Zitrone, Koriander*
HERZ	*Rose, Jasmin, Iris, Ylang-Ylang, Maiglöckchen*
BASIS	*Sandelholz, Vetiver, Zibet, Moschus, Vanille*

Rumba

EINFÜHRUNG	*1988*
KREATEUR	*Givaudan-Parfümeure*
FAMILIE	*fruchtig-blumig*
FLAKON	*St. Gobain*

Duftnoten

KOPF	*Pflaume, Pfirsich, Bergamotte, Basilikum*
HERZ	*Orchidee, Magnolie, Gardenie, Jasmin, Tuberose, Tagetes*
BASIS	*Amber, Vanille, Pflaume, Leder*

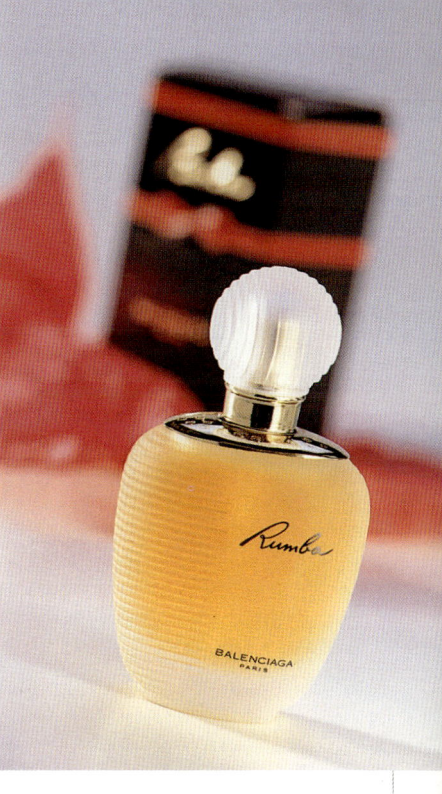

hatte, sich zur Ruhe zu setzen, schloß er seine sämtlichen Modehäuser und lebte bis zu seinem Tod im Jahre 1972 vollkommen zurückgezogen.

Balenciaga hinterließ der Nachwelt jedoch einen bezaubernden Duft. Er war sich darüber im klaren, daß zarte Duftnoten eine wesentliche Bereicherung des Modedesigns sind, und sofort nach Ende des Zweiten Weltkriegs entwickelte er den Parfumklassiker Le Dix. Dieser Duft, mit seinen sorgfältig ausbalancierten blumig-holzigen Noten und einer auf Aldehyden beruhenden samtigen Anmutung, beschwor Schönheit und Romantik herauf. Der Name bezieht sich im übrigen auf Balenciagas Hausnummer in der Avenue Georges V.

Einige Jahre später folgte mit Quadrille sein zweites Parfum — ein blumiger Duft mit fruchtig-würzigen Noten. Alle späteren Parfums stammen aus der Zeit nach seinem Rückzug ins Privatleben, knüpfen jedoch an die Tradition ihrer hochwertigen Vorgänger an. Erwähnenswert ist das 1988 auf den Markt gebrachte und von den Rhythmen des lateinamerikanischen Tanzes inspirierte Rumba. Balenciaga-Düfte werden derzeit (wie viele andere auch) leider nur in Eau-de-toilette-Stärke produziert.

PARFUMS BALMAIN

Ein exklusives Modehaus, das inzwischen weltweit operiert

STAMMHAUS	*Laboroties Selecta Paris*
FIRMENSITZ	*Paris, Frankreich*
PARFUMS	*Vent Vert, Jolie Madame, Miss Balmain, Ivoire, Balmain de Balmain*

Lange bevor er 1945 sein eigenes Modehaus in Paris eröffnete, war auch Pierre Balmain (1914–83) davon überzeugt, daß Parfum für die Mode von großer Bedeutung ist. Daher gründete er fast zeitgleich sein Parfums Balmain und brachte ein bemerkenswert innovatives Parfum auf den Markt: Vent Vert. Balmain glaubte auch an den ökonomischen Nutzen anspruchsvoller Werbung und verpflichtete den führenden französischen Werbeillustrator jener Zeit, René Gruau, dessen hervorragende Entwürfe für die Dior-Parfumwerbung als absolut erstklassig galten.

Vent Vert sollte ein Duftklassiker werden – ebenso wie Balmains zweites Parfum, der äußerst erfolgreiche, 1953 eingeführte Chypre-Duft Jolie Madame. Inzwischen expandierte Balmains exklusives Modeaus zu einem weltweit operierenden Unternehmen und verfügt

Vent Vert

EINFÜHRUNG	*1945*
KREATEUR	*Germaine Cellier*
FAMILIE	*grün-blumig*
FLAKON	*keine Angabe*

Duftnoten

KOPF	*Galbanum*
HERZ	*Rose, Hyazinthe, Jasmin, Maiglöckchen*
BASIS	*Eichenmoos, Salbei, Sandelholz, Moschus*

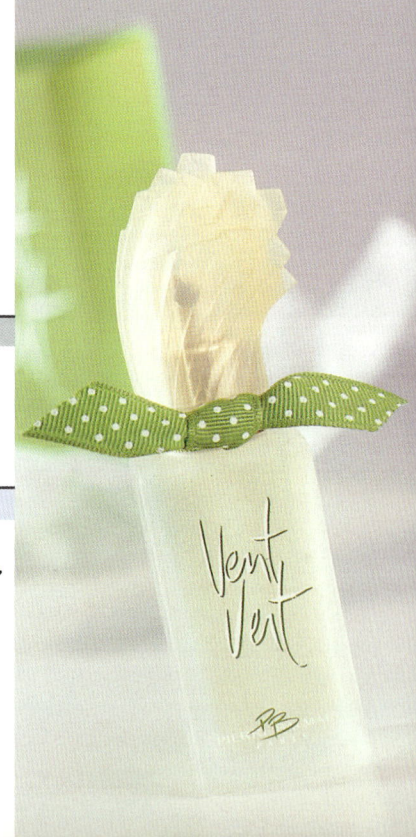

Ivoire

EINFÜHRUNG	*1979*
KREATEUR	*Florasynth-Parfümeure*
FAMILIE	*blumig-holzig-fruchtig*
FLAKON	*keine Angabe*

Duftnoten

KOPF	*Ringelblume, Berga-motte, Galbanum, Wermut, Kamille*
HERZ	*Jasmin, Maiglöckchen, Rose, Iris, Narzisse, Neroli*
BASIS	*Weihrauch, Vetiver, Sandelholz, Amber*

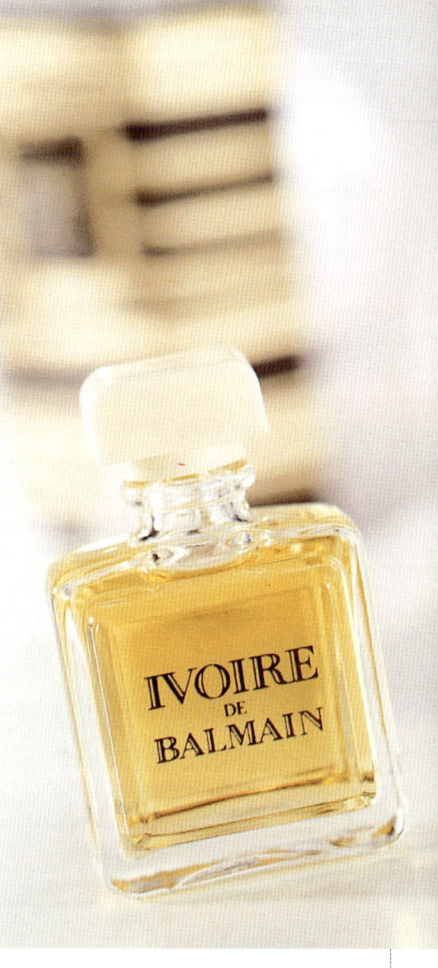

über eine breite Produktpalette für Männer und Frauen, wobei auf Qualität größten Wert gelegt wird.

Den Duft Vent Vert, das erste sogenannte „grüne" Parfum, kreierte Germaine Cellier, eine der wenigen weiblichen „Nasen" jener Zeit, die damals für den bekannten Dufthersteller Roure arbeitete. Es ist bemerkenswert, daß 18 Jahre lang kein anderer Duft dieses Typs auf den Markt kam. Als man Vent Vert 1991 neu herausbrachte, entschloß man sich allerdings, die Rezeptur neu zusammenzustellen und – den geänderten Geschmackspräferenzen folgend – blumige Noten hinzuzufügen.

Ivoire, von einem Team des ehemals amerikanischen Duftherstellers Florasynth entwickelt (mittlerweile gehört das Unternehmen zu Haarmann & Reimer), ist eine interessante Komposition mit einigen ungewöhnlichen Ingredienzen. Der Duft wird in einem quadratischen Flakon mit einer Verschlußkappe aus künstlichem Elfenbein angeboten. Das jüngste Parfum von Balmain, Balmain de Balmain, erschien 1998.

BIJAN

Das Haus, das eines der stärksten und teuersten Parfums auf den Markt brachte

STAMMHAUS	*unabhängig*
FIRMENSITZ	*New York, USA*
PARFUMS	*Bijan Perfume for Women, DNA*

DNA

EINFÜHRUNG	*1993*
KREATEUR	*Claude Dir (Mane)*
FAMILIE	*blumig-ambriert*
FLAKON	*Bijan Pakzad*

Duftnoten

KOPF	*Rosenholz, Bergamotte, Geranie, Ylang-Ylang*
HERZ	*Jasmin, Muguet, Tuberose, Osmanthus, Gewürznelke*
BASIS	*Myrrhe, Eichenmoos, Sandelholz, Vetiver, Vanille, Benzoe*

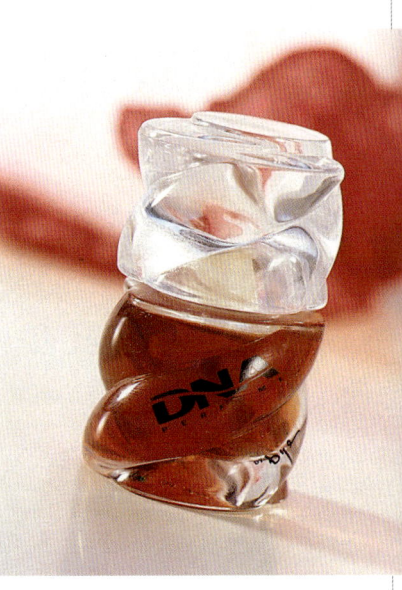

Das „Parfumhaus" von Bijan Pakzad, einem amerikanischen Designer persischer Herkunft, bestand bei seiner Gründung im Jahr 1976 zunächst nur aus einer Boutique für Herrenmode in Hollywood. Doch schnell avancierte sein Laden am Rodeo Drive besonders bei Filmstars zum Geheimtip.

Nachdem er 1981 einen Herrenduft in einem Kristallflakon von Baccarat produziert hatte, folgte 1987 Bijan Perfume for Woman, ein von Peter Bohm für ihn kreierter, blumig-orientalischer Duft, der in einem anspruchsvoll gestalteten, ringförmigen Flakon in den Handel kam. Ende der 80er Jahre war dies eines der am stärksten konzentrierten und teuersten Parfums überhaupt.

Sechs Jahre später erschien das preisgekrönte DNA (Pakzad verwendete hier die Anfangsbuchstaben seiner drei Kinder), wobei der ausgesprochen originelle, säulenförmige Flakon in Gestalt einer Doppelhelix der Form des DNA-Strangs nachempfunden ist. Das Unternehmen gründete 1997 eine Tochtergesellschaft, über die sie in Verbindung mit dem gleichnamigen Basketball-Star den Duft Michael Jordan Cologne in den Handel brachte.

BOUCHERON

Ein Schmuckhaus, dessen Parfum im Schmuck-Flakon weithin Anklang fand

STAMMHAUS	*Parfums et Cosmétiques Internationales*
FIRMENSITZ	*Paris, Frankreich*
PARFUMS	*Boucheron, Jaipur*

Das Familienunternehmen Boucheron fertigt und verkauft bereits seit 1858 edelsten Schmuck und belieferte Königsfamilien ebenso wie den Geldadel; einmal beauftragte man Boucheron sogar mit der Schätzung der persischen Kronjuwelen. Im Sortiment waren schon früh Parfum-Flakons für elegante Boudoirs, so daß die Entscheidung zur Einführung eines luxuriösen Parfums nahelag.

„Nasen" des großen schweizerischen Parfumherstellers Firmenich komponierten diesen Duft unter Verwendung stark kontrastierender Noten und allerbester Rohstoffe. Man entwarf einen Schmuck-Flakon, der einem riesigen Boucheron-Ring mit Cabochon-Stöpsel ähnelt. Das neue Parfum erschien 1988 und fand großen Anklang. Sechs Jahre später folgte Jaipur, mit dem seine Kreateurin Sophia Grosjman, die führende Parfümeurin von IFF, märchenhafte Düfte Indiens zu evozieren suchte. Beide Parfums sind sehr hochwertig.

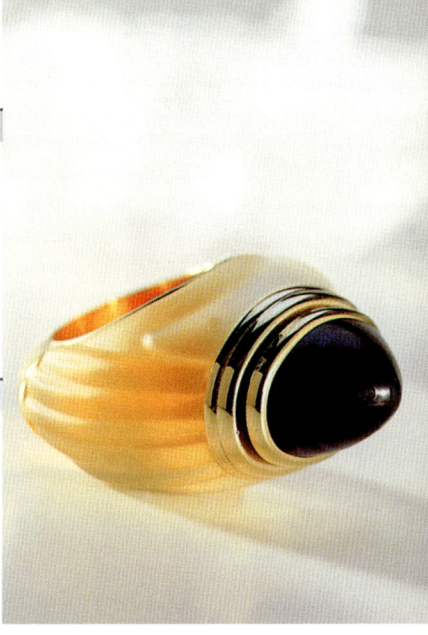

Boucheron

EINFÜHRUNG	*1988*
KREATEUR	*Francis Deléamont und Jean-Pierre Béthouart (Firmenich)*
FAMILIE	*blumig-halborientalisch*
FLAKON	*Joël Desgrippes in Verbindung mit Alain Boucheron*

Duftnoten

KOPF	*Tangerine, Bitterorange, Galbanum, Tagetes, Basilikum, Aprikose*
HERZ	*Ginster, Ylang-Ylang, Tuberose, Jasmin, Orangenblüte, Narzisse*
BASIS	*Sandelholz, Amber, Tonka, Vanille*

BOURJOIS

Dieses Haus rühmte sich einst des „bekanntesten Duftes der Welt"

STAMMHAUS	*Chanel*
FIRMENSITZ	*Paris, Frankreich*
PARFUMS	*Soir de Paris, Mon Parfum, Évasion, Flamme, Stephanie*

Make-up war lange der Hauptartikel der Firma Bourjois, die im Laufe ihrer Firmengeschichte einige ausgezeichnete Parfums entwickelte. Im Jahr 1863 von Alexandre-Napoleon Bourjois in Paris gegründet, verkaufte man zunächst spezielle Kosmetikartikel für Schauspieler. Mit dem berühmten Slogan „Fabrique Spéciale pour la Beauté des Dames" und breiterer Produktpalette sprach man jedoch schon bald die gesamte Pariser Damenwelt an. Bourjois produzierte beispielsweise das erste Puderrouge und begann 1900 mit der Herstellung von Düften. Ernest Beaux, den sein Chanel N° 5 berühmt machte, kreierte mit dem Trendsetter Soir de Paris das meistverkaufte Bourjois-Parfum. Einst galt es als „der bekannteste Duft der Welt". Dieser Klassiker bekam 1992 von führenden Chanel-Parfümeuren eine neue Rezeptur und ist jetzt zu einem erstaunlich niedrigen Preis in Eau-de-Parfum-Stärke und nachtblauem, halbmondförmigem Flakon im Handel.

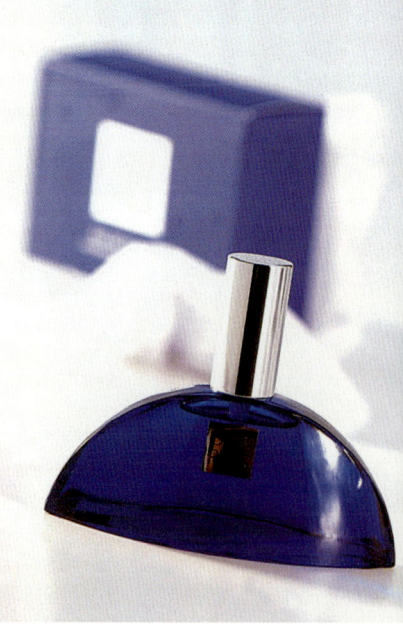

Soir de Paris

EINFÜHRUNG	*1929 (wieder seit 1992)*
KREATEUR	*Ernest Beaux (1992 mit neuer Rezeptur von Jacques Polge und François Demachy / Chanel)*
FAMILIE	*süß-blumig*
FLAKON	*Jean Helleu*

Duftnoten

KOPF	*Veilchen, fruchtige Noten*
HERZ	*Linde, Klee, Flieder, Rose, Jasmin*
BASIS	*Vetiver, Styrax, Zeder, Vanille*

BVLGARI PARFUMS

Düfte von ungewöhnlicher und unverwechselbarer Eigenart

STAMMHAUS	*unabhängig*
FIRMENSITZ	*Neuchâtel, Schweiz*
PARFUMS	*Bvlgari pour Femme, Eau Parfumée, Eau Parfumée Extrême, Cologne au Thé Vert*

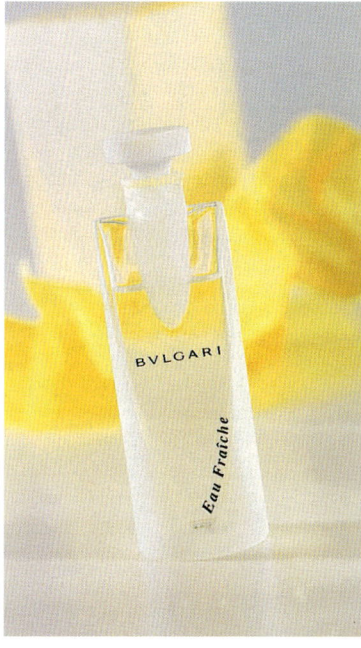

Bvlgari pour Femme

EINFÜHRUNG	*1984 (1993 neue Rezeptur)*
KREATEUR	*Jean-Claude Ellena (Givaudan-Roure); neue Rezeptur von Sophia Grosjman (IFF)*
FAMILIE	*grün-blumig*
FLAKON	*Thierry de Baschmakoff*

Duftnoten

KOPF	*Rosenholz, Ylang-Ylang, Hesperidia, Tee*
HERZ	*Jasmin, Veilchen, Mimose, Rose, Tee*
BASIS	*Iris, Vetiver, Moschus*

Das Familienunternehmen Bvlgari, zunächst für seine Uhren und Schmuck bekannt, ist inzwischen auch im Parfum-Sektor erfolgreich vertreten. Die Bvlgaris kamen in den 80er Jahren des 18. Jahrhunderts nach Rom und eröffneten dort ein Schmuckgeschäft. Heute ist Bvlgari mit über 60 renommierten Geschäften nach Cartier und Tiffany weltweit das größte Juwelier-Unternehmen. Bvlgari Parfums wurde 1992 in Neuchâtel (Schweiz) als unabhängiger Teil der Holdinggesellschaft gegründet (s. Ferragamo S. 91).

Die unverwechselbare Eigenart aller Bvlgari-Düfte ist ihre Grüntee-Note, sie lieferte bei deren Entwicklung den Grundakkord. Zuerst erschien Bvlgari pour Femme. Nachdem Bvlgari Parfums 1992 vom Mutterhaus getrennt worden war und nun unabhängig am Markt auftrat, erstellte die bekannte Parfümeurin Sonja Grosjman für diesen Duft eine neue Rezeptur, und man ergänzte das Sortiment noch mit dem frischeren, weniger konzentrierten Eau fraîche.

PARFUMS CACHAREL

Die Hersteller von Anaïs-Anaïs — so gut, daß man es zweimal sagt

STAMMHAUS	*L'Oréal*
FIRMENSITZ	*Paris, Frankreich*
PARFUMS	*Anaïs-Anaïs, Loulou, Eau d'Eden, Noa*

Jean Bousquet stammt aus der Provence. Als er 1962 sein Pariser Modehaus gründete, gab er ihm den Namen einer kleinen, in seiner Heimat verbreiteten Wildente. Bousquet war zunächst in der Konfektionskleidung erfolgreich. 17 Jahre später stieg er mit Anaïs-Anaïs, das von Parfums Cacharel 1979 auf den Markt gebracht und zum Longseller wurde, in die Parfumbranche ein.

Die Anregung zu Anaïs-Anaïs stammt von L'Oréal, wo man einen Duft herausbringen wollte, der zum neuen Image der Konfektionskleidung paßte und zudem preiswert war. Wie so oft bei der Entwicklung eines neuen Parfums begann das Projekt mit dem Namen. „Anaïs" leitet sich von Anaitis her, einer alten persischen (und später griechischen) Göttin über Leben und Tod. Die Doppelung des Namens überzeugte dann noch mehr. Der neue Duft sollte romantisch mit frischen, zarten Noten sein und einen jungen Kundenkreis ansprechen. Um dies zu erreichen, komponierte eine Gruppe von Firmenich-Parfümeuren den Duft um

Anaïs-Anaïs

EINFÜHRUNG	*1979*
KREATEUR	*Roger Pellegrino et al. (Firmenich)*
FAMILIE	*blumig*
FLAKON	*Annegret Beier*

Duftnoten

KOPF	*Orangenblüte, Lavendel, Zitrone, Hyazinthe*
HERZ	*Tuberose, Jasmin, Geißblatt, Maiglöckchen, Rose, Gartennelke, Iris, Ylang-Ylang*
BASIS	*Sandelholz, Zeder, Vetiver, Amber, Weihrauch, Moschus, Leder, Eichenmoos, Patchouli*

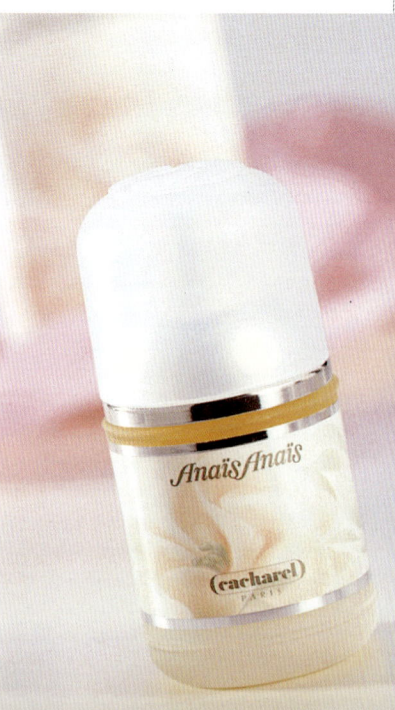

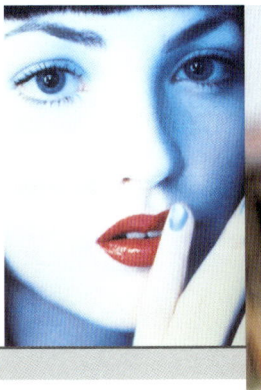

Loulou

EINFÜHRUNG *1987*

KREATEUR *Jean Guichard*
(Givaudan-Roure)

FAMILIE *blumig-orientalisch*

FLAKON *Annegret Beier*

Duftnoten

KOPF *Jasmin, Orangenblüte,*
Mimose, Lilie, Iris,
Kassie, Ylang-Ylang

HERZ *Heliotrop, Iris*

BASIS *Tonka, Vanille, Weih-*
rauch, Sandelholz

einen Lilien-Grundakkord mit einer
Reihe sehr duftintensiver weißer
Blüten, was in dieser Art und Weise
zum ersten Mal geschah.

Wie alle anderen Cacharel-Fla-
kons stammt auch dieser Entwurf
von Annegret Beier. Der Flakon be-

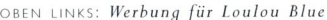

OBEN LINKS: *Werbung für Loulou Blue*

steht aus weißem Opalglas (eine Innovation) mit einer silbernen Verschlußkappe und einem Phantasieblumenmotiv auf dem Etikett. An Anaïs-Anaïs war
alles neu; es wurde zu einem der erfolgreichsten Parfums aller Zeiten.

Parfums Cacharel hat später Loulou, Eden, Loulou Blue und Eau d'Eden
herausgebracht, von denen jedoch nicht mehr alle im Handel sind. Der blumig-
orientalische Duft Loulou wurde nach der verführerischen und doch „un-
schuldigen" Heldin benannt, die der damalige Filmstar Louise Brooks 1929 im
Film „Pandora's Box" spielte. Inspiriert vom Art-deco-Design der 20er und
30er Jahre erscheint er in einem blauen Opalglas-Flakon mit rotem Verschluß.
Ende 1998 kam (zunächst in den USA) zuletzt das Parfum Noa auf den Markt.

PARFUMS CARON

Das Parfumhaus mit der umfangreichsten Produktpalette

STAMMHAUS	*Caron-Révillon*
FIRMENSITZ	*Paris, Frankreich*
PARFUMS	*Narcisse Noir, Infini, Nuit de Noël, Bellodgia, Fleur de Rocaille, Parfum Sacré und viele andere*

Zu Beginn des 20. Jahrhunderts kaufte der junge Parfümeur Ernest Daltroff einen kleinen Laden für Parfums und Kurzwaren, das Magasin Caron in der Pariser Rue Rossini. Ihm gefiel dieser Name so sehr, daß er beschloß, ihn für sein eigenes Geschäft zu übernehmen; so kam es zu Parfums Caron.

Daltroff kreierte 1906 ein vielbeachtetes Parfum namens Chantecler und verkaufte es in einem von Félicie Vanpouille gestalteten Flakon; sie wurde seine Geschäftspartnerin, entwarf für ihn die meisten seiner späteren Flakons, wurde seine Geliebte und schließlich seine Erbin (obwohl die beiden nie heirateten).

Im Jahr 1911 kamen die Düfte Narcisse Noir und 1912 Infini auf den Markt. Beide waren enorm erfolgreich – vor allem in den USA, wo Daltroff und sein Konkurrent Coty schon bald zum Inbegriff des „französischen Parfums" avancierten. Es folgten viele neue Kreationen, darunter das bekannte Fleur de Rocaille, bei dem sich Daltroff die schwierige Aufgabe stellte, die Erneuerungskraft des Frühlings in einen Duft zu übertragen; es gilt als sein Meisterwerk.

Nach Daltroffs Tod im Jahr 1940 heiratete Félicie und leitete das Geschäft weiter, bis sie sich 1962 zur Ruhe setzte. Das weltweit operierende Unternehmen verkauft ihre Parfums noch heute und bietet eine größere Produktpalette als jedes andere Parfumhaus. Ihr jüngster Duft, Aimez Moi, erschien 1997.

Fleur de Rocaille

EINFÜHRUNG	*1933*
KREATEUR	*Ernest Daltroff*
FAMILIE	*blumig*
FLAKON	*Félicie Vanpouille, später Michel Morsetti und Joël Desgrippes*

Duftnoten

KOPF	*Rosenholz, Bergamotte*
HERZ	*Jasmin, Gartennelke, Rose, Iris, Jonquille*
BASIS	*Sandelholz, Moschus, Zibet*

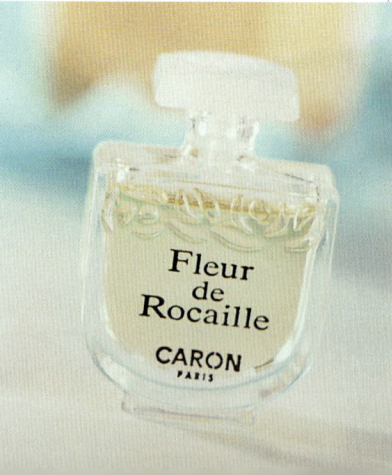

CARTIER

*Königlicher Hoflieferant und internationales Unternehmen, das nicht
nur für Parfum einen Namen hat*

STAMMHAUS	*Vendôme*
FIRMENSITZ	*Paris, Frankreich*
PARFUMS	*Must de Cartier, Panthère, Must de Cartier II,*
	So Pretty, Must de Cartier EdT, Déclaration

Must de Cartier

EINFÜHRUNG	*1981*
KREATEUR	*Jean-Jacques Diener*
	(Givaudan)
FAMILIE	*orientalisch*
FLAKON	*Xavier Rousseau und*
	hausinterne Mitarbeiter

Duftnoten

KOPF	*Galbanum, Mandarine,*
	Neroli
HERZ	*Rose, Osterglocke, Jasmin*
BASIS	*Vanille, Sandelholz,*
	Vetiver, Moschus, Tonka,
	Zibet

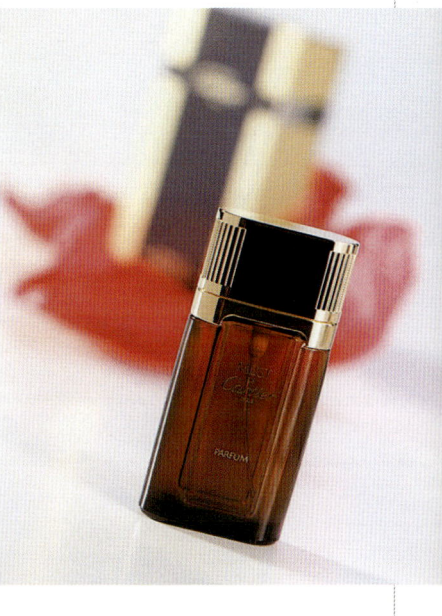

Als er noch Prince of Wales war, beschrieb König Edward VII. von England Cartier als „Juwelier der Könige und König der Juweliere" – so hoch war das Ansehen dieses bedeutenden, seit seiner Gründung durch Jean-François Cartier (1819–1904) im Jahr 1847 aufgebauten Unternehmens um die Jahrhundertwende.

Nicht lange nach Cartiers Tod wurde die Firma von beinahe allen Königshäusern in Europa und vielen anderen zum königlichen Hoflieferanten ernannt. Cartier stellte 1888 als erster Schmuckarmbänder für Uhren her, und 1902 fertigten seine Werkstätten 27 mit Juwelen besetzte Diademe an – für die adligen Damen, die der Krönungszeremonie von König Edward beiwohnen durften.

Pierre Cartier erwarb 1910 den berühmten, blauen „Hope"-Diamanten zum Weiterverkauf. Im Jahr 1917 tauschte er eine zweireihige Perlenhalskette gegen eine imposante Villa in der Fifth Avenue. Sie sollte Cartiers amerikanischer Firmensitz werden. Vor dieser Villa standen die Leute 1969 Schlange, um

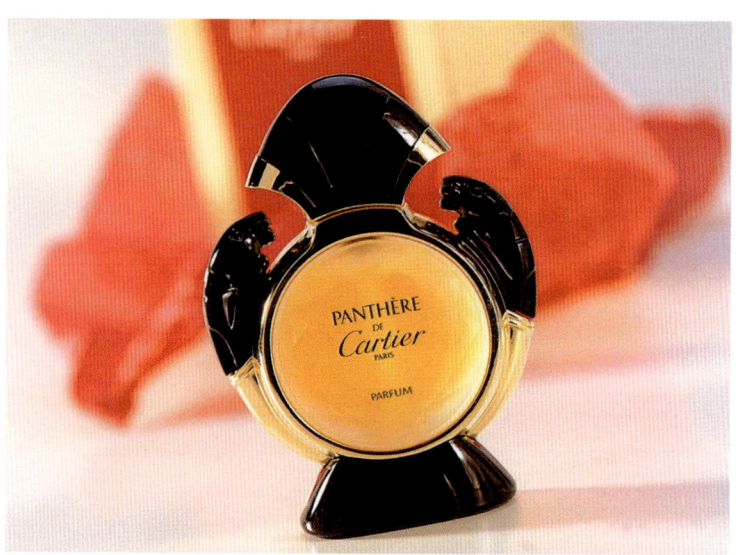

Panthère

EINFÜHRUNG **1987**

KREATEUR **Firmenich-Parfümeure**

FAMILIE **blumig-holzig**

FLAKON **hausintern**

Duftnoten

KOPF **Tuberose, Orangenblüte, Rose, Jasmin, Mandarine, Labdanum**

HERZ **Iris, Sandelholz, Vetiver, Patchouli, Mukatnuß, Eichenmoos**

BASIS **Zibet, Moschus, Ambra, Vanille, Opoponax**

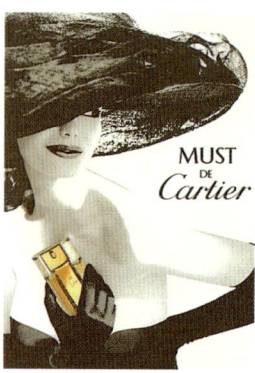

OBEN: *Must de Cartier —*
schlichter Luxus

den berühmten Diamanten zu sehen, den Cartier an Richard Burton verkauft hatte (für ein Collier, das dieser Elizabeth Taylor zum Geburtstag schenkte).

Unter Louis Cartier, dem Enkel des Gründers, expandierte das Unternehmen weltweit, geriet jedoch nach seinem Tod in Schwierigkeiten und wurde 1942 in unabhängig voneinander geführte Firmen mit Sitz in Paris, London und New York aufgeteilt. Erst als Joseph Kanoui und eine Investorengruppe sie 1972 übernahm und man Robert Hocq mit der Leitung betraute, wurden sie wieder zusammengeführt. Auf Hocq geht auch das Konzept für „Le Must de Cartier" zurück sowie die weltweite Eröffnung einer gleichnamigen Boutiquenkette.

Nach Hocqs Unfalltod im Jahr 1973 leitete Kanoui dann selbst das Unternehmen, das seit 1993 (neben anderen Luxusartikel-Produzenten wie Montblanc, Dunhill, Karl Lagerfeld und Chloé) zur Vendôme-Gruppe gehört. Parfum wurde erst spät, mit der Einführung des orientalischen Must de Cartier (1981), in die Produktpalette von Cartier aufgenommen. Dieses hervorragende Parfum entstand aus dem Wunsch, einen Duft für den Abend zu kreieren, den man direkt auf das Tagesparfum auftragen konnte. Man entschied sich für ein von Jean-Jacques Diener (Givaudan-Roure) komponiertes Parfum und brachte es als Must de Cartier in den Handel. Der hausintern entworfene Flakon — eine Replik des nachfüllbaren, vergoldeten Cartier-Feuerzeugs — stammt von Xavier Rousseau.

Das Parfum für den Tag kam nie zustande. Nach der Uhr Panthère erschien 1987 der blumig-holzige Duft Panthère in einem hübschen Flakon, den stilisierte Darstellungen von Panthern schmücken. 1993 folgte das von Alberto Morillas (Firmenich) kreierte, hochwertig-blumige Parfum Must de Cartier II, und zwei Jahre später präsentierte Cartier So Pretty, ein preisgekröntes Eau de Parfum in einem Flakon, der in Zusammenarbeit mit Joël Desgrippes gestaltet wurde und das wohlbekannte Cartier-Symbol mit den drei Ringen trägt. Es erinnert an die hundert Jahre zurückliegende Heirat von Louis Cartier und der Enkelin des Modeschöpfers Charles Worth, der sie „My So Pretty" nannte. In jüngerer Zeit ergänzte Cartier sein Sortiment durch ein Eau de Toilette der Must-de-Cartier-Serie und den Duft Déclaration. Dieses Parfum, ursprünglich als Herren-Duft konzipiert, findet auch bei Frauen großen Anklang.

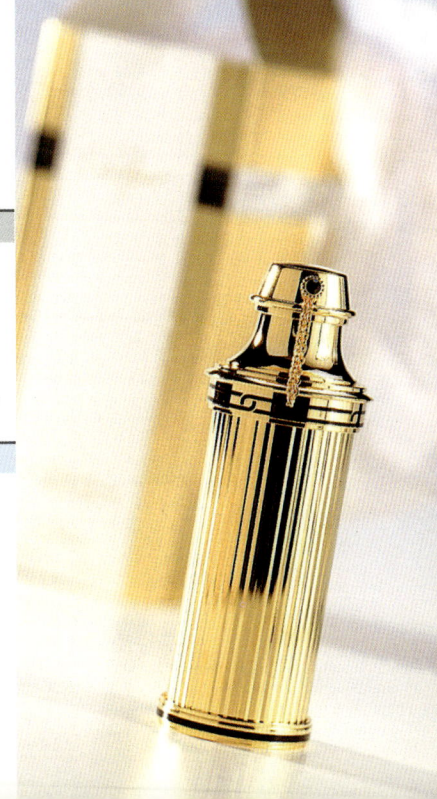

So Pretty

EINFÜHRUNG	*1995*
KREATEUR	*Jean Guichard (Givaudan-Roure)*
FAMILIE	*blumig*
FLAKON	*Joël Desgrippes und hausinterne Mitarbeiter*

Duftnoten

KOPF	*Mandarine, Neroli, Bergamotte, Brombeere, Jasmin*
HERZ	*Rose, Iris, Pfirsich, Osmanthus, Orchidee*
BASIS	*Vetiver, Eichenmoos, Benzoe, Sandelholz*

CARVEN PARFUMS

Der Hersteller von Ma Griffe, einem Duft, der vom Himmel fiel...

STAMMHAUS	*International Classic Brands*
FIRMENSITZ	*London, England*
PARFUMS	*Ma Griffe, Intrigue, Madame Guirlandes, Eau Vive*

Unmittelbar nach dem Ende des Zweiten Weltkriegs eröffnete Mademoiselle Carven, eigentlich Carmen de Tomaso, in Paris ein neues Modehaus für zierlich gebaute Frauen. Dabei unterstützten sie drei befreundete Geschäftsleute, die gemeinsam in Kriegsgefangenschaft gewesen waren. Sie verloren nicht viel Zeit damit, ein passendes Parfum für die von Mlle. Carven entworfene Mode zu finden. Die beste „Nase" von Roure wurde engagiert, und 1946 kam Ma Griffe auf den Markt.

Die Werbekampagne zu seiner Einführung war eine Sensation: Tausende von Miniaturfläschchen des neuen Parfums, versehen mit winzigen grünen und weißen Fallschirmen, wurden über Paris abgeworfen. Ma Griffe erschloß Neuland durch die Verwendung eines innovativen synthetischen Duftbausteins, der aus der Gardenie gewonnen wurde und der dem Duft seine trockene Schärfe verlieh. Dieses Parfum wurde als erstes speziell für Teenager und jüngere Frauen entwickelt, ange-

Ma Griffe

EINFÜHRUNG	*1946*
KREATEUR	*Jean Carles*
FAMILIE	*grün-moosig-blumig*
FLAKON	*Pochet et du Courval*

Duftnoten

KOPF	*Gardenie, Citrus, Galbanum, Aldehyde*
HERZ	*Jasmin, Maiglöckchen, Rose, Ylang-Ylang, Iris*
BASIS	*Styrax, Eichenmoos, Sandelholz, Zimt, Benzoe, Labdanum, Moschus, Vetiver*

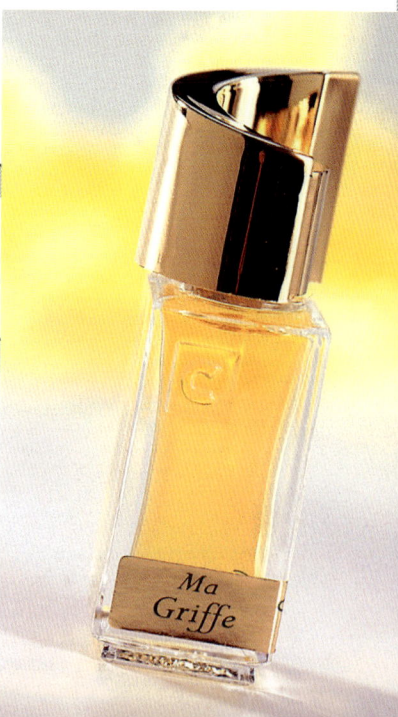

Ma Griffe

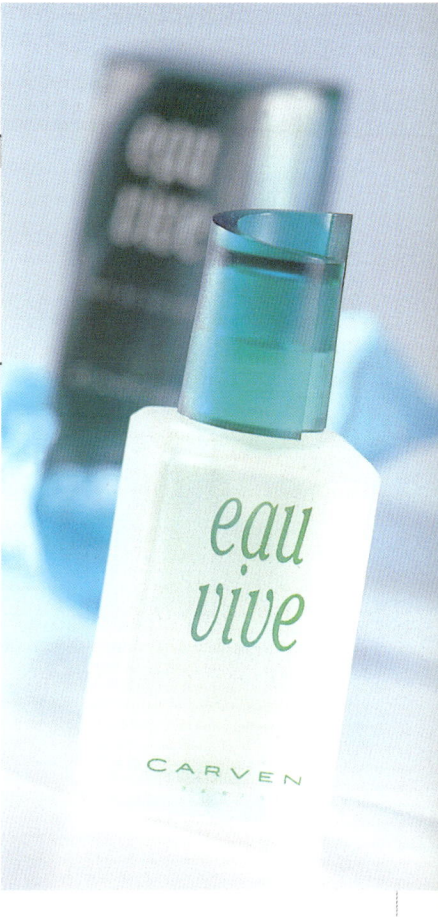

Eau Vive

EINFÜHRUNG	*1996 (gleichnamiges, anderes Carven-Parfum wurde 1966 eingeführt)*
KREATEUR	*Quest-Parfümeure*
FAMILIE	*citrisch-aromatisch*
FLAKON	*Standardflakon aus Glas*

Duftnoten

KOPF	*grün-citrisch*
HERZ	*Fenchel, Blattkoriander, Wacholder, Mandarine, Lavendel*
BASIS	*Moschus, Vanille*

priesen mit dem Slogan „Ma Griffe – Le parfum jeune" („griffe" bezeichnet das Etikett bzw. die Marke, der Name signalisiere, „es gehört mir").

Carven war auch das erste Parfumhaus, das besondere Sportereignisse in den Bereichen Tennis, Segeln und Reiten sponserte, seine Düfte in Flugzeugen anbot und einen Literaturpreis für junge Autoren stiftete. Doch obwohl weitere erfolgreiche Parfums wie Madame de Carven und Intrigue entwickelt wurden, konnte es sich letztlich nicht am Markt behaupten: Das Unternehmen sah sich gezwungen, die Produktion zu reduzieren, und schließlich erwarb Shulton, der Hersteller von Old Spice, die Vertriebsrechte – jedoch blieb auch er ohne Erfolg. Carven Parfums wurde nun von dem Briten David Reiner übernommen, zu dessen Unternehmen bereits International Classic Brands und Worth gehörten. Reiner hielt an wichtigen etablierten Düften fest, entwickelte aber darüber hinaus ebenso neue: beispielsweise Madame Guirlandes (Resultat einer Kombination von Madame de Carven und Guirlandes) und Eau Vive (ein Eau fraîche für den Sommer). 1998 mußte auch er bekanntgeben, daß Carven und Worth zum Verkauf stehen.

PARFUMS CERRUTI

Ein weltweit operierendes Modeimperium für Herren und Damen

STAMMHAUS	*Parfums International / Elizabeth Arden*
FIRMENSITZ	*Paris, Frankreich*
PARFUM	*Cerruti 1881 pour Femme*

Das Gründungsjahr von Nino Cerrutis Firma, 1881, verlieh seinen letzten Parfumkreationen ihren Namen. Firmengründer waren drei in Italien lebende Brüder, die dort eine Produktionsanlage für Wollstoffe – und später auch für andere Textilien – eingerichtet hatten. Diesem Umstand ist das Textilmotiv der Cerruti-Düfte zu verdanken.

Nino Cerruti, der derzeitige Firmenvorstand, geboren 1930 und Enkel eines der Gründungsmitglieder, wandelte das Unternehmen zu einem weltweit agierenden Modeimperium mit Firmensitz in Paris. Die Parfumabteilung allerdings wurde 1987 von Elizabeth Arden (inzwischen Unilever) übernommen und steht nun unter der Leitung von deren Tochterfirma Parfums International.

Cerruti brachte zuerst einen Herrenduft auf den Markt (1979); der entsprechende Damenduft folgte zwar später, ist aber bereits nicht mehr im Handel. Das einzige Damenparfum, das z. Zt. verkauft wird, ist das hochwertige Cerruti 1881 pour Femme, das 1995 in Parfum-Stärke auf den Markt kam. Für eine bemerkenswerte Duftnote sorgt hier ein Akkord aus Aldehyd, Freesie und Muguet, die als Fleur de Lin bezeichnet wird und einen leichten Duft von Leinen vermittelt.

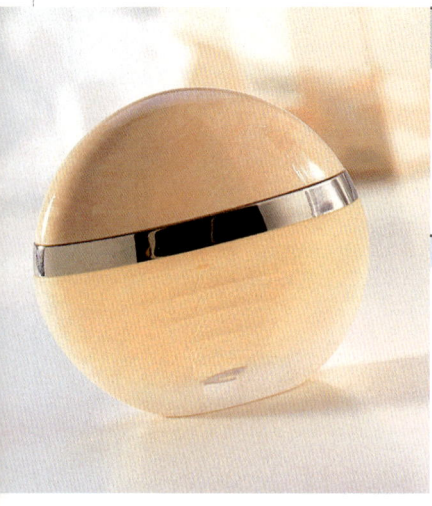

Cerruti 1881 pour Femme

EINFÜHRUNG	*1995*
KREATEUR	*Claire Cain (Givaudan-Roure)*
FAMILIE	*blumig-holzig*
FLAKON	*keine Angaben*

Duftnoten

KOPF	*Mimose, Freesie, Veilchen, Bergamotte, Fleur de Lin*
HERZ	*Orangenblüte, Kamille, Geranie, Jasmin, Rosenholz, Fleur de Lin*
BASIS	*Zeder, Amber, Moschus, Sandelholz*

CHANEL

Ein weltbekannter Name und Düfte mit äußerst bedeutsamen Nummern

STAMMHAUS	*Familie Wertheimer*
FIRMENSITZ	*Paris, Frankreich*
PARFUMS	*Chanel N° 5, Chanel N° 19, Chanel N° 22, Cristalle, Coco, Allure, Gardenia, Bois des Îles, Cuir de Russie*

Es gibt wohl kein berühmteres Parfum als Chanel N° 5 (Marylin Monroes Bonmot, es sei das einzige, was sie auch im Bett trage, wurde zum geflügelten Wort), und auch niemanden in der gesamten Branche, der so zur Legende wurde wie Coco Chanel. 1921 wählte sie N° 5 aus fünf Parfumproben aus, die ihr Ernest Beaux präsentierte. Die Nummer der Probe war zugleich Cocos Glückszahl: Ihre neuen Kollektionen ließ sie jeweils am 5. Mai vorführen.

Coco Chanel wurde 1883 geboren, doch über ihre beruflichen Anfänge ist nur wenig bekannt. 1913 eröffnete sie in Paris ein Hutgeschäft, dann wandte sie sich der Mode zu. Bei der Durchsetzung bequemer Damenmode spielte sie eine führende Rolle. Ihr verdanken wir auch den „Total Look" mit seinen passenden Accessoires und das „Kleine Schwarze". 1935 beschäftigte sie über 2000 Näherinnen.

So kurios es scheinen mag – das Parfumunternehmen ihres Na-

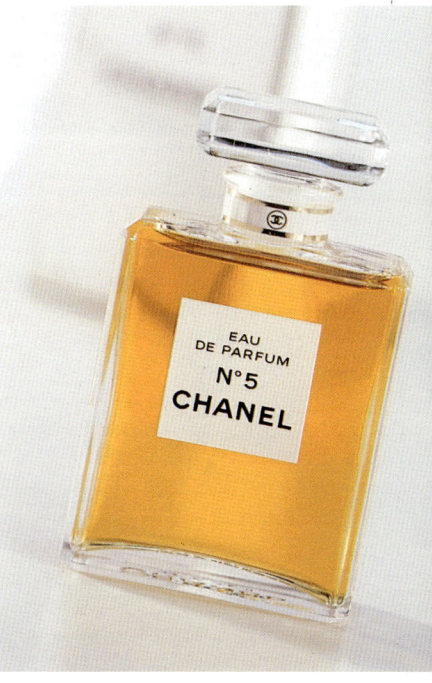

Chanel No5

EINFÜHRUNG	*1921*
KREATEUR	*Ernest Beaux*
FAMILIE	*blumig-aldehydig*
FLAKON	*Coco Chanel*

Duftnoten

KOPF	*Ylang-Ylang, Neroli, Aldehyde*
HERZ	*Jasmin, Rose, Iris, Maiglöckchen*
BASIS	*Sandelholz, Vetiver, Moschus, Vanille, Zibet, Eichenmoos*

Chanel No19

EINFÜHRUNG *1970*
KREATEUR *Henri Robert*
FAMILIE *blumig-holzig, Chypre*
FLAKON *beruht auf dem Original-
design für N° 5*

Duftnoten

KOPF *Galbanum*
HERZ *Neroli, Iris, Leder*
BASIS *Zeder, Eichenmoos*

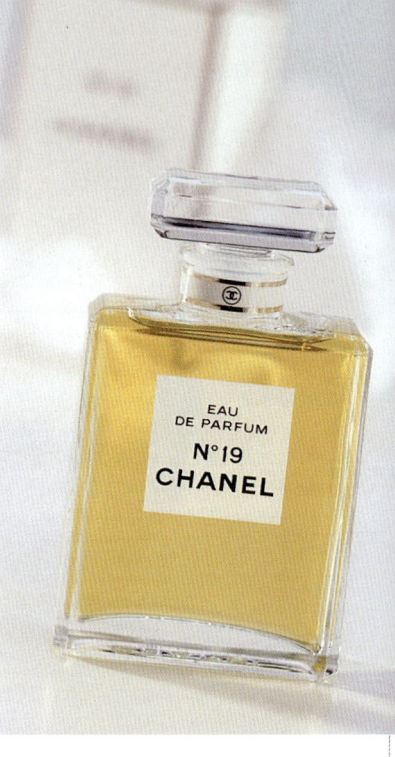

mens war zu ihren Lebzeiten meist in anderen Händen. Um den phänomenalen Erfolg von N° 5 wirtschaftlich sinnvoll nutzen zu können, benötigte sie weitere finanzielle Unterstützung, die ihr Pierre Wertheimer, ein prominenter Geschäftsmann jener Tage, zur Verfügung stellte. Im Laufe des Jahrzehnts (bis 1931) entwikkelte sie einige neue Parfums, darunter Chanel N° 22, Gardenia, Bois des Îles und Cuir de Russie, doch zwischen 1931 und 1970 gab es keinen einzigen neuen Chanel-Duft.

Das von Beaux' Nachfolger Henri Robert kreierte Chanel N° 19 war schließlich ein Geschenk zu Coco Chanels 87. Geburtstag am 19. August 1970. Einige Monate später starb sie.

Auch wenn Cristalle 1974 Henri Roberts sichere Hand bewies, folgte zunächst kein weiterer Duft. Erst 1984 wurde im Zuge der Einstellung Karl Lagerfelds und des Parfums „Coco", eine Kreation der neuen Chanel-„Nase" Jacques Polge, das Interesse der Branche wieder geweckt. Mit Allure erschien 1996 ein innovativer, linearer Duft, dessen Struktur sich von den üblichen dreistufigen Parfums unterscheidet: Es ist facettenreich, ohne eine dominierende Note.

Chanel erstellt derzeit mit Hilfe seiner „Nase" Jacques Polge alle Düfte selbst und bezieht viele Rohstoffe (z.B. Rosen und Jasmin) direkt von den Anbaugebieten in Grasse, um so sicherzustellen, daß nur hochwertigste Stoffe verarbeitet werden. Die Verpackungen aller Düfte beruhen auf jenem schlichten Design, das ursprünglich von Coco Chanel für ihr N° 5 ausgewählt worden war.

In der Werbung präsentieren traditionell berühmte Frauengesichter die N° 5, hier ist zunächst Catherine Deneuve zu nennen und ganz aktuell Carole Bouquet, die als ideale Verkörperung der französischen Frau von heute gilt. Bis heute liegen die Rechte für Chanel bei der Familie Wertheimer.

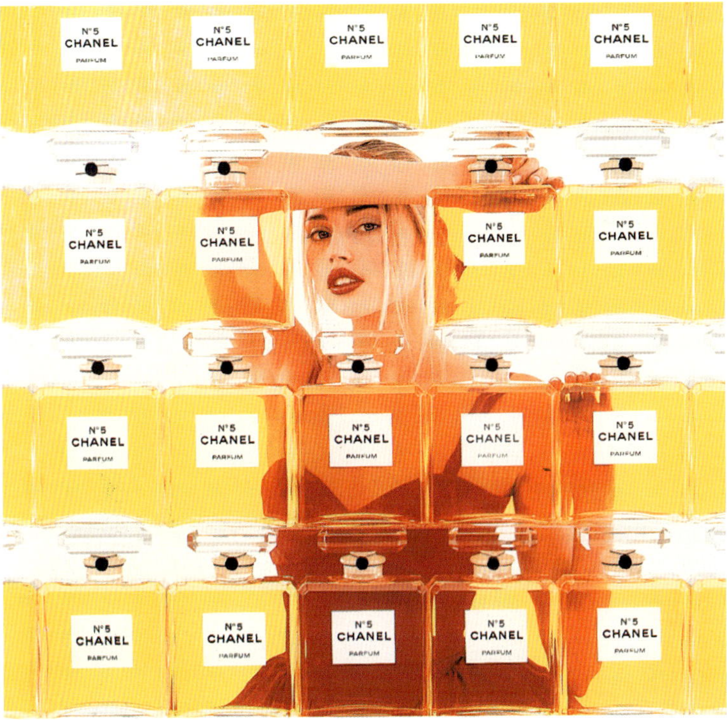

OBEN: *Der berühmteste Duft der Welt*

Allure

EINFÜHRUNG *1996*

KREATEUR *Jacques Polge*

FAMILIE *abstrakt-blumig*

FLAKON *beruht auf dem Original-design für N° 5*

Duftnoten

LINEAR *„Frisch" (Citrus),
„fruchtig" (Mandarine),
„blumig" (Jasmin),
„Phantasie-Blumennote"
durch einen Duftakkord
aus Magnolie, Geißblatt
und Seerose, „holzig"
(Vetiver), „orientalisch"
(Vanille)*

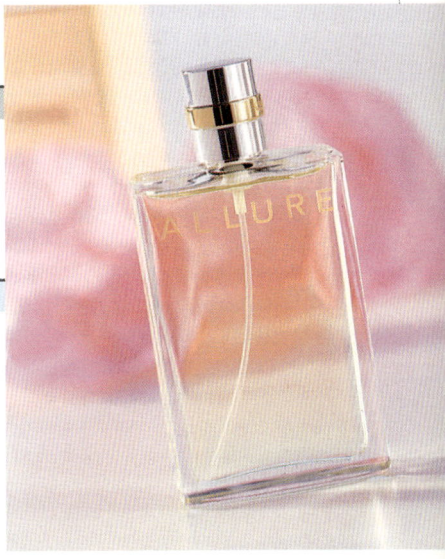

MARY CHESS

Parfums aus edelsten und kostbarsten Ingredienzen

STAMMHAUS	*Fine Fragrances and Cosmetics Group*
FIRMENSITZ	*London, England*
PARFUM	*Tuberose*

Tuberose

EINFÜHRUNG	*1937*
KREATEUR	*Mary Chess*
FAMILIE	*blumige Einzelnote*
FLAKON	*keine Angaben*

Duftnoten

LINEAR	*süß, würzig, blumig auf Tuberosen-Basis*

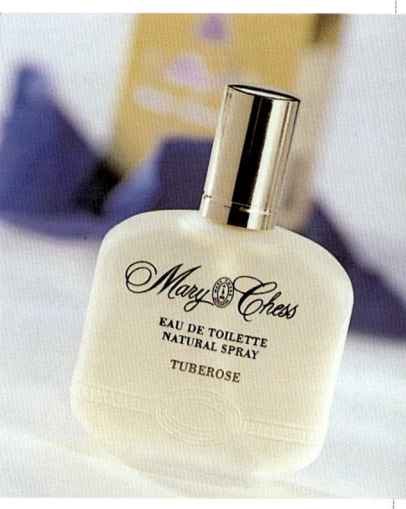

In den 20er Jahren emigrierte die Amerikanerin Mrs. Grace Mary Chess Robinson aus Kentucky nach London. Als Liebhaberin von Blumen und Kräutern machten alsbald ihre – u. a. auch von Queen Mary bewunderten – „Blumenskulpturen" aus Metall, Ton und Pergament auf sie aufmerksam. Im Jahr 1932 gründete sie die Firma Mary Chess und zog 1948 in einen kleinen Laden in Shepherd Market (in Londons vornehmem Bezirk Mayfair), wo sie begann, ihre üppigen, aus hochwertigsten natürlichen Ingredienzen selbst hergestellten Parfums zu verkaufen.

Eine Schach-Dame war ihr Markenzeichen, und Schach spielt in sehr vielen ihrer Produkte eine Rolle. Eine ihrer ersten Parfum-Kreationen war White Lilac, und sie muß unglaublich stolz gewesen sein, als es damals zu einem der acht großen Parfums der Welt gekürt wurde.

Von der Queen Mother wurde sie 1975 zur königlichen Hoflieferantin für Parfum ernannt, doch das Unternehmen geriet in Schieflage und stellte seinen Handel ein, bis es 1991 von Fine Fragrances and Cosmetics aufgekauft wurde.

In den frühen 90er Jahren kamen zwei ihrer frühen Parfums (Autere und Tapestry) wieder in den Handel, doch das einzige derzeit erhältliche Parfum ist das Eau de Toilette Tuberose, eine klassische Ausführung der von der Branche so überaus geschätzten Einzelnoten-Düfte.

PARFUMS CHLOÉ

Ein femininer Duft für die echte Romantikerin

STAMMHAUS	*Parfums International/Elizabeth Arden*
FIRMENSITZ	*Paris, Frankreich*
PARFUMS	*Chloé, Narcisse*

D as Modehaus Chloé, 1952 von Jacques Lenoir und Gaby Ashgion in Paris eröffnet, konzentrierte sich zunächst auf innovative Konfektionskleidung und Accessoires für den Luxusmarkt, wobei man das Design für die verwendeten Stoffe vielfach selbst entwarf. Inzwischen existieren Chloé-Boutiquen weltweit.

Parfum jedoch gab es 20 Jahre lang nicht bei Chloé. Erst 1975, mit Gründung einer Parfumabteilung und Einführung des Parfums Chloé, lancierte man einen eigenen Duft am Markt. Den Anstoß dazu gab der neue Designer Karl Lagerfeld, der schon lange die Auffassung propagierte, daß Düfte substantieller Bestandteil von Mode seien.

Dieses Parfum in Extrait-Stärke besaß 178 Ingredienzien mit einem Tuberosen-Grundakkord. Den kugelförmigen Flakon mit einem lilienförmigen Stöpsel kreierte Joe Messina, und er erhielt dafür sofort den FiFi-Design-Preis. Dasselbe Motiv wiederholt sich bei späteren Flakons. Der Duft wurde als feminin,

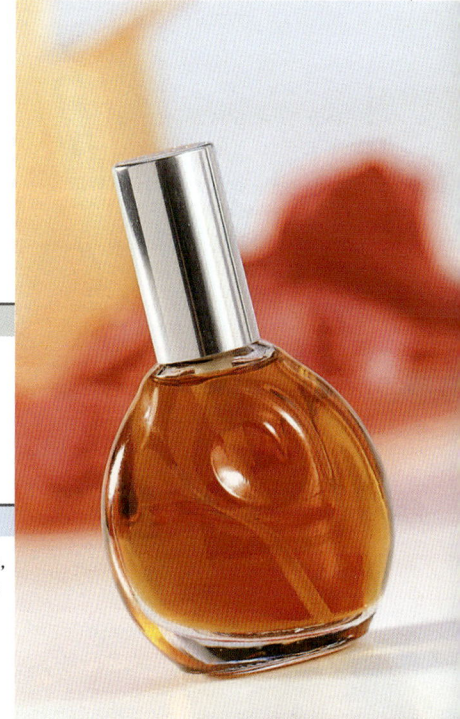

Chloé

EINFÜHRUNG	*1975*
KREATEUR	*IFF-Parfümeure*
FAMILIE	*süß-blumig*
FLAKON	*Joe Messina (zusammen mit Karl Lagerfeld)*

Duftnoten

KOPF	*Geißblatt, Orangenblüte, Ylang-Ylang, Hyazinthe*
HERZ	*Jasmin, Rose, Narzisse, Gartennelke, Tuberose*
BASIS	*Sandelholz, Amber, Eichenmoos, Moschus*

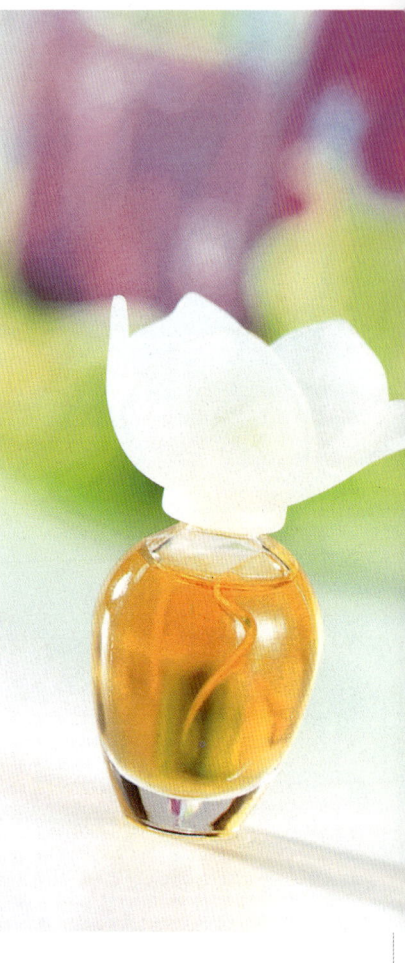

Narcisse

EINFÜHRUNG **1992**

KREATEUR **IFF-Parfümeure**

FAMILIE **blumig-orientalisch**

FLAKON **keine Angaben**

Duftnoten

KOPF **Aprikose, Ringelblume, Orangenblüte, Frangipani**

HERZ **Narzisse, Rose, Jasmin, Gewürze**

BASIS **Sandelholz, Vanille, Moschus, Tolu-Balsam**

aber keineswegs vulgär bzw. frivol charakterisiert – genau das Richtige für echte Romantiker.

Auf Chloé folgte einige Jahre später Narcisse, das IFF-Parfümeure für das Unternehmen kreierten – ein unvergeßliches Parfum, dessen Herznote den Narzissenduft akzentuiert. Der antiken Legende nach war Narziß ein Jüngling, der sich in sein Spiegelbild verliebte, das er in einem Teich erblickte, und nach dem Tod die Gestalt der gleichnamigen Blume annahm. Die Narzisse, deren Duft man gemeinhin als eine Mischung von Jasmin und Hyazinthe charakterisiert, dient seit den Anfängen der Parfümerie als wichtige Ingredienz.

Für die jüngere Frau präsentierte Chloé 1997 dann ein neues, grün-pudriges Parfum namens Innocence. Es erwies sich jedoch als Flop und wird bereits nicht mehr hergestellt. Parfums Chloé ist heute im Besitz von Unilever und gehört zu Parfums International von Elizabeth Arden.

CHOPARD

Der Schöpfer von Wish, dem innovativen Parfum, das glitzert und glüht

STAMMHAUS	*Lancaster/Coty*
FIRMENSITZ	*Paris, Frankreich*
PARFUMS	*Casmir, Wish*

Das Haus Chopard zählt zu den führenden Genfer Unternehmen für Luxusuhren und Juwelen. Der 1860 gegründete Uhrmacherbetrieb nahm mit der Fusion der Firmen von Paul André Chopard und Karl Scheufele 1963 auch Schmuck in sein Repertoire auf. Im Jahr 1994 beschloß man, in die Parfumbranche einzusteigen, und brachte mit Erfolg das preisgekrönte fruchtig-orientalische Parfum Casmir auf den Markt. Kreiert wurde es von Michel Almairac, dem Inhaber von Créations Aromatiques. Der Entwurf des lotosförmigen Flakons stammt von Caroline Scheufele, der Lebensgefährtin Chopards.

Zwei Jahre nach dem innovativen Herrenduft Heaven (1995) erschien das zweite Damenparfum: Wish – der Duft mit dem Diamant-Motiv. Auch hierbei handelt es sich um einen innovativen, von einem der Spitzenparfümeure der IFF komponierten Duft. Es besitzt einige außergewöhnliche Noten, die sein Motiv unterstreichen (z.B. das Akazien-„Glitzern" und das Frangipani-„Glühen").

Der Flakon wird zusammen mit einem nachtblauen Schmuckkästchen verkauft. Das Parfumhaus Chopard ist der Lancaster Group angeschlossen, die seit kurzem zu Coty gehört.

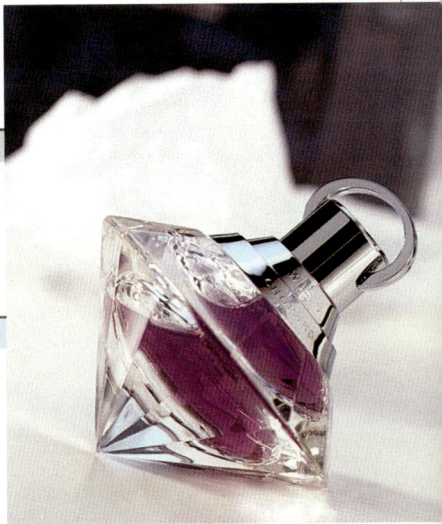

Wish

EINFÜHRUNG	*1997*
KREATEUR	*Nathalie Lorson (IFF)*
FAMILIE	*holzig, Gourmet, blumig-orientalisch*
FLAKON	*Fabrice Legros*

Duftnoten

KOPF	*Akazie, Geißblatt, Kiwi*
HERZ	*Osmanthus, Patchouli, Veilchen*
BASIS	*Weihrauch, Amber, Sandelholz*

CLARINS

Der Schöpfer eines Bestseller-Parfums — Haut-Tonikum und Duft zum Wohlfühlen in einem

STAMMHAUS	*unabhängig*
FIRMENSITZ	*Neuilly-sur-Seine, Frankreich*
PARFUM	*Eau Dynamisante*

Eau Dynamisante

EINFÜHRUNG	*1987*
KREATEUR	*Jacques Courtin-Clarins*
FAMILIE	*holzig, Chypre*
FLAKON	*Pierre Dinand*

Duftnoten

Zitrone, Orange, Koriander, Kümmel, Thymian, Rosmarin, Patchouli

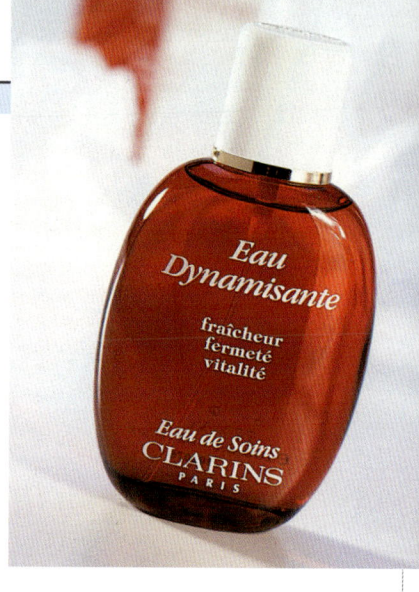

Clarins wurde 1954 von dem Physiotherapeuten Jacques Courtin-Clarins gegründet. Die Verwendung pflanzlicher Öle bei Massagen regten ihn zur Eröffnung eines Kosmetiksalons an, in dem er sein Wissen als Physiotherapeut einbrachte. Inzwischen ist daraus ein sehr großes Kosmetik- und Parfumunternehmen geworden, das vor allem für seine ausgezeichneten Hautpflegeprodukte bekannt ist. Jacques Courtin-Clarins steht noch immer an der Spitze des Unternehmens, dessen Firmensitz sich ebenso wie eine größere Produktionsstätte in Neuilly-sur-Seine nahe Paris befindet.

1994 erschien mit Clarins das erste Parfum, ein Duft, dessen reizvoller Flakon einen Flußkiesel mit einem Blatt darstellt (nicht mehr im Programm). Bestseller des Unternehmens war das bereits 1987 am Markt lancierte Eau Dynamisante. Hierbei handelt es sich um das erste Produkt, bei dem Parfum und Haut-Tonikum kombiniert werden (als „Feel-good-Produkt" ist es auch als Herrenduft im Sortiment).

Nach dem Kauf der Thierry Mugler-, Azzaro- und Montana-Düfte im Jahr 1995 liegen die Hauptaktivitäten der Firma jetzt beim Parfum.

THE HOUSE OF COTY

Ein Unternehmen, das mit einer zerbrochenen Flasche begann und schließlich den Weltmarkt eroberte

STAMMHAUS	*Benckiser*
FIRMENSITZ	*Paris, Frankreich*
PARFUMS	*L'Aimant, Vanilla Fields, Monsoon, Exclamation, Chanson d'Eau, Quiditty, Monsoon Eau, Shimo und andere*

Der Korse François Coty gilt als „Vater der modernen Parfümerie". Er revolutionierte die Verfahren der Branche und baute ein Imperium auf, das den Parfummarkt über 40 Jahre lang dominierte. Sein Handwerk erlernte er in Grasse. Nach Paris zurückgekehrt, realisierte er schnell eigene Parfum-Ideen. Auf Coty gehen nicht nur die meisten neuentwickelten, synthetischen Duftstoffe zurück, sondern auch bedeutende technische Verbesserungen.

Vor der Jahrhundertwende konnten sich nur wohlhabende Leute Parfum leisten. Coty aber wollte die Frauen der aufstrebenden bürgerlichen Schicht gewinnen: „Geben Sie einer Frau Ihr bestes Produkt, präsentieren Sie es in einer schlichten, aber ansprechenden Verpackung und verlangen Sie einen angemessenen Preis dafür" – so die Maxime des Unternehmens bis heute. Mit seiner Frau richtete er 1904 ein Labor und einen

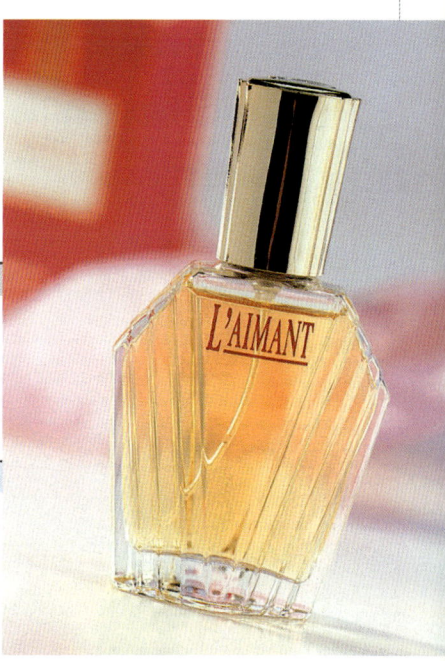

L'Aimant

EINFÜHRUNG	*1927 (wieder seit 1995)*
KREATEUR	*François Coty und Vincent Roubert*
FAMILIE	*blumig-aldehydig*
FLAKON	*keine Angaben*

Duftnoten

KOPF	*Bergamotte, Neroli, Pfirsich, Erdbeere*
HERZ	*Jasmin, Rose, Ylang-Ylang*
BASIS	*Vanille, Vetiver, Sandelholz*

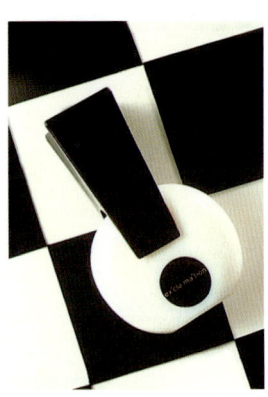

OBEN: *Exclamation —
eingeführt im Jahr 1990*

Präsentationsraum in einem Zimmer ihrer kleinen Pariser Wohnung ein.

Seinen ersten Duft präsentierte Coty dem Einkaufsleiter des renommiertesten Pariser Kaufhauses. Dieser verweigerte jedoch eine Aufnahme ins Sortiment, und angeblich ließ Coty daraufhin die Flasche aus seiner Hand gleiten, so daß sie zersprang. Der das ganze Geschäft erfüllende Wohlgeruch führte nun zu einer nicht abreißen wollenden Nachfrage seitens der Kunden.

Im folgenden Jahr produzierte er mit L'Origan das erste blumig-orientalische Parfum. Es hatte weltweit enormen Erfolg, und in den USA wurde auch ein daraus erzeugtes Parfum-Talkum millionenfach verkauft. Coty entwickelte bis zu seinem Tod im Jahre 1934 mehr als 50 Parfums. Dazu gehört auch das erste moderne „Chypre"-Parfum und der berühmte Duft L'Aimant (1927), angepriesen als „Duft der leidenschaftlichen Frau", für die Fertigstellung benötigte er fast fünf Jahre. Die 1995 neu herausgekommene preiswertere Version erweist sich derzeit in England als *der* Dufthit.

Coty besaß ein äußerst treffsicheres Auge für schöne Flakons, die mit zum Image des Unternehmens gehörten. Baccarat hat an die 20 Flakons für ihn gestaltet. Ebenso bezeichnend ist, daß René Laliques und Cotys Läden am vornehmen Place Vendôme direkt nebeneinanderliegen. Lalique wurde einer seiner engsten Freunde und stellte 16 Duftflakons für ihn her, von denen viele für mehr als ein Parfum Verwendung fanden. Einige

Vanilla Fields

EINFÜHRUNG	*1993*
KREATEUR	*Fragrance Resources*
FAMILIE	*orientalisch, Vanille*
FLAKON	*hausintern*

Duftnoten

Vanille, Jasmin, Mimose

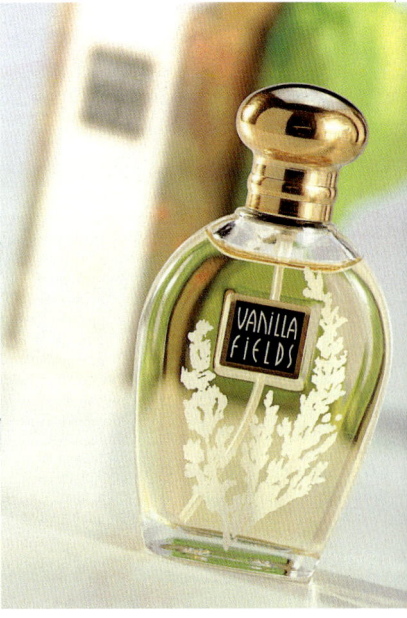

Monsoon

EINFÜHRUNG *1994*

KREATEUR *Maurice Roucel (Quest)*

FAMILIE *blumig*

FLAKON *Design in Action*

Duftnoten

KOPF *Lilie, Gardenie, Ylang-Ylang*

HERZ *grün-blumig*

BASIS *Amber, Sandelholz, Eichenmoos*

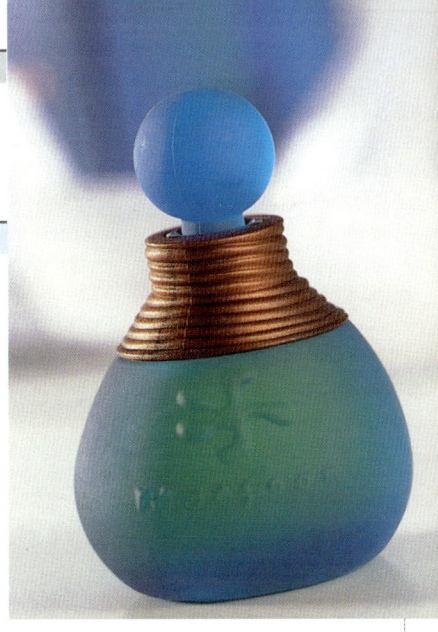

von ihnen gehören zu den elegantesten Flakons, die jemals gefertigt wurden, und sind heute natürlich begehrte Sammlerstücke.

François Coty wurde zu einem der wohlhabendsten Männer Frankreichs, war Senator auf Korsika, baute eine bemerkenswerte Kunstsammlung auf und fungierte als Herausgeber der Zeitung Le Figaro. Doch eine kostspielige Scheidung und der New Yorker Börsenkrach von 1929 ruinierten ihn.

Auch nach seinem Tod kamen Coty-Düfte in den Handel – darunter der preisgekrönte Trendsetter Vanilla Fields, der eine breite Zielgruppe ansprechen sollte und zum meistverkauften Duft der USA avancierte. Das in Zusammenarbeit mit dem gleichnamigen Modehaus entwickelte Monsoon fand ebenfalls sehr viel Anklang; es ist in einem ungewöhnlichen, aquamarinblauen Flakon mit konischem, kupferfarbenem Aufsatz erhältlich.

1992 kam das Unternehmen zu Benckiser und erfuhr grundlegende Umstrukturierungen, damit es auf die anderen Parfum- und Kosmetikbeteiligungen Benckisers abgestimmt werden konnte. Coty Inc. setzt sich nun zusammen aus der Coty-Abteilung, zuständig für in großen Mengen hergestellte Düfte und Kosmetika, sowie der Lancaster-Abteilung, überwiegend verantwortlich für den Verkauf der Prestigeartikel (darunter Designer-Düfte wie Jil Sander und Joop!). Nach dem jüngsten Erwerb der Kosmetiksparte von Unilever ist Coty im Sektor der für den breiten Markt bestimmten Düfte weltweit führend.

THE HOUSE OF CREED

Ein Familienunternehmen für die Wünsche der oberen Zehntausend

STAMMHAUS	*unabhängig*
FIRMENSITZ	*Paris, Frankreich*
PARFUMS	*Spring Flower, Fleurissimo, Fleurs de Bulgarie, Fantasia de Fleurs, Vanisia, Royal Delight, Jasmine Imperatrice Eugénie, Tubereuse Indiana, Jasmal, Royal Water und andere*

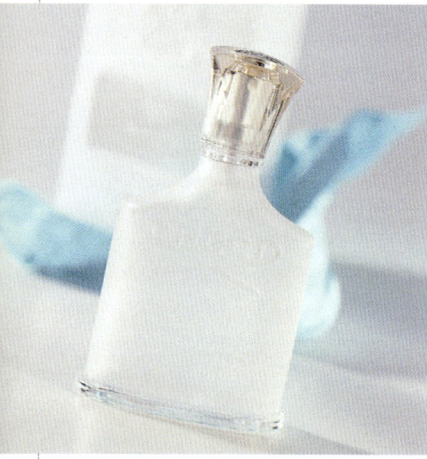

Royal Water

EINFÜHRUNG	*1997*
KREATEUR	*Oliver Creed*
FAMILIE	*frisch-grün*
FLAKON	*Oliver Creed*

Duftnoten

KOPF	*Hesperidia*
HERZ	*Basilikum, Minze, Kreuzkümmel, Wacholder, Pfeffer*
BASIS	*Moschus, Ambra*

Das Werk dieses kleinen Parfumhauses in Familienbesitz nahe Fontainebleau liefert sehr hochwertige Düfte in Eau-de-Parfum-Stärke. 1760 eröffnete James Creed zunächst in London eine Schneiderei; erst 1854 wurde dann in Paris eine Parfumerie eröffnet, die in späterer Zeit viele gekrönte Häupter und ihre Häuser beliefern sollte (unter ihnen z. B. Königin Victoria von England). Ihr derzeitiger Direktor Oliver Creed ist ein direkter Nachfahre von James und kreiert die Parfums seiner Firma selbst. Seine Düfte werden bis heute zuweilen exklusiv für bestimmte Kunden hergestellt und weisen von allen französischen Parfums den höchsten Prozentsatz natürlicher Ingredienzen auf.

Im Laufe der Jahre entwickelte die Firma mehr als 200 Parfums. Zuletzt erschien Royal Water, ein außergewöhnlicher, frisch-grüner, äußerst aromatischer Duft mit einem Hauch von Erotik und Sex-Appeal.

Unter Creeds Kunden befanden und befinden sich viele berühmte Frauen, so etwa Grace Kelly (zu ihrer Hochzeit gab Fürst Rainier Fleurissimo für sie in Auftrag), Jacqueline Onassis, Madonna und Naomi Campbell.

CROWN PERFUMERY

Der Kreateur hochwertiger Einzelnoten-Parfums nach alten Rezepturen

STAMMHAUS	*unabhängig*
FIRMENSITZ	*London, England*
PARFUMS	*Marechale, Marechale 90, Crown Stephanotis, Crown Bouquet, Malabar, Matsukita, Crown Court Bouquet*

M it der heutigen Parfumerie Crown und ihrem anspruchsvollen kleinen Laden in der vornehmen Burlington Arcade von Mayfair (London) erlebt ein Parfumhaus, das einst zu den führenden Großbritanniens zählte, sein Comeback. Hier wird eine große Auswahl eigener, hochwertiger Düfte verkauft.

Der in Amerika geborene Krinolinen- und Korsetthersteller William Sparks Thomson baute sein Geschäft im Jahr 1872 gemeinsam mit seinen beiden Söhnen auf. Die Firma brachte zunächst einige Parfums mit blumigen Duftnoten auf den Markt, doch ihr Vermögen machte sie mit den Crown Lavender Smelling Salts.

Gegen Ende des Jahrhunderts verfügte das Unternehmen über eine eigene Fabrik an den St. Katherine's-Docks und exportierte etwa 50 Düfte und Kosmetika in Länder der ganzen Welt (einige davon in exquisiten Baccarat-Flakons). Crown erfand auch das System des jetzt wieder in Mode kommenden „perfume layering", bei dem ein Parfum direkt auf ein bereits vorhandenes aufgetragen wird.

Marechale 90

EINFÜHRUNG	*wieder seit 1994*
KREATEUR	*keine Angaben*
FAMILIE	*blumig, Chypre*
FLAKON	*keine Angaben*

Duftnoten

KOPF	*Bergamotte, Ylang-Ylang, Galbanum, Basilikum.*
HERZ	*Rose, Jasmin, Muguet, Iris, Gewürznelke, Kardamom*
BASIS	*Patchouli, Zistrose, Amber, Moschus, Kräuter*

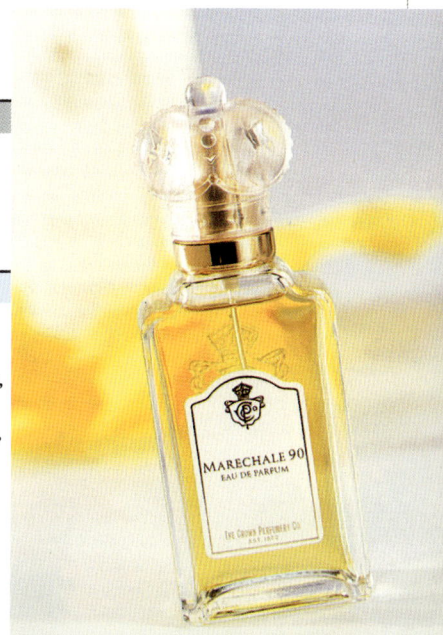

Thomson entwickelte sogar ein Verfahren, durch das die Luft im Auditorium des Londoner Gaiety Theatre parfümiert werden konnte. Nach seinem Tod wurde die Firma in den 20er Jahren von den Lever Brothers übernommen, die sie auf die Herstellung von Haarpflegeprodukten umstellten, schließlich aber 1939 stillegten.

Das Comeback von Crown ist Barry Gibson, einem mit den Thomsons verwandten Chemiker, zu verdanken. Er gelangte in den Besitz des Archivs und setzte sich für einen Wiederaufbau des ursprünglichen Geschäfts in neuer Aufmachung ein. 1994 wurde Crown Perfumery

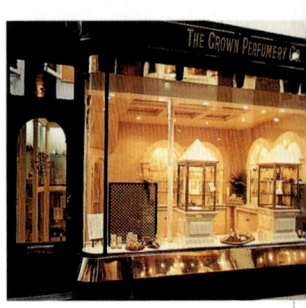

OBEN: *Das Londoner Geschäft der Crown Perfumery*

neu gegründet und hat derzeit 27 hochwertige Einzelnoten-Parfums im Sortiment, die vorwiegend auf den alten, ursprünglichen Rezepturen beruhen und sich aus natürlichen Ingredienzen zusammensetzen.

Der blumige Duft Marechal mit seinen mehr als 70 Duftstoffen wurde nach einer Rezeptur von 1669 entwickelt – ebenfalls aus den Archiven der Crown Perfumery. Zunächst nur für Madame de Marechale d'Aumont kreiert, avancierte es später – in einer limitierter Auflage von nur 250 Stück – zum Edelprodukt der Firma. Mit Marechale 90, einem blumigen Chypre-Parfum mit grünen Akzenten, produzierte man auch eine zeitgenössische Version dieses exklusiven Duftes. Crown Bouquet, einer der erfolgreichsten Düfte der ursprünglichen Firma, ist nun unter dem Namen Crab Apple Blossom wieder im Handel; es läßt sich im übrigen direkt auf den Abendduft Matsukita auftragen.

Crown Bouquet

EINFÜHRUNG	*wieder seit 1994*
KREATEUR	*keine Angaben*
FAMILIE	*frisch-grün-blumig*
FLAKON	*keine Angaben*

Duftnoten

Hyazinthe, Rose, Jasmin, Tuberose, Gardenie

PARFUMS SALVADOR DALÍ

Duft und Kunst (auch die des Parfümeurs) in auffallend originellen Flakons

STAMMHAUS	*COFCI*
FIRMENSITZ	*Paris, Frankreich*
PARFUMS	*Le Parfum, Laguna, Dalissime, Eau de Dali, Dalimix (Unisex), Le Roy Soleil, Dalimix Gold*

Während er 1981 an seinem Gemälde „Apparition du Visage l'Aphrodite de Cnide" arbeitete, traten Vertreter des kurz zuvor gegründeten französischen Duftherstellers Compagnie Française de Commerce Internationale an Salvador Dalí heran und weckten sein Interesse für die Entwicklung eines innovativen Duftkonzeptes. Dalí war von ihrem Vorschlag begeistert und benutzte die Leinwand des noch unfertigen Gemäldes für Skizzen von einigen Flakonideen, Entwürfe, die im Zuge der Fertigstellung des Bildes stehenblieben.

Daraus ging Parfums Salvador Dalí mit einer Kollektion von zehn Düften in auffallend originellen Flakons hervor. Le Parfum, der erste Duft, erschien 1985 in einem Flakon, der Nase und Mund der Aphrodite aus dem oben erwähnten Bild Dalís darstellt. Die Verpackung zeigt eine Gesamtansicht dieses Bildes, als Modell seiner Aphrodite hatte Dalí im übrigen die berühmte Statue des Praxiteles gedient.

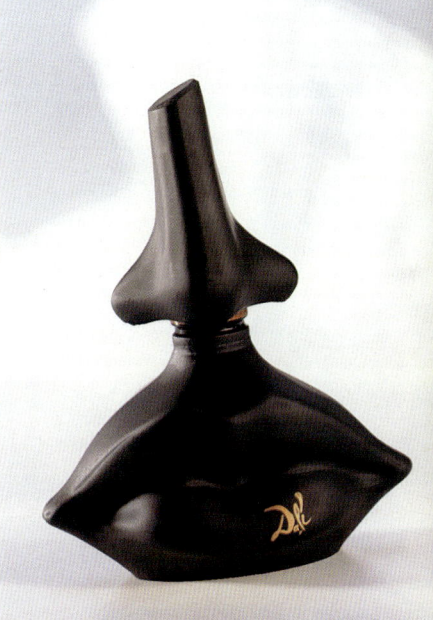

Le Parfum

EINFÜHRUNG	*1985*
KREATEUR	*Givaudan-Parfümeure*
FAMILIE	*blumig-orientalisch*
FLAKON	*Salvador Dalí*

Duftnoten

KOPF	*grün, fruchtig*
HERZ	*Rose, Jasmin, Orangenblüte*
BASIS	*Zedernholz, Moschus, Vanille, Myrrhe*

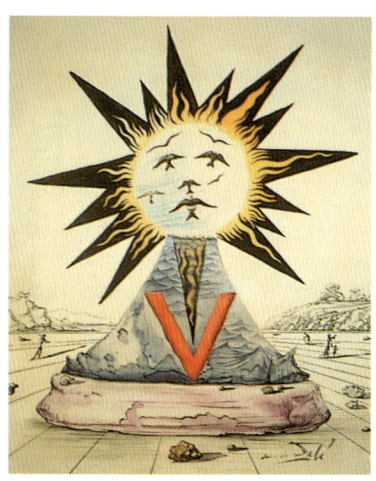

OBEN: *Dalí-Aquarell, Le Roy Soleil*

Zu den Duftbausteinen gehörten Rose (da Dalís Frau Gala ihren Rosengarten so liebte) und Jasmin (denn Dalí trug beim Malen oft einen Zweig davon hinter dem Ohr). Es folgte ein Herrenduft, dessen Flakon Mund und Kinn der Aphrodite darstellte, sein Erscheinen verzögerte sich jedoch durch Galas Tod und Dalís anschließendem Zusammenbruch. Nach Dalís Tod 1989 ehrte die Firma ihn und sein Lebenswerk 1990 mit dem Eau de Toilette Laguna.

Das fruchtig-blumige, von Marc Buxton kreierte Parfum Dalissime wurde 1994 ins Sortiment aufgenommen und erschien zum Gedenken an Galas 100. Geburtstag. Sein Flakon gleicht einer korinthischen Säule mit Nase und Mund, wie sie Dalís Bild „Weihnachten" zeigt. Der Flakon des Unisex-Parfums Dalimix (1996) stellt ein Männerkinn unter einem Frauenmund dar. 1997 kam schließlich Le Roy Soleil auf den Markt. Sein Flakon ähnelt dem seinerzeit für Schiaparelli entworfenen Le Roy Soleil, der auf einem Aquarell von Dalí basierte und den Sieg der Alliierten und das Ende des Zweiten Weltkrieges „feierte".

Le Roy Soleil

EINFÜHRUNG	*1997*
KREATEUR	*Philippe Romano*
FAMILIE	*fruchtig-orientalisch*
FLAKON	*Design Salvador Dalí, Ausführung Baccarat*

Duftnoten

KOPF	*Bergamotte, Zitrone, Papaya, Ananas, Rosenholz*
HERZ	*Gewürznelke, Zimt, Alpenveilchen, Rose, Jasmin, Aprikose*
BASIS	*Patchouli, Sandelholz, Vetiver, Tonka, Vanille, Moschus*

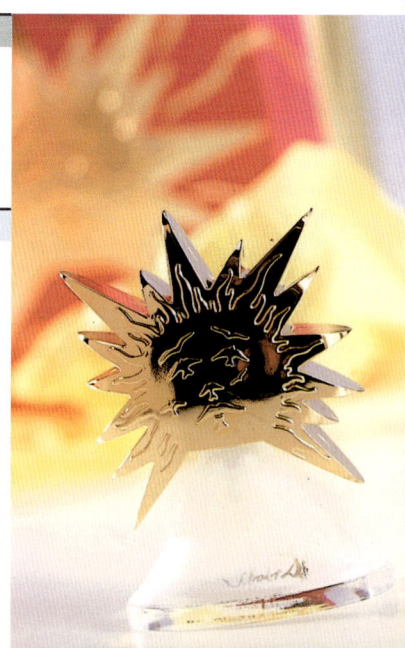

DAVIDOFF

Ein Duft, der wie Wasser erfrischt und an kristallklare Bergseen erinnert

STAMMHAUS	*Horst Geberding Holding*
FIRMENSITZ	*Genf, Schweiz*
PARFUMS	*Cool Water Woman, Good Life*

Unter dem Markennamen Davidoff sind zwei Düfte, Cool Water (für Herren) und Cool Water Woman, im Handel. Um die Marktlancierung von Cool Water 1988 zu unterstützen, wurde intensiv dafür geworben (z.B. mit ca. 11 Millionen Duftstreifen in Zeitschriften), und schnell avancierte es zum Bestseller. Cool Water Woman folgte 1997 als ein „Duft, der wie Wasser erfrischt".

Der führende Kopf hinter diesem Parfum ist der angesehene Parfümeur Pierre Bourdon, der unter anderem auch Dolce Vita für Dior kreierte. Nachdem er für Roure gearbeitet hatte, half er beim Aufbau einer europäischen Niederlassung des Parfumherstellers Takasago; danach wurde er Director of Creation bei Quest und gründete schließlich seine eigene Firma Fragrance Resources. Die Produktlinie Cool Water Woman reicht bis zur Eau-de-Toilette-Stärke und wird in durchsichtig-blauem, einem Wassertropfen nachempfundenen Flakon angeboten.

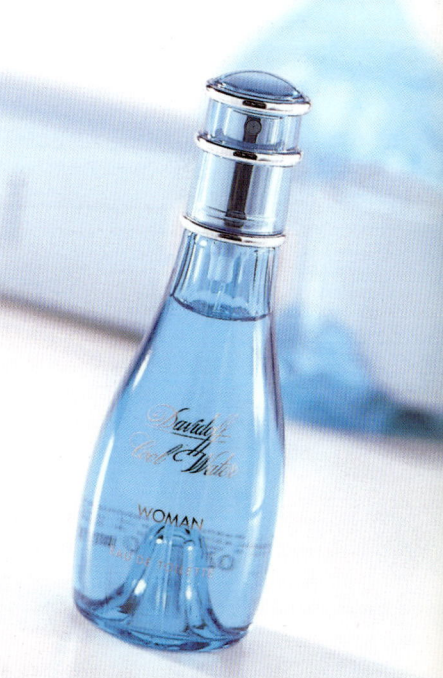

Cool Water Woman

EINFÜHRUNG	*1997*
KREATEUR	*Pierre Bourdon*
FAMILIE	*frisch-aquatisch*
FLAKON	*Peter Schmidt*

Duftnoten

KOPF	*Zitrus, Quitte, schwarze Johannisbeere, Ananas, Melone*
HERZ	*Rose, Jasmin, Muguet, Lotos, Seerose*
BASIS	*Iris, Vetiver, Sandelholz*

DESPREZ

Ein Unternehmen, das bei der Kreation seiner geschmackvollen Produkte auf höchste Qualität achtet

STAMMHAUS	**Parlux Fragrances**
FIRMENSITZ	**Paris, Frankreich**
PARFUMS	**Bal à Versailles, Sheherazade**

Desprez gehört zu den vielen Parfumhäusern, die die ökonomischen Krisen der 90er Jahre nur mit Mühe gemeistert haben. Das relativ junge Unternehmen wurde 1938 von dem gelernten Parfumeur Jean Desprez (geb. 1898), einem Urenkel des berühmten Felix Millot, gegründet.

Millot begann in den 60er Jahren des 19. Jahrhunderts mit der Parfumherstellung, aber auch seine Pomaden waren sehr beliebt. Die Firma wurde später auf seinen Urenkel, Henri Desprez, übertragen. Jean und Henri arbeiteten gemeinsam in Paris, wo Jean 1925 den Klassiker Crêpe de Chine für Millot kreierte.

Jean Desprez wollte nur anspruchsvolle Produkte allerhöchster Qualität verkaufen. Mit der Flakongestaltung beauftragte er den Bildhauer Leon Leyritz, das Design der Verpackung schuf der Künstler Paul Mergier.

Im Jahr 1939 kamen drei bedeutende Parfums von ihm in den Handel: Vôtre Main, Grande Dame und Étourdissant. Doch erst 1962 hatte er mit Bal à Versailles einen großen Erfolg. Dieses hervorragende orientalische Parfum mit seinen an die 300 vorwiegend natürlichen Ingredienzen erschien in einer Reihe Kristallflakons, die Pierre Dinand entworfen hatte, das Etikett zierte ein Bild von Fragonard. Es zählte zu den teuersten Parfums, die je auf dem Markt waren.

Später hatte das Unternehmen noch einigen Erfolg mit Jardanel (1973) und Sheherazade (1983), wurde dann aber 1994 an die in amerikanischem Besitz befindliche Firma Parlux verkauft.

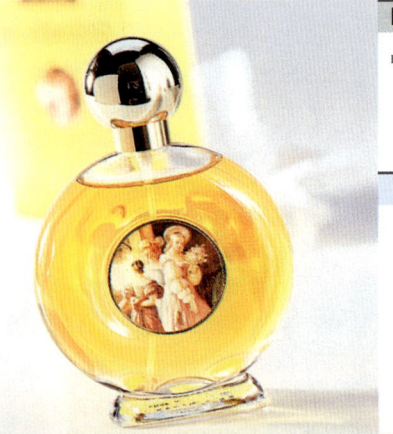

Bal à Versailles

EINFÜHRUNG	*1962*
KREATEUR	*Jean Desprez*
FAMILIE	*orientalisch-würzig*
FLAKON	*Pierre Dinand*

Duftnoten

KOPF	*Rose, Jasmin, Orangenblüte*
HERZ	*Patchouli, Sandelholz, Vetiver*
BASIS	*Moschus, Zibet, Amber*

PARFUMS CHRISTIAN DIOR

Einer der bekanntesten Namen für innovative Parfum-Trendsetter

STAMMHAUS	Louis Vuitton, Moët, Hennessy (LVMH)
FIRMENSITZ	Paris, Frankreich
PARFUMS	Miss Dior, Diorissimo, Diorella, Dioressence, Poison, Dune, Tendre Poison, Dolce Vita, Eau Svelte, Hypnotic Poison

Christian Dior gründete Parfums Dior zusammen mit der Einführung von Miss Dior im Jahre 1947. Er hatte sich schon immer von Düften angezogen gefühlt und stellte einmal fest: „Ich betrachte mich als Parfum- und Modedesigner in einem", und erklärte: „Parfümeur wurde ich, damit man nur einen Flakon zu öffnen braucht, um sich all meine Kleider vorstellen zu können, und damit jede von mir eingekleidete Frau eine unvergeßliche Aura hinterläßt."

Als kleiner Junge hatte er keineswegs davon geträumt, einmal Modeschöpfer zu werden. Seine ersten Erinnerungen an Frauen betreffen nicht ihre Kleider, sondern den Duft ihrer Parfums, die sie in seinen Augen „verzauberten".

Dior stammt aus dem nordwestfranzösischen Granville. Er beabsichtigte, die Diplomatenlaufbahn einzuschlagen, entschied sich 1928 jedoch anders und

Miss Dior

EINFÜHRUNG	1947
KREATEUR	Jean Carles (Roure) und Paul Vacher
FAMILIE	blumig-grün, Chypre
FLAKON	Guerry Colas; Marie-Christine von Sayn-Wittgenstein

Duftnoten

KOPF	Gardenie, Galbanum, Muskatellersalbei, Aldehyde
HERZ	Jasmin, Rose, Neroli, Narzisse, Iris, Gartennelke, Maiglöckchen
BASIS	Patchouli, Labdanum, Eichenmoos, Ambra, Sandelholz, Vetiver, Leder

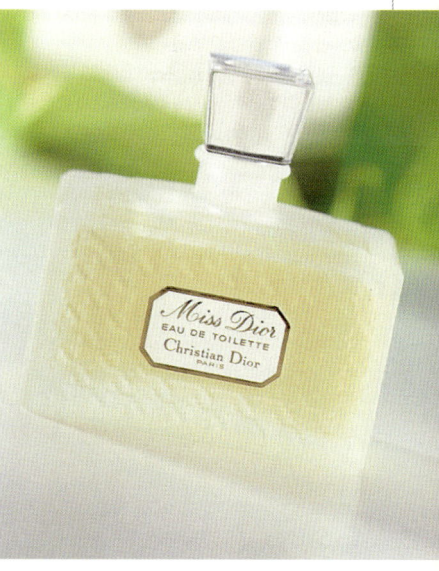

Dune

EINFÜHRUNG	*1991*
KREATEUR	*Jean-Louis Sieuzac (jetzt bei Haarmann & Reimer)*
FAMILIE	*blumig-ozeanisch*
FLAKON	*hausintern, Véronique Monod und Marie-Christine von Sayn-Wittgenstein*

Duftnoten

LINEAR	*Ginster, Goldlack, Bergamotte, Mandarine, Lilie, Pfingstrose, Jasmin, Rose, Amber, Flechte, Moschus, Sandelholz, Vanille*

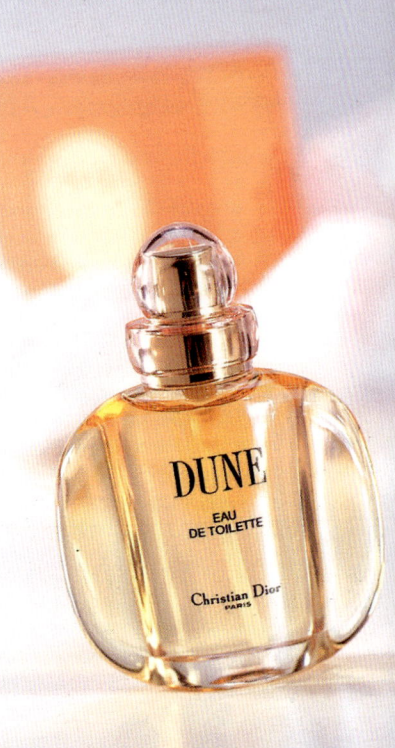

begann 1935, Entwürfe für Hüte, Kleidung und Accessoires an Modehäuser zu verkaufen. Danach arbeitete er kurzzeitig für den Designer Robert Piguet, ging dann bei Kriegsausbruch zur Armee und wurde nach dem deutsch-französischen Waffenstillstand von 1940 Assistent von Lucien Lelong, dessen Kollektionen er entwarf.

1946 gründete er sein eigenes Unternehmen und präsentierte seine erste, als Sensation empfundene Kollektion Anfang 1947. Jahrelang hatten die Frauen davon geträumt, femininere Kleider zu tragen, und jetzt, da der Krieg mit seinen überall spürbaren Beschränkungen und seiner Not vorüber war, erfüllte Dior diesen Traum. Während der Vorführung hörte man den Chefredakteur von Harper's Bazaar zu Dior sagen: „Es ist eine richtige Revolution, mein lieber Christian. Ihre Kleider haben einen völlig neuen Look." Dieser New Look machte Dior mit einem Schlag weltweit zum Modekönig.

In den USA eröffnete Christian Diors erste Boutique 1948, in London 1954. Zu dieser Zeit beschäftigte allein das Pariser Mutterhaus mehr als 1000 Mitarbeiter. Im folgenden Jahr stellte er seinen einzigen Design-Assistenten ein, den jungen Yves Saint Laurent. Inzwischen waren neben seiner Couture auch seine Kostüme, die er u. a. für berühmte Filmstars kreierte, äußerst gefragt. Im Oktober 1957 jedoch starb dieser große Mann mit nur 52 Jahren an einem Herzinfarkt. Yves Saint

Laurent übernahm die Position des künstlerischen Leiters, bis er zum Militärdienst einberufen wurde, sein Nachfolger war Marc Bohan. Die Firma Parfums
Dior wurde 1968 vom späteren LVMH-Konzern aufgekauft.

Parfums Christian Dior hat insgesamt 18 Parfums auf den Markt gebracht,
und zu den bedeutenden Parfümeuren, die man zur Kreation der Dior-Parfums
heranzog, gehörten Edmond Roudnitska (mit sechs Düften), Guy Robert, Jean-
Louis Sieuzac und Pierre Bourdon. Die Firma stellt alle ihre Parfums selbst her.

Alle Dior-Parfums sind innovativ und sollen neue Trends festlegen. Miss
Dior — anfangs in einem schönen, amphorenförmigen Baccarat-Flakon und später
in einer Flasche mit dem für Tweed-Stoffe typischen Hahnentrittmuster — ist das
erste blumige Parfum mit einer neuartigen, leicht grünen Note. Dune, das 1993
den FiFi-Preis als bester Damenduft gewann, führte die seitdem beliebte ozeani-
sche Note ein und wurde zum meistverkauften Dior-Duft. Die Originalität des
preisgekrönten Dolce Vita zeigt sich in seiner komplexen Duftkategorie („blumig-
frisch-würzig und zart-holzig"). Das kürzlich herausgebrachte, von Annick Me-
nardo (Firmenich) kreierte Hypnotic
Poison ist nach einer anfänglichen,
limitierten Eau-de-Parfum-Version
auch als Eau de Toilette erhältlich und
gehört zur neuartigen Duftfamilie
„Ambra, holzig-moschusartig". Den
Flakon entwarfen die Glashersteller
Saint Gobain Desjonquères.

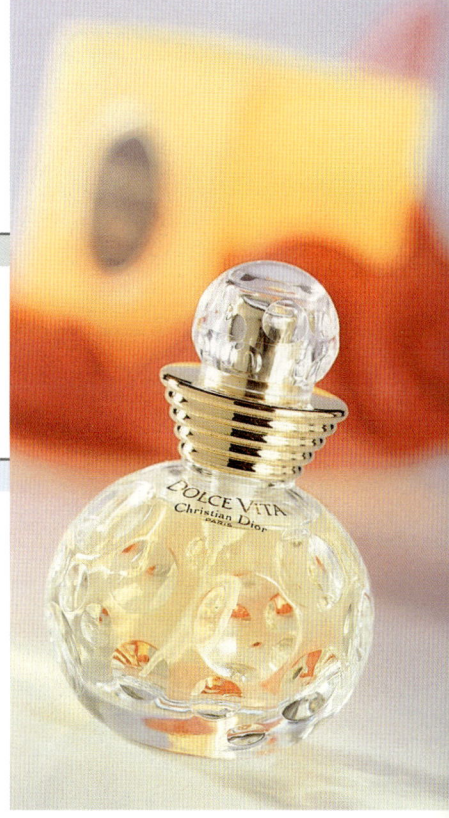

Dolce Vita

EINFÜHRUNG	*1995*
KREATEUR	*Pierre Bourdon zusam-men mit Maurice Roger*
FAMILIE	*blumig-frisch-würzig und zart-holzig*
FLAKON	*Serge Mansau*

Duftnoten

KOPF	*Lilie, Magnolie, Rose*
HERZ	*Aprikose, Zimt, Pfirsich*
BASIS	*Sandelholz, Heliotrop, Vanille*

DOLCE & GABBANA PARFUMS

Preisträger für den besten Damenduft des Jahres 1993

STAMMHAUS	*EuroItalia*
FIRMENSITZ	*Mailand, Italien*
PARFUMS	*Dolce & Gabbana Parfum, By Dolce & Gabbana, D&G Feminine*

Die beiden Modedesigner Domenico Dolce aus Sizilien und Stefano Gabbana aus Venedig schlossen sich im Zuge ihrer gemeinsamen Arbeit in Mailand zusammen. Sie besitzen ihre eigene, sehr individuelle Auffassung von Mode, betrachten sie unverhohlen erotisch und verwenden luxuriöse Stoffe.

Ihre erste Damen-Kollektion präsentierten sie 1986. Inzwischen entwerfen sie auch Herrenkleidung sowie viele andere Artikel – von Krawatten bis hin zu Badeanzügen, auch in Fernost sind sie stark vertreten. Dolce & Gabbana Parfums gründeten sie 1992 und stiegen mit dem hochwertigen Duft Dolce & Gabbana Parfum, der 1993 den Preis der Accademia del Profumo als „bester Damenduft des Jahres" gewann, in die Parfumbranche ein. Mit By Dolce & Gabbana folgte 1998 ein blumiger Duft, der die „animalischen" Züge des weiblichen Charakters in den Vordergrund stellen soll – die Verpackung in Leopardenfell-Optik unterstreicht ebendiese Zielsetzung.

Dolce & Gabbana Parfum

EINFÜHRUNG	*1992*
KREATEUR	*IFF-Parfümeure*
FAMILIE	*blumig-aldehydig*
FLAKON	*Pierre Dinand*

Duftnoten

KOPF	*Petitgrain, Tangerine, Basilikum, Efeu, Freesie, Aldehyde*
HERZ	*Rose, Orangenblüte, Jasmin, Gartennelke, Maiglöckchen, Ringelblume, Koriander*
BASIS	*Sandelholz, Vanille, Tonka, Moschus*

PARFUMS D'ORSAY

Ein renommierter Hersteller bezaubernder Parfums und Flakons

STAMMHAUS	*Marignan*
FIRMENSITZ	*Paris, Frankreich*
PARFUMS	*Etiquette Bleue, Arome 3, Tilleul, Intoxication d'Amour*

Etiquette Bleue

EINFÜHRUNG	*1908 (wieder seit 1993)*
KREATEUR	*angeblich auf einer Rezeptur des Grafen d'Orsay basierend*
FAMILIE	*grün-aromatisch*
FLAKON	*Federico Rostrepo*

Duftnoten

KOPF	*Citrus, Petitgrain, Rosmarin*
HERZ	*Rosenholz, Orangenblüte*
BASIS	*Sandelholz, Peru-Balsam, Eichenmoos*

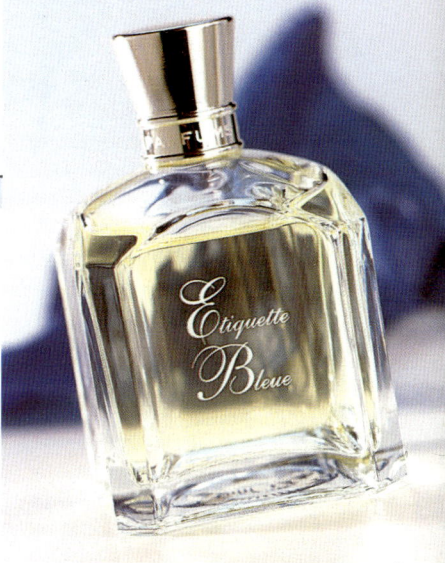

Während der Napoleonischen Kriege wurde der bekannte Dandy Graf Alfred d'Orsay nach London verbannt, da er König Louis XVIII. unterstützte. Dort hatte er ein leidenschaftliches Verhältnis zu der verheirateten englischen Aristokratin Margaret Gräfin von Blessington. Als ihm seine Geliebte erzählte, welche Abneigung sie gegen die Moschusnoten der damals modernen Parfums empfand, beschloß er, die Kunst der Parfumherstellung zu erlernen und kreierte ein Parfum exklusiv nach ihrem Geschmack. Er nannte es l'Eau de Bouquet.

Etwa 50 Jahre später, als eine Gruppe von Geschäftsleuten Parfums d'Orsay gründete, wurde die Rezeptur dafür in den Archiven der Familie d'Orsay wiederentdeckt. Die neue Firma – unter Leitung von Madame Guerin – machte sich mit ihren bezaubernden Parfums und Flakons schnell einen Namen. Während des Zweiten Weltkrieges geriet die Firma in Schwierigkeiten, wurde jedoch 1993 von Alain Lagier neu aufgebaut. Ihr erstes Parfum, L'Eau de Bouquet, ist nun als Etiquette Bleue wieder im Handel.

ESCADA

Ein renommierter Hersteller hochwertiger Eaux de Toilettes

STAMMHAUS	*unabhängig*
FIRMENSITZ	*München, Deutschland*
PARFUMS	*Escada, Escada Acte 2, Escada Sport, Sunny Frutti, Loving Bouquet*

Die deutschen Designer Margaretha Ley und ihr Ehemann Wolfgang eröffneten 1976 ihr Münchener Modehaus. Unter der Markenbezeichnung Escada stellten sie von Margaretha entworfene Strickwaren her, schon bald aber auch Freizeitkleidung in Couture-Qualität, wodurch sie weltbekannt wurden.

Margaretha starb 1992, doch das Unternehmen expandierte weiter und besitzt inzwischen mehr als 170 Geschäfte, Boutiquen und internationale Ausstellungsräume – im Sortiment sind noch einige weitere Marken, die als Tochterfirmen dem Mutterhaus angeschlossen wurden (darunter Cerruti 1881).

Mit ihrem Parfum Escada, das 1990 zur Eröffnung ihres Parfumhauses Escada Beauté auf den Markt kam, stieg Margaretha Ley ins Parfumgeschäft ein. Dieser feminine, überaus sinnliche Duft wurde von Anfang an in Parfum- und Eau-de-Parfum-Stärke angeboten – in einem eleganten, herzförmigen und mit vergoldeten Filigran-Spiralen verzierten Flakon aus mundgeblasenem Kristallglas. Es verkauft sich auch heute noch sehr gut.

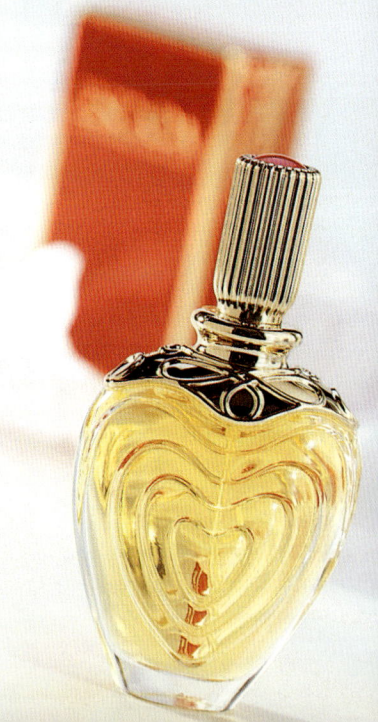

Escada

EINFÜHRUNG	*1990*
KREATEUR	*Parfümeure von*
FAMILIE	*Créations Aromatiques*
FLAKON	*blumig-orientalisch*
	Ken Kotyuk

Duftnoten

KOPF	*Galbanum, Bergamotte, Hyazinthe, Mandarine, Pfirsich, Kokosnuß*
HERZ	*Orangenblüte, Ylang-Ylang, Jasmin, Gartennelke*
BASIS	*Zeder, Moos, Vanille*

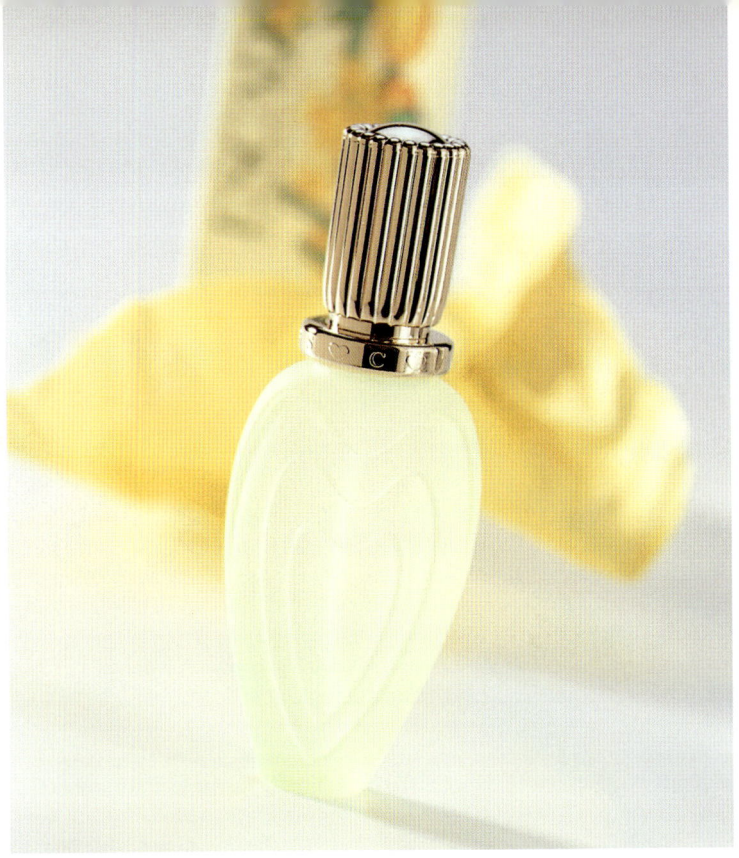

Escada Acte 2, das man als „multisensorischen" Duft mit blumigen und ozonischen Noten beschrieb, folgte 1995. Die Firma hat sich jedoch auch mit der Herstellung hochwertiger Eaux de Toilettes als Ergänzung zu ihrer jährlichen Frühjahrs- bzw. Sommerkollektion einen Namen gemacht. Bemerkenswert ist, daß jeder Duft aus dem Sortiment genommen wird, sobald der jeweils folgende in den Handel gelangt ist. Den Anfang bildeten Chiffon Sorbet (1993) und Summer in Provence (1994). Die 1998er Variante, das alkoholfreie Sunny Frutti, erschien in einem grünen Flakon aus Mattglas. In den die Einführung begleitenden Werbekampagnen setzte Escada einmal mehr auf sein Exklusiv-Model Pauline Poriskova. Die Düfte dieser Serie findet man in gut sortierten Parfümerien, darüber hinaus werden sie auch als komplettes Set in einem Kasten mit Miniaturfläschchen angeboten.

Sunny Frutti

EINFÜHRUNG	*1998*
KREATEUR	*keine Angaben*
FAMILIE	*frisch-blumig*
FLAKON	*Bernard Kotyuk*

Duftnoten

KOPF	*Syringe, Osmanthus, Pfirsich, Birne, Nashi*
HERZ	*Aprikose, Freesie, Maiglöckchen, Jasmin*
BASIS	*Zeder, Moos, Vanille*

PARFUMS FENDI

Ein kleines Geschäft, das sich zu einem bedeutenden Modehaus entwickelte und jetzt Luxusdüfte verkauft

STAMMHAUS	*Florbath SA*
FIRMENSITZ	*Mailand, Italien*
PARFUMS	*Fendi, Asja, Fantasia, Theorema*

Als Adele Fendi 1925 in Rom ihr Geschäft eröffnete, dürfte sie kaum geahnt haben, was einmal daraus werden sollte. Ihr kleiner Laden verkaufte Pelz- und Lederwaren, und als sie älter wurde, übernahmen ihre fünf Töchter seine Leitung. Heute ist Fendi International ein bedeutendes Modehaus mit einer Tochtergesellschaft für Parfums, die bis vor kurzem von Sanofi geleitet wurde und jetzt von der italienischen Firma Florbath SA aufgekauft wurde.

Fendis erstes Parfum, Fendi genannt, erschien 1988; 1993 folgte das blumig-orientalische, nach der „Kaiserin der Sinnlichkeit" benannte Luxusparfum Asja in einem feuerroten Glasflakon japanischen Stils. Fantasia, das speziell auf die Bedürfnisse der jüngeren Frau zugeschnitten ist, kam 1996 in leuchtend-bunten Flakons auf den Markt. Als bislang letztes Parfum von Parfums Fendi erschien Ende 1998 Theorema, das „die Wärme eines Sonnenuntergangs am Mittelmeer" einfangen soll. Es wird in einem keilförmigen Flakon, der an die bekannten Handtaschen von Fendi erinnert, verkauft. Das Werbefoto mit dem Gesicht von Nadja Auermann stammt von Karl Lagerfeld.

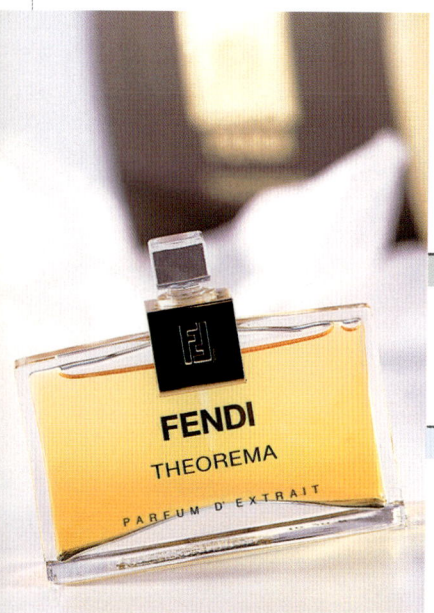

Theorema

EINFÜHRUNG	*1998*
KREATEUR	*Christine Nagel (Quest)*
FAMILIE	*blumig-orientalisch*
FLAKON	*Catherine Krunas*

Duftnoten

KOPF	*Citrus, Jasmin, wilde Rose*
HERZ	*Osmanthus, Zimt, Pfeffer*
BASIS	*Amber, Makassar, Sandelholz, Sahne*

FERRAGAMO

Von innovativen, eleganten Schuhen bis hin zu Qualitätsparfums

STAMMHAUS	*Bvlgari*
FIRMENSITZ	*Genf, Schweiz*
PARFUM	*Salvatore Ferragamo pour Femme*

Ferragamos Unternehmen hat in den letzten Jahren einen grundlegenden und für die gesamte Parfumbranche exemplarischen Strukturwandel erfahren. Salvatore Ferragamo machte sich zunächst als Hersteller innovativer, eleganter Schuhkreationen einen Namen – der Pfennigabsatz beispielsweise und die Plateausohle aus Kork sind Ferragamo-Errungenschaften. Als „Schuhmacher der Stars" von vielen geschätzt, interessierte er sich selbst zunehmend auch für eine Vielzahl anderer Produkte, darunter Lederwaren und Seiden-Accessoires.

Sein Unternehmen stieg mit F de Ferragamo in den Markt der Damen-düfte ein und brachte 1994 Ferragamo heraus. Im selben Jahr verkaufte die Familie Ferragamo ihre Parfumfirma an Procter & Gamble. Zwei Jahre später übernahm Ferragamo von Chanel das angesehene Parfumhaus Ungaro (s. S. 179), trennte sich von Procter & Gamble und tat sich anschließend mit Bvlgari (s. S. 55) zusammen. Die drei Parfumhäuser werden jetzt gemeinsam von Bvlgari geführt, wobei aber jedes sein eigenes Firmen- und Produktprofil bewahrte.

Vor diesem Hintergrund entstand 1998 ein neuer Ferragamo-Duft namens Salvatore Ferragamo pour Femme, der in einer Produktlinie bis hin zu voller Parfum-Stärke erhältlich ist. Dar-über hinaus stellte die Firma die Ein-führung weiterer Düfte in Aussicht.

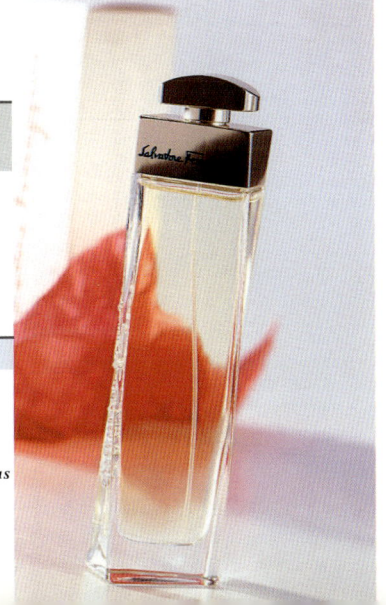

Salvatore Ferragamo pour Femme

EINFÜHRUNG	*1998*
KREATEUR	*Jacques Cavallier (Firmenich)*
FAMILIE	*blumig*
FLAKON	*Thierry de Baschmakoff*

Duftnoten

KOPF	*Anis, Neroli, Cassis*
HERZ	*Iris, Rose, Pfingstrose, Muskatnuß, Pfeffer*
BASIS	*Himbeere, Mandel, Moschus*

FLORIS

*Acht Generationen von Parfümeuren im Dienste des englischen König-
hauses und der Londoner High Society — das älteste Parfumhaus der Welt*

STAMMHAUS	*unabhängig*
FIRMENSITZ	*London, England*
PARFUMS	*Bouvardia, Edwardian Bouquet, Florissa, Gardenia, Lavender, Lily of the Valley, Seringa, Stephanotis, Zinnia*

F loris ist weltweit das älteste der großen Parfumhäuser. Seine Anfänge sind
bis ins Jahr 1730 zurückzuverfolgen, als der junge Spanier Juan Famenias
Floris einen Barbierladen in der Londoner Jermyn Street eröffnete. Diese Straße war damals eine enge Durchfahrt, erschien Floris
aber aufgrund ihrer Nähe zum englischen Königshof
als idealer Standort, und schon bald machte er illu-
stren Besuchern und Ortsansässigen die Perücken
zurecht oder rasierte sie.

Floris fühlte sich jedoch zu Höherem berufen:
Er wollte einige der wunderbaren Düfte, an die er
sich noch aus seiner am Mittelmeer verbrachten
Jugend erinnern konnte, als Parfums in den Handel
bringen. Nur wenige Jahre später war er Parfümeur
vieler angesehener Londoner Bürger, und unter der

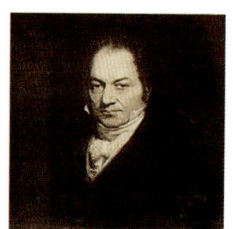

OBEN: *Juan Famenias
Floris*

Leitung seines Sohnes erhielt die
Firma erstmals auch Aufträge vom
königlichen Hof.

Floris ist noch immer Hoflieferant der britischen Königin und

Stephanotis

EINFÜHRUNG	*18. Jahrhundert*
KREATEUR	*Floris-Parfümeure*
FAMILIE	*blumige Einzelnote*
FLAKON	*hausintern*

Duftnoten

LINEAR	*Orangenblüte, Garten-nelke, Jasmin, Petit-grain, Koriander*

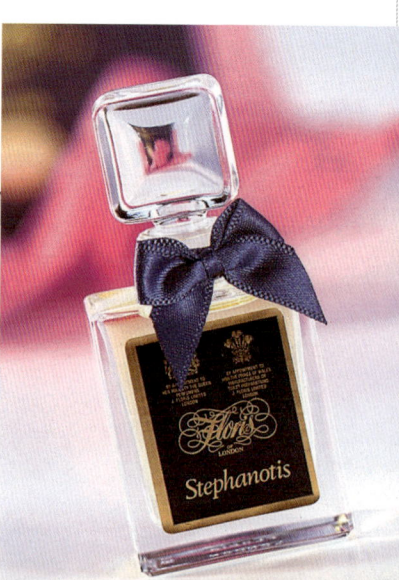

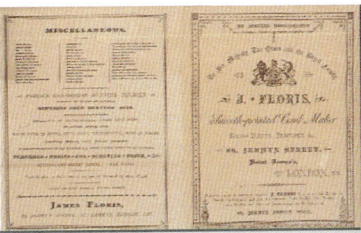

Gardenia

EINFÜHRUNG	*1996*
KREATEUR	*Floris-Parfümeure*
FAMILIE	*grün-blumig*
FLAKON	*hausintern*

Duftnoten

KOPF	*frisch, grün, fruchtig*
HERZ	*Gardenie, Lilie, Alpen-* *veilchen, Tuberose, Jasmin*
BASIS	*Sandelholz, Labdanum*

des Prince of Wales. Auch Laden und elegantes Mobiliar, wie z.B. die Maha-goni-Schaukästen einer großen Aus-stellung von 1851, befinden sich heute noch an derselben Stelle, und Fami-lienmitglieder der nunmehr achten Generation tagen nach wie vor im getäfelten Sitzungssaal.

OBEN LINKS: *Floris-Katalog, um 1850*

Zu Beginn dieses Jahrhunderts gelangte das Geschäft durch Heirat in den Besitz der Familie Bodenham und expandierte stark. Inzwischen besitzt das Unternehmen ein großes Vertriebs-zentrum in Sussex und betreibt eine Fabrik in der Nähe von Tiverton (Devon), wo alle eigenen Toilettenartikel und Düfte sowie Lizenzprodukte für mehr als 75 andere Firmen hergestellt werden. Floris exportiert weltweit und besitzt ei-gene Läden in New York und Kobe (im Herzen Japans).

Lavender, den ersten Duft von Juan Floris, gibt es immer noch. Inzwischen hat man jedoch Dutzende anderer eingeführt und vertreibt derzeit 15, z. T. Herrendüfte, von denen einige Rezepturen aus dem 18. Jahrhundert stammen.

JEAN-PAUL GAULTIER

Erst Mode- und dann Parfumkreateur für die Avantgarde

STAMMHAUS	*Shiseido*
FIRMENSITZ	*Paris, Frankreich*
PARFUMS	*Jean-Paul Gaultier, Summer Fragrance (limitierte Auflage)*

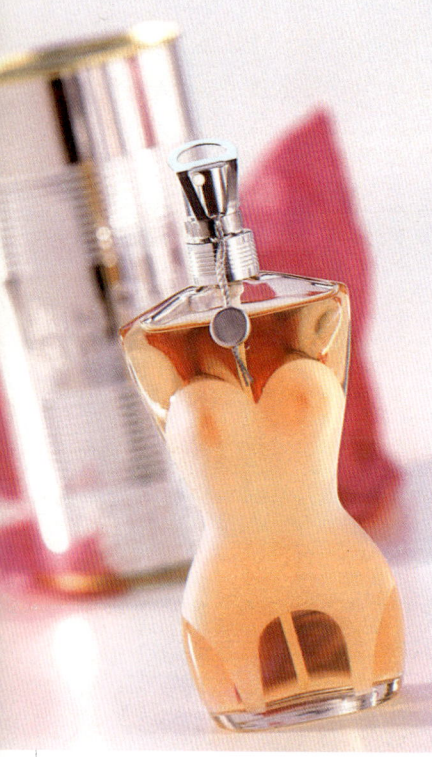

Jean-Paul Gaultier

EINFÜHRUNG	*1993*
KREATEUR	*Jacques Cavallier (Firmenich)*
FAMILIE	*zart pudrig-blumig*
FLAKON	*Jean-Paul Gaultier*

Duftnoten

KOPF	*Orangenblüte, Rose, Tangerine, Sternanis*
HERZ	*Orchidee, Iris, Ylang-Ylang, Ingwer*
BASIS	*Vanille, Amber, Moschus*

Jean-Paul Gaultier arbeitete bereits mit 18 Jahren für Pierre Cardin und später auch für Jean Patou. Anfang der 70er Jahre zog es ihn für einige Zeit auf die Philippinen. Nach seiner Rückkehr im Jahr 1976 begann er, Mode für eine avantgardistisch orientierte, junge Klientel zu entwerfen. Sein Charakter vereinigt Humor und Neugierde, und seine Kleidung paßt in die Pariser Straßen.

Vor genau diesem Hintergrund sollte man auch sein erstes Parfum, Jean-Paul Gaultier, beurteilen. Sein auffallender, in einer zylindrischen Blechbüchse angebotener Flakon hat die Form eines weiblichen Torsos mit Korsett — eine Mischung aus Madonna und Shocking von Schiaparelli. Zusammen mit dem Herrenduft brachte Gaultier 1997 in ähnlichem Flakon und in begrenzter Auflage Summer Fragrance heraus; hier „trägt" der Torso jedoch ein tiefdekolletiertes, mit einem Tattoomotiv bedrucktes Kleid über dem Korsett.

ROMEO GIGLI

Ein Designer als „Minimalist und Byzantiner", der Exotik und Klassik kombiniert

STAMMHAUS	*Aeffe Spa*
FIRMENSITZ	*Mailand, Italien*
PARFUMS	*Romeo di Romeo Gigli, G. Gigli*

Der Werdegang des aus Castelbolognese stammenden Romeo Gigli ist ungewöhnlich: Seine Eltern handelten mit antiquarischen Büchern, er selbst studierte Altphilologie und Architektur. In New York wandte er sich der Modebranche zu, machte eine entsprechende Ausbildung und ging nach Italien zurück, wo schon seine erste Kollektion im Jahre 1986 erfolgreich war.

Sich selbst bezeichnet er als Minimalist und „Byzantiner", weil er Exotik mit einer klassisch-künstlerischen Note verbinde. Zu seinen Parfums zählen zwei Damendüfte: Romeo di Romeo Gigli und G. Gigli für jüngere Frauen. Romeo di Romeo Gigli ist einer der allerersten Düfte, die mit dem Headspace-Verfahren hergestellt wurden, wobei in diesem Fall der Freesienduft in der Herznote betont werden sollte. Man erhält den rosa eingefärbten Duft in einem faszinierenden Flakon, dessen Form, Gigli zufolge, von einem alten venetianischen Briefbeschwerer inspiriert wurde. Er erhielt den FiFi-Preis und einen Preis der Accademia del Profumo.

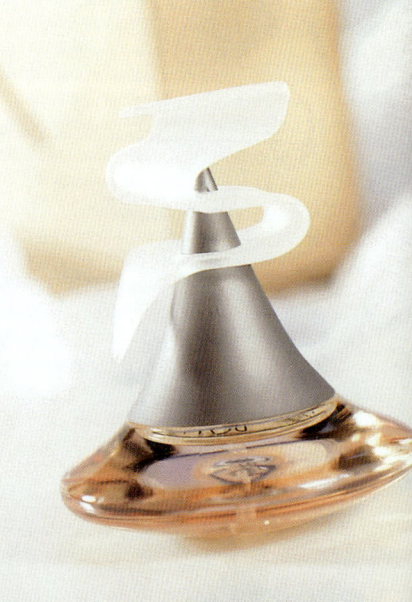

Romeo di Romeo Gigli

EINFÜHRUNG	*1991*
KREATEUR	*Sophie Labbé (IFF)*
FAMILIE	*blumig*
FLAKON	*Serge Mansau*

Duftnoten

KOPF	*Galbanum, Basilikum, Ringelblume, Hesperidia*
HERZ	*Freesie, Ginster, Orangenblüte, Rose, Jasmin, Maiglöckchen, Gartennelke*
BASIS	*Weihrauch, Benzoe, Iris, Sandelholz*

GIORGIO BEVERLY HILLS

Mit Hilfe moderner Technologie kreierte man den „Duft des Jahrhunderts"

STAMMHAUS	*Procter & Gamble*
FIRMENSITZ	*Kalifornien, USA*
PARFUMS	*Giorgio, Wings, Red, Ocean Dream,*
	Hugo for Women

Giorgio Beverly Hills, von Fred und Gale Hayman 1961 in Beverly Hills (Kalifornien) gegründet, war ursprünglich der Name einer gutgehenden Boutique. Die Haymans waren mit ihrem Geschäft so erfolgreich, daß sie beschlossen, ein Parfum auf den Markt zu bringen. 1981 erschien dann in einer weiß-gelb gestreiften Verpackung, die an die Markisen ihrer Boutique erinnerte, der äußerst originelle Duft Giorgio Beverly Hills (heute einfach Giorgio). Er gehörte zu den ersten „linearen" Düften der 80er Jahre, die mit ihrer anhaltenden, gleichzeitigen Entfaltung der Duftnoten das klassische Drei-Stufen-System ablösten. Für dieses sehr schwere Parfum wurde äußerst intensiv geworben (erstmals auch mit Duftstreifen in Zeitschriften), und es fand enormen Anklang.

Damit bewegten sich die Haymans in der Welt des Großkapitals und erhielten verlockende Angebote. Zur Überraschung vieler wurde ihr Parfum-Unternehmen 1987 jedoch von dem 1886 in den USA gegründeten Kosmetikriesen Avon, der einen Anteil am oberen Marktsegment anstrebte, aufgekauft. Unter Avon wurde 1989 ein weiteres, außergewöhnlich stark konzentriertes Parfum am Markt lanciert: Red, es ist eines der

Giorgio

EINFÜHRUNG	*1981*
KREATEUR	*Florasynth-Parfümeure*
FAMILIE	*blumig*
FLAKON	*keine Angaben*

Duftnoten

LINEAR	*Rose, Jasmin, Gardenie, Orangenblüte, Sandelholz, Patchouli, Kamille*

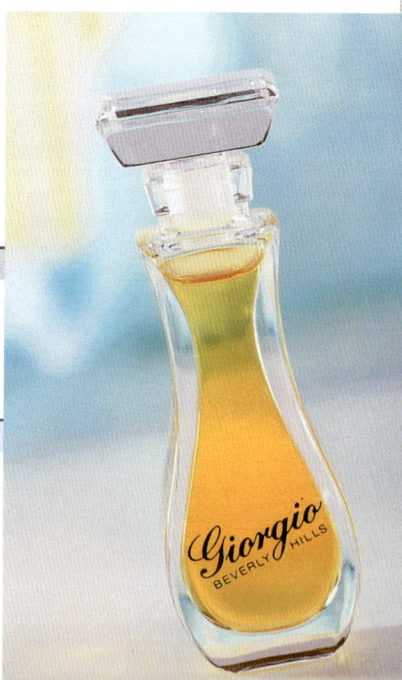

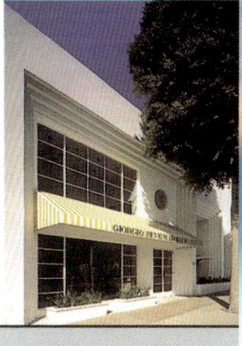

Wings

EINFÜHRUNG *1993*

KREATEUR *Jean-Claude Delville (IFF)*

FAMILIE *brillant-floriental*

FLAKON *keine Angaben*

Duftnoten

KOPF *Kranzblume, Osmanthus, Passionsblume, Garde-nie, Ringelblume, Rose*

HERZ *Orchidee, Jasmin, Flieder, Heliotrop, Alpenveilchen*

BASIS *Amber, Moschus, Sandel-holz, Zedernholz*

OBEN: *Die erste Boutique am Rodeo Drive (Beverly Hills)*

ersten großen Parfums, bei dem das neu entwickelte Headspace-Verfahren zur Anwendung kam. Es soll 692 Ingredienzen enthalten, gehört zu einer neuen Duftkategorie namens „Fleuriffe Chypre" und galt als „Duft des Jahrhunderts".

Noch während die Firma im Besitz von Avon war, erschien 1993 der Dufthit Wings – eine weitere komplexe Kreation von IFF mit 621 Ingredienzen. Den Grundakkord seiner lebhaften Kopfnote liefert die Kranzblume, die hier zum ersten Mal eine prominente Rolle in der Parfumerie spielte. Der Flakon für Wings ist von der antiken geflügelten Nike-Statue im Louvre inspiriert. Das Haus Giorgio Beverly Hills wechselte 1994 abermals den Besitzer, als Avon von Procter & Gamble übernommen wurde.

Giorgio Beverly Hills präsentierte 1996 den neuen Damenduft Ocean Dream. Hier verschmelzen zehn Duftakkorde mit blumigen und ozeanischen Noten zu einem Parfum, das den südkalifornischen Lebensstil feiert. Im selben Jahr wurde Giorgio Aire, eine Serie von Parfums in limitierter Auflage ent-

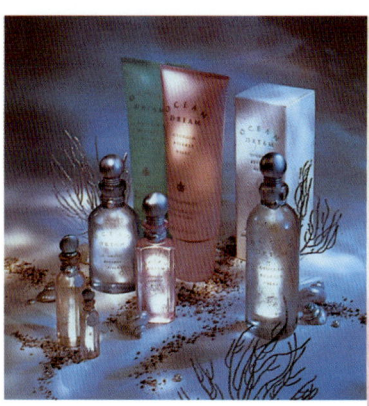

OBEN: *Die Ocean Dream-Produktlinie*

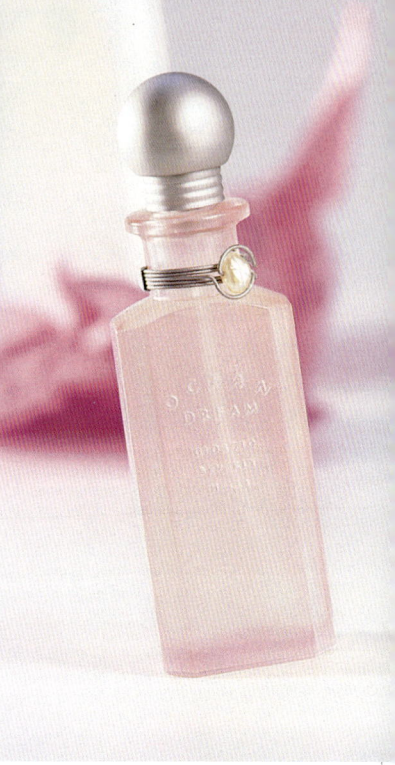

Ocean Dream

EINFÜHRUNG *1996*

KREATEUR *Alberto Morillas*
(Firmenich)

FAMILIE *blumig-aquatisch*

FLAKON *keine Angaben*

Duftnoten

LINEAR *Wasserlilie, Wasser-*
heliotrop, Orangen-
blüten, Sandelholz,
Moschus

wickelt. 1998 erschien Holiday in einem hübschen, lichtundurchlässigen, koral-
lenroten Flakon, und zweifellos werden weitere Düfte folgen. Der Firma unter-
stehen inzwischen noch andere Parfumhäuser von Procter & Gamble, vor allem
das von Laura Biagiotti, einer angesehenen italienischen Modeschöpferin, die
1982 Laura Biagiotti, 1990 Roma und 1993 Venezia auf den Markt gebracht
hatte (nur noch Roma ist im Handel). Möglicherweise hören wir auch schon
bald mehr über das Unternehmen des französischen Designers Herve Leger, der
kürzlich in Verbindung mit Procter & Gamble ein neues Parfumhaus gründete,
um weitere edle Düfte auf den Markt zu bringen.

Doch was geschah mit den Haymans? Geschäftlich gingen sie getrennte
Wege. Fred baute 1987 mit Erfolg ein neues Parfumhaus unter seinem eigenen
Namen auf und brachte 272 for Women, In Love und schließlich Touch heraus
(dazu gehörte auch ein Parfumpuder in einer vergoldeten Puderdose). Dieses
Geschäft verkaufte er 1994 an Parlux Fragrances. Gale gründete ebenfalls ihr
eigenes Parfum-Unternehmen, Gale Hayman Inc., und präsentiert ihr eigenes
Sortiment auf dem Markt (s. S. 110).

PARFUMS GIVENCHY

Die Firma, die das „Parfum für tausend Frauen zugleich" erfand

STAMMHAUS	*Louis Vuitton, Moët, Hennessy (LVMH)*
FIRMENSITZ	*Paris, Frankreich*
PARFUMS	*Organza, Organza Perfumed Summer Mist, L'Interdit, Givenchy III, Ysatis, Amarige, Fleur d'Interdit, Extravagance, Eau de Givenchy*

Hubert de Givenchy lancierte 1957 zeitgleich zwei Parfums am Markt: Le de Givenchy (heute kurz Le De) und L'Interdit, dies war die Geburtsstunde von Parfums Givenchy. Givenchy, 1927 im nordfranzösischen Beauvais geboren, wo er heute eine riesige Produktionsstätte für seine Parfums betreibt, mußte ganz auf sich gestellt beginnen. Denn die Entscheidung für die Modebranche fand bei seiner Familie keinerlei Unterstützung.

Er ging 1945 nach Paris, hörte als nicht eingeschriebener Student an der Ecole des Beaux Arts und arbeitete für eine Reihe bekannter Designer-Studios (Jacques Fath, Robert Piguet, Lucien Lelong und Elsa Schiaparelli). Schließlich lieh er sich eine ausreichende Summe, um sein eigenes Modehaus mit 15 Angestellten eröffnen zu können. Seine erste, 1953 vorgestellte Kollektion wurde überschwenglich gelobt, 1956 präsentierte er seine erste Kollektion mit Konfektionskleidung, und 1958 war er der

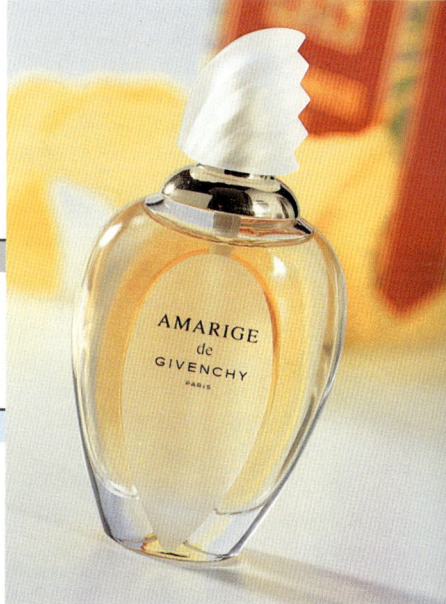

Amarige

EINFÜHRUNG	*1991*
KREATEUR	*Dominique Ropion*
FAMILIE	*blumig-holzig*
FLAKON	*Serge Mansau*

Duftnoten

KOPF	*Tangerine, Veilchen, Rosenholz, Neroli*
HERZ	*Gardenie, Mimose, Cassie, Ylang-Ylang*
BASIS	*Ambra, Moschus, Vanille, Sandelholz, Tonka*

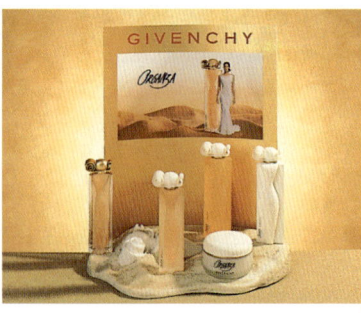

OBEN: *Die vollständige Artikelserie des Organza-Duftes*

Organza

EINFÜHRUNG **1996**
KREATEUR **Sophie Labbé**
FAMILIE **blumig-holzig**
FLAKON **Serge Mansau**

Duftnoten

KOPF **Geißblatt, grüne Noten**
HERZ **Gardenie, Ylang-Ylang,
Tuberose, Pfingstrose**
BASIS **Zeder, Guajakholz,
Sandelholz, Vanille,
Mazis, Muskatnuß**

Wegbereiter für kürzere Röcke, so daß Frauen zum ersten Mal seit den 20er Jahren wieder ihre Knie zeigen konnten.

Für Hubert de Givenchy war das Jahr 1953 von besonderer Bedeutung. Abgesehen vom Erfolg seiner ersten Kollektion, begegnete er Cristobal Balenciaga, der schon immer sein Idol gewesen war und von nun an ein Freund fürs Leben werden sollte. In dieses Jahr fällt auch seine Begegnung mit Audrey Hepburn, die seine Kleider gesehen hatte und nach Paris gekommen war, um ihn zu bitten, ihre Kostüme für den Film „Sabrina" zu entwerfen. Sie gehörte später zu seinem engsten Freundeskreis, und er entwarf eine Vielzahl von Filmkostümen für sie („Ein süßer Fratz", „Ariane – Liebe am Nachmittag", „Frühstück bei Tiffany'") sowie Kleider für ihre private Garderobe.

Givenchy war ein begeisterter Designer. In seinen späten Jahren entwarf er Rauminterieurs, ja, die Interieurs ganzer Etagen von einigen der renommiertesten Hotels der Welt, Tapeten, Teppiche, Einrichtungsgegenstände, Stoffe, Porzellan, Bettwäsche und Tischgeschirr.

Seine ersten beiden Parfums kamen auf Anhieb gut an. Bei L'Interdit denkt man natürlich sofort an Audrey Hepburn, zu deren Ehren es kreiert worden war.

Im Parfum-Fachhandel sind beide noch erhältlich, (Le De jetzt nur noch als Eau de Toilette).

Von Givenchys weiteren Parfums ist besonders das 1984 produzierte Ysatis zu erwähnen. Es erschien zu einer Zeit, als sich die französischen Parfumhäuser gegen ausländische Konkurrenz behaupten mußten, und Parfums Givenchy war gerade an eine andere Firma verkauft worden, aus der schließlich der Luxusgüter-Konzern Louis Vuitton, Moët, Hennessy (LVMH) hervorgehen sollte. Man wählte den Phantasienamen „Ysatis", da er feminin klang und zu „Givenchy" paßte. Das von Dominique Ropion kreierte Parfum selbst sollte mit seinen ineinander verwobenen blumigen, orientalischen und Chypre-Duftakkorden ein „Parfum für tausend Frauen zugleich" sein. Es gehört nach wie vor zu den meistverkauften Parfums.

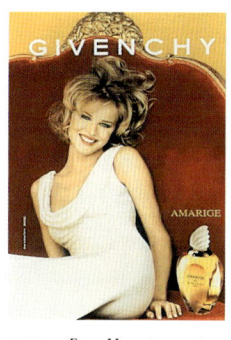

OBEN: *Eva Herzigova in einem Haute-Couture-Kleid von Givenchy*

Als Duft „weißer Blüten" für die besonders feminine Frau folgte 1991 Amarige. Danach erschien Organza, das heute zu den beliebtesten Givenchy-Düften zählt. Während Alexander McQueen für Givenchy arbeitete, entstand schließlich Extravagance, ein vornehmer und anspruchsvoller Duft. Es wurde auf Glyzinen-Basis komponiert und mit dem Gesicht des Models Eva Herzigova eingeführt.

Extravagance

EINFÜHRUNG	*1998*
KREATEUR	*Michel Girard*
FAMILIE	*grün-blumig*
FLAKON	*Serge Mansau*

Duftnoten

KOPF	*grüne Mandarine, Tagetes, Pfefferkörner, Nessel*
HERZ	*Jasmin, Orangenblüte, Glyzine, Wilderdbeere, Veilchenblätter*
BASIS	*Sandelholz, Zedernholz, Amber, Iris*

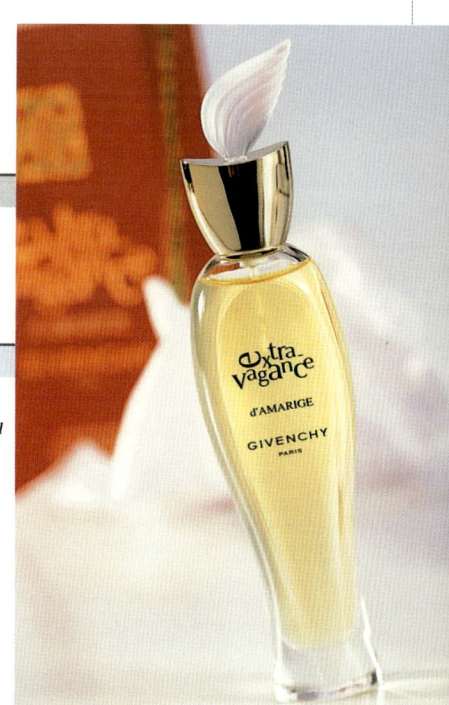

ANNICK GOUTAL

Düfte, von einem „besonders bewegenden Augenblick" inspiriert

STAMMHAUS	*Taittinger*
FIRMENSITZ	*Paris, Frankreich*
PARFUMS	*Passion, Heure Exquise, Gardenia Passion, Rose Absolue, Grand Passion, Grand Amour sowie weitere in Eau-de-Toilette-Stärke*

Diese gehobene Parfümerie begann ihre Aktivitäten 1980 in einer kleinen Pariser Boutique, kurz nachdem Annick Goutal mit Fol Avril ihr erstes Parfum kreiert hatte. Eigentlich wollte sie Konzertpianistin werden, erkannte aber im Alter von 16 Jahren, daß in der Parfümerie ihre Berufung lag.

Für ihre delikaten Einzelnoten-Parfums verwendet sie ausschließlich natürliche Rohstoffe. „Jedes meiner Parfums erweist sich als durch ein bestimmtes Gefühl, einen Abschnitt meines Lebens oder einen besonders bewegenden Augenblick inspiriert", meint sie selbst. Man würdigte ihr Talent 1986, als man ihr den bedeutenden Prix d'excellence für europäische Parfums verlieh.

Bis jetzt hat sie insgesamt 19 Düfte herausgebracht, die in Parfümerien, renommierten Verkaufsstellen größerer Kaufhäuser und ihren eigenen, eleganten Boutiquen angeboten werden.

In den USA hatte sie so viel Erfolg, daß die Geschäfte dort inzwi-

Grand Amour

EINFÜHRUNG	*1997*
KREATEUR	*Annick Goutal*
FAMILIE	*blumig-ambriert, Moschus*
FLAKON	*Annick Goutal*

Duftnoten

LINEAR	*Rose, Jasmin, Mimose, Ginster, Heidekraut, Lilie, Geißblatt, Hyazinthe, Amber, Vanille, Myrte, Moschus*

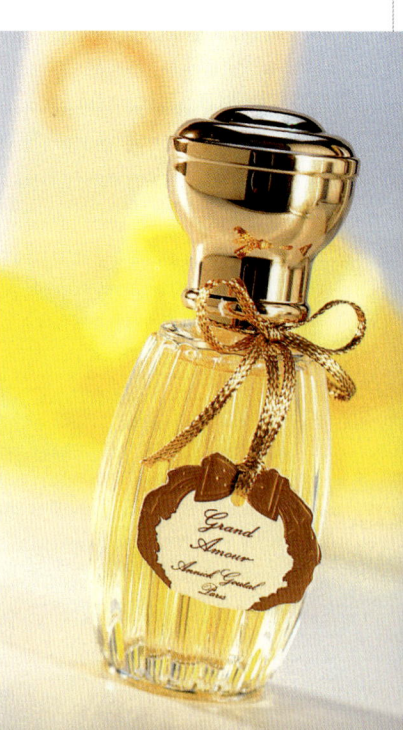

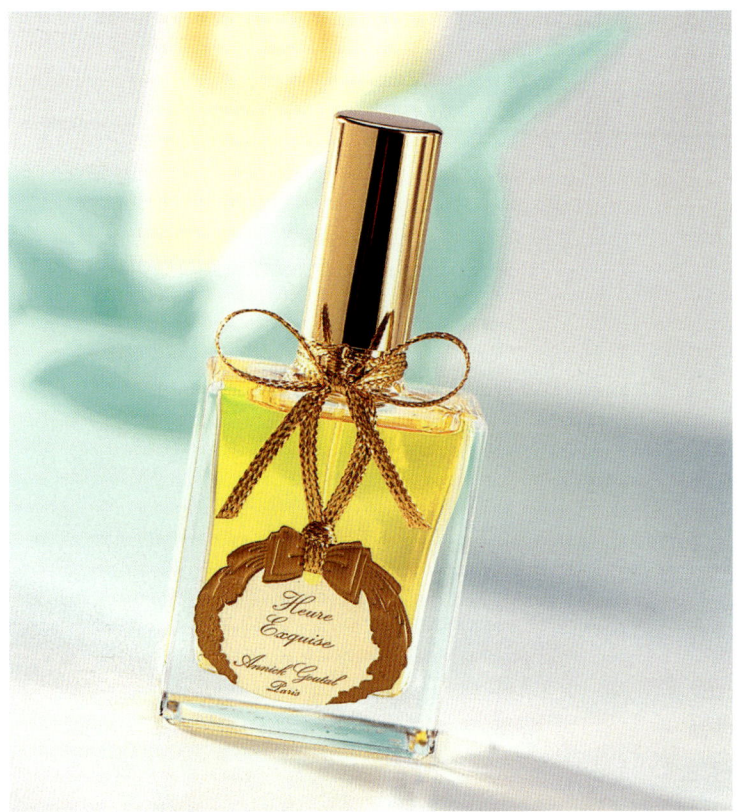

schen von einer Tochtergesellschaft
geführt werden. Die meisten ihrer
Parfums kommen in einem kugelförmigen Flakon, dessen Stöpsel ein
vergoldeter Schmetterling aus Glas
krönt, in den Handel. Die Vorlage
für dieses Design lieferte eine
Duftflasche, die Annick Goutal bei
einem Einkaufsbummel in einem
Antiquitätenladen entdeckte.

Heure Exquise

EINFÜHRUNG	*1980*
KREATEUR	*Annick Goutal*
FAMILIE	*blumig*
FLAKON	*Annick Goutal*

Duftnoten

LINEAR	*Komposition aus Rose, Iris und Sandelholz*

Ihre wichtigsten Damen-Parfums werden in Parfum- (Extrait) und Eau-de-
Parfum-Stärke sowie als Eau de Toilette angeboten. Dazu gehören Heure Ex-
quise, Passion (warm und sinnlich, mit Tuberose, Jasmin und Vanille) und ihr
jüngstes Parfum Grand Amour, das sie selbst als heiter-leidenschaftlichen Duft
charakterisierte; es ist auch in einer rubinroten Ausführung des für ihre Düfte
so typischen „Schmetterling"-Flakons erhältlich.

PARFUMS GRÈS

Der Kreateur des preisgekrönten Cabotine, eines blumigen Duftes mit würzigen Obertönen

STAMMHAUS	*Escada*
FIRMENSITZ	*Paris, Frankreich*
PARFUMS	*Cabochard, Cabotine, Pastel de Cabotine, Folie Douce*

Die Bildhauerin und Malerin Germaine Barton eröffnete in den 30er Jahren in Paris ein Modehaus, das 1934 auf ihr Betreiben hin mit dem Maison Alix fusionierte. Das neue Unternehmen nannte sich zunächst Alix Barton Couture, änderte seinen Namen jedoch 1942 in Alex Grès Couture. Erst wesentlich später wurden Parfums in das Sortiment aufgenommen, und bis zu diesem Zeitpunkt machte Germaine Grès zunächst einmal als eine der originellsten Modedesignerinnen ihrer Zeit auf sich aufmerksam.

Im Jahr 1959 beauftragte sie Bernard Chant (IFF) mit der Kreation des Duftes Cabochard, es entstand eines der bemerkenswertesten Chypre-Parfums, das sich zudem als Dufthit erweisen sollte. Anfangs wurde es in einem sehr schlichten Flakon mit Samtschleife geführt, heute wird die Schleife aus Mattglas gefertigt. Als dann die Haute Couture durch das Aufkommen der Konfektionskleidung ihre Kundschaft verlor, war Madame Grès

Cabochard

EINFÜHRUNG	*1958*
KREATEUR	*Bernard Chant (IFF)*
FAMILIE	*blumig-moosig, Chypre*
FLAKON	*Jean Pérignon zusammen mit dem Guighard Studio*

Duftnoten

KOPF	*Muskatellersalbei, Galbanum, Estragon*
HERZ	*Jasmin, Rose, Ylang-Ylang*
BASIS	*Eichenmoos, Sandelholz, Vetiver, Patchouli*

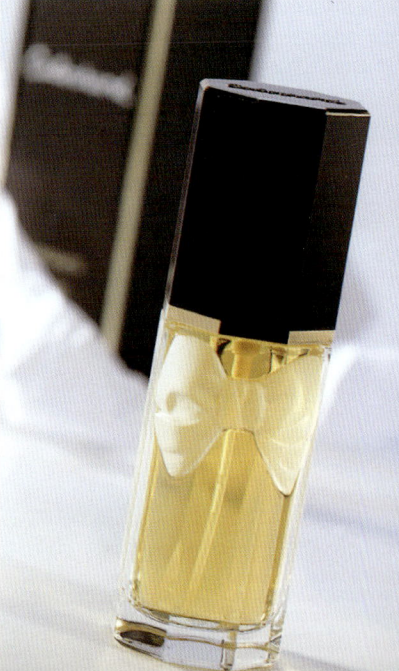

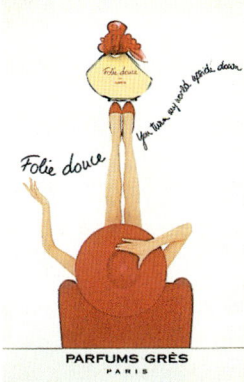

Folie Douce

EINFÜHRUNG *1998*
KREATEUR *Sophie Labbé und*
Nathalie Lorson (IFF)
FAMILIE *fruchtig-blumig*
FLAKON *Serge Mansau*

Duftnoten

KOPF *Citrus, Mimose, schwarze*
Johannisbeere
HERZ *Ylang-Ylang, Heliotrop,*
Iris, Zitrone, Lorbeer
BASIS *Vanille, Zeder, Moschus,*
Sandelholz

OBEN: *Kühne Werbung für einen*
unberechenbaren Duft

gezwungen, ihr Modegeschäft unter Verwendung der Gewinne aus dem Parfumgeschäft vor dem Konkurs zu bewahren. Letztlich reichten die ihr verbliebenen finanziellen Mitteln nicht, um weitermachen zu können. 1981 verkaufte sie Parfums Grès an die British-American Tobacco Company.

Sie starb 1993 mit 93 Jahren, doch ihr Parfumhaus überdauerte unter verschiedenen Inhabern, gelangte vor kurzem zu Escada und brachte 1990 das preisgekrönte Parfum Cabotine in einem Flakon von Thierry Lecoule heraus – eine blumige Kreation mit würzigen Obertönen von Jean-Claude Delville (der ein paar Jahre später auch Wings kreierte). Es folgte 1996 Pastel de Cabotine, ein blumig-fruchtiges Eau de Toilette. Zuletzt erschien 1998 Folie Douce, dessen Parfum-Version ausschließlich in einem goldfarbenen, mit Rosen dekorierten Zerstäuber für die Handtasche angeboten wird.

PARFUMS GUCCI

Ein Parfumhaus, das für eine Reihe namhafter Parfums steht

STAMMHAUS	*Wella*
FIRMENSITZ	*Paris, Frankreich*
PARFUMS	*Eau de Gucci, Gucci No. 3, L'Arte de Gucci, Accenti, Envy*

Gucci war in seinen Anfängen eine Werkstatt zur Herstellung von Satteln und Pferdegeschirr, die Guccio Gucci 1904 in Florenz gegründet hatte. Als Leder nach dem Ersten Weltkrieg knapp war, begann er, Koffer und Reisetaschen aus Segeltuch zu fertigen, und baute ein neues Unternehmen auf.

1993 gab die Familie Gucci dann die Firmenleitung aus der Hand, den Parfumzweig (Parfums Gucci) erwarb das deutsche Unternehmen Muelhens, das seinerseits von Wella aufgekauft wurde. Dessen künstlerischer Leiter Tom Ford ist jetzt die treibende Kraft hinter allen Gucci-Produkten.

Das Parfumhaus Gucci steht für eine Reihe namhafter Parfums, darunter auch Herrendüfte. Den Anfang bildete Gucci No. 1, das Guy Robert, einer der führenden unabhängigen Parfümeure Frankreichs, kreierte. Es folgten 1982 der blumige Duft Eau de Gucci und 1988 das blumig-aldehydige Gucci No. 3 (Gucci No. 2 gibt es nicht).

Der blumig-orientalische Duft L'Arte de Gucci erschien 1992, Accenti 1995. Zuletzt lancierte Gucci 1997 Envy am Markt, das nach einer großangelegten Werbekampagne verspricht, ein regelrechter Dufthit zu werden.

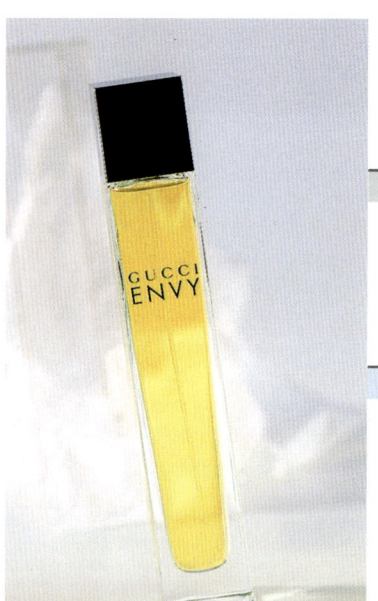

Envy

EINFÜHRUNG	*1997*
KREATEUR	*Maurice Roucel (Quest, jetzt Takasago)*
FAMILIE	*grün-blumig*
FLAKON	*Tom Ford*

Duftnoten

KOPF	*Hyazinthe, Magnolie, grüne Noten*
HERZ	*Maiglöckchen, Jasmin, Veilchen*
BASIS	*Iris, Moschus*

GUERLAIN

Guerlain kreierte Düfte für die Hälfte der europäischen Königshäuser

STAMMHAUS	*Louis Vuitton, Moët, Hennessy (LVMH)*
FIRMENSITZ	*Paris, Frankreich*
PARFUMS	*Jicky, Aprés L'Ondée, L'Heure Bleue, Mitsouko,*
	Shalimar, Liu, Vol de Nuit, Chant d'Arômes,
	Chamade, Parure, Nahema, Jardins de
	Bagatelle, Samsara, Un Air de Samsara,
	Champs-Élysées, Eau Impériale, Eau du Coq,
	Eau de Fleurs de Cedrat, Eau de Guerlain,
	Vega, Guerlinade

Von Guerlain sind derzeit so viele erstklassige Parfums erhältlich, daß hier nur einige wenige vorgestellt werden können. Das Unternehmen brachte seit seiner Gründung im Jahre 1828 weit mehr als 300 Düfte in den Handel. Zu Beginn, als Pierre-François-Pascal Guerlain seinen ersten kleinen Laden in Paris eröffnete, kreierte er noch für jeden seiner Kunden ein individuelles Parfum.

Im Zuge der Modernisierung des Pariser Stadtzentrums zog Guerlain in vornehme Räume in der noblen Rue de la Paix und ließ ein Werk in Colombes errichten. Mit der Unterstützung seiner Söhne Aimé und Gabriel wurde er Hoflieferant der belgischen Königin, und, nachdem sein noch heute erhältliches Eau Impériale mit dem zweispitzigen Hut als Flakondeko-

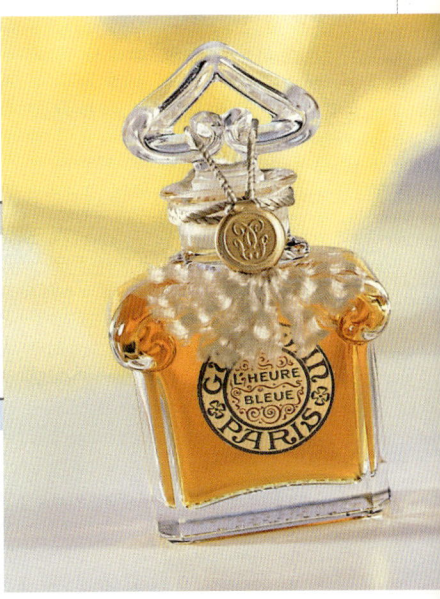

L'Heure Bleue

EINFÜHRUNG	*1912*
KREATEUR	*Jacques Guerlain*
FAMILIE	*halborientalisch-pudrig-floral*
FLAKON	*Raymond Guerlain*

Duftnoten

KOPF	*Bergamotte, Anis, Neroli, Estragon*
HERZ	*Gartennelke, Jasmin, Rose, Neroli*
BASIS	*Iris, Vanille, Sandelholz, Moschus*

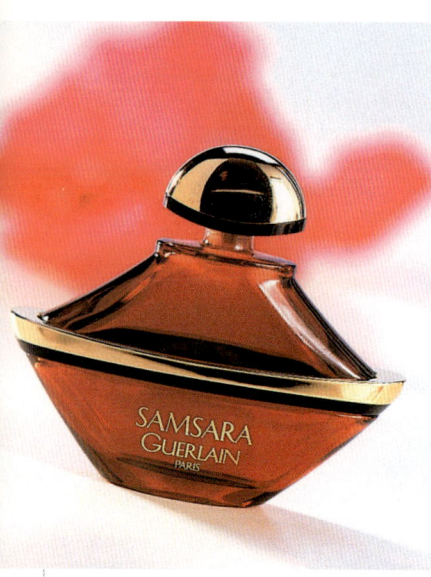

Samsara

EINFÜHRUNG	*1989*
KREATEUR	*Jean-Paul Guerlain*
FAMILIE	*orientalisch-holzig-blumig*
FLAKON	*Robert Granai*

Duftnoten

KOPF	*Jasmin*
HERZ	*Rose, Narzisse, Veilchen Iris, Jasmin*
BASIS	*Sandelholz, Tonka, Iris, Vanille*

ration Kaiserin Eugénie 1853 in Entzücken versetzt hatte, wurde er offizieller Parfümeur seiner Majestät.

Auch weiterhin belieferte er die Hälfte der europäischen Königshäuser. Seinen Mitarbeitern schärfte er stets ein: „Stellt gute Produkte her und geht in Sachen Qualität keine Kompromisse ein. Im übrigen haltet euch an klare Grundsätze und arbeitet gewissenhaft danach." Bis heute hält man im Hause Guerlain daran fest.

Aimé erbte die kreative Ader seines Vaters und kreierte bereits 1889 (fünf Jahre nach dessen Tod) mit Jicky ein Parfum, das sich von allen damals erhältlichen Düften unterschied und so innovativ war, daß es als erstes modernes Parfum und einer der bedeutendsten Düfte überhaupt gilt. Gemessen an heutigen Maßstäben sind seine Duftnoten (man klassifiziert es als halborientalischen Fougère-Duft) recht einfach. Es führte jedoch die wichtige Unterteilung des Duftablaufs in mehreren Stufen ein, und darüber hinaus wurden hier erstmals synthetisch hergestellte Duftstoffe ansprechend integriert.

Jicky hieß eine von Aimés Freundinnen und war zugleich der Spitzname von Jacques Guerlain. Den Flakon entwarf einer seiner Brüder, Baccarat setzte den Entwurf dann um; er erinnert an eine altmodische Chemikalienflasche, deren Verschluß allerdings einem Champagner-Korken gleicht, wodurch man das perlende, heitere Element des Parfums unterstreichen wollte. Merkwürdigerweise wurde nie festgelegt, ob es sich um einen Herren- oder Damenduft handelt, da diese Unterscheidung zu jener Zeit kaum getroffen wurde, und bis heute ist Jicky bei beiden Geschlechtern beliebt.

Später übernahmen Gabriels Söhne die Firmenleitung, wobei Jacques die wunderbar-instinktive „Guerlain-Nase" zur Kreation innovativer Düfte geerbt hatte. Ein größeres Werk wurde gebaut, und 1906 kreierte Jacques Guerlain mit Après l'Ondée ein weiteres zeitloses Parfum, dem alsbald das berühmte, blumig-orientalische L'Heure Bleue folgte – es war ein Geschenk für seine Frau und sollte zugleich Cotys L'Origan den Rang streitig machen.

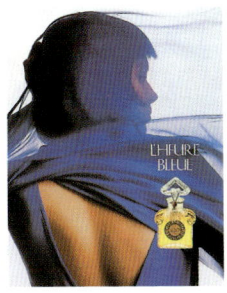

OBEN: *Die Farbe der blauen Stunde*

Aus der Zeit zwischen den beiden Weltkriegen stammen Mitsouko mit den Motiven Japan und Puccini, Shalimar als orientalischer Duft, das von einer Turandot-Gestalt inspirierte Liu sowie Vol de Nuit, mit dem man neue technische Errungenschaften wie Luftfahrt und Kino mit einem Duft gebührend würdigen wollte. Allmählich expandierte Guerlains Geschäft zu einem weltweiten Unternehmen.

Während des Krieges wurden seine Fabriken jedoch von Bomben getroffen, und der Wiederaufbau nach dem Krieg ging nur langsam vonstatten. Zusammen mit seinem Enkel Jean-Paul, ebenfalls eine besondere olfaktorische Begabung, kreierte Jacques Guerlain 1955 seinen letzten Duft. 1969 folgte Chamade, 1974 das frische, zarte L'Eau de Guerlain, 1975 der zeitlose Chypre-Duft Parure, 1979 schließlich der Rosen-Duft Nahema. In jüngerer Zeit erschienen das von toskanischer Musik inspirierte, blumige Bouquet Jardins de Bagatelle, das blumig-orientalische Samsara, sowie das leichtere, und dennoch würzigere Un Air de Samsara und 1996 – als bislang letztes Parfum der umfangreichen Produktpalette von Jean-Paul Guerlain – Champs Élysées mit den innovativ-blumigen Noten von Mimose, Mimosenblättern und Buddleja.

Der Flakon für Champs-Élysées stammt von Robert Granai, der seit 1959 sämtliche Guerlain-Flakons gestaltete. 1997 brachte Guerlain in limitierter Auflage das zuerst 1936 erschienene Vega in neuer Ausführung und einem Baccarat-Flakon auf den Markt. Anläßlich des 200. Geburtstages des Firmengründers kam 1998, ebenfalls limitiert, der Duft Guerlinade in den Handel.

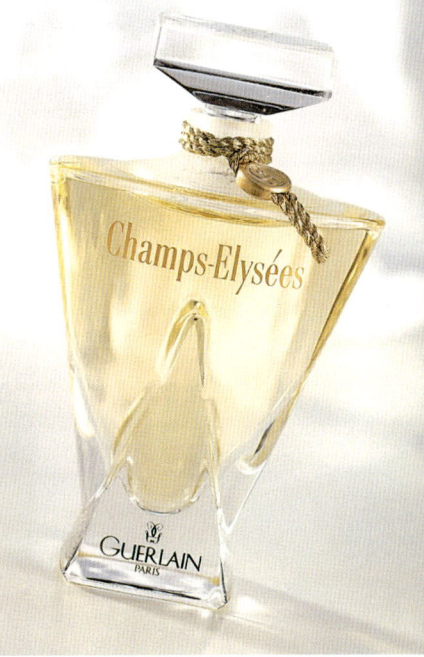

Champs-Élysées

EINFÜHRUNG	*1996*
KREATEUR	*Jean-Paul Guerlain*
FAMILIE	*blumig-prickelnd*
FLAKON	*Robert Granai*

Duftnoten

KOPF	*Rose, schwarze Johannisbeere, Mandel, Mimose*
HERZ	*Mimose, Buddleja*
BASIS	*Hibiskus, Mandelbaumholz*

GALE HAYMAN INC.

Ein Name, den man in der Parfumwelt kennt

STAMMHAUS	*La Parfumerie Inc., New York*
FIRMENSITZ	*New York, USA*
PARFUMS	*Delicious, Delicious Feelings, Sunset Boulevard*

Gale Hayman leitete früher zusammen mit ihrem Mann Fred eine Boutique in Beverly Hills, die sie 1961 gegründet hatten. Zwanzig Jahre später brachten sie ihr erstes Parfum, Giorgio Beverly Hills, auf den Markt. Es kam so gut an, daß ihre Parfumfirma inklusive der Markennamen von Avon gekauft wurde und seitdem eine spannende Entwicklung vollzogen hat (s. S. 96).

Viele nahmen an, daß sich die beiden jetzt zur Ruhe setzen würden, statt dessen kehrten sie wieder in die Parfumbranche zurück. Gale gründete die Gale Hayman Inc. und war 1994 mit Delicious ein weiteres Mal erfolgreich, 1995 folgte ihr Duft Delicious Feelings. Der interessante Flakon des für einen FiFi nominierten blumig-orientalischen Delicious hat die Form eines stilisierten Felsens, auf dem ein Schneeleopard sitzt. Das leichtere, blumige Delicious Feelings ist im gleichen Flakon bis hin zu Eau-de-Toilette-Stärke im Handel, und mit Sunset Boulevard nahm man 1998 noch einen neuen, blumigen Eau-de-Toilette-Duft ins Sortiment auf.

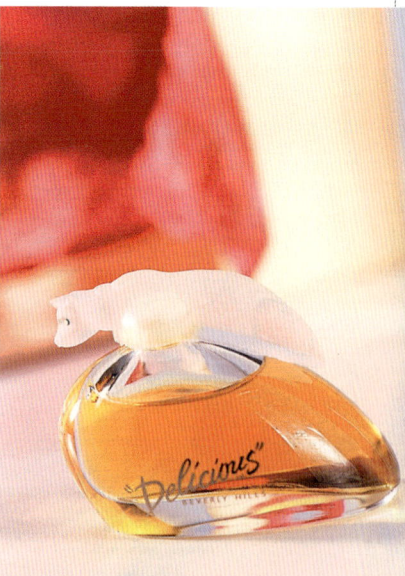

Delicious

EINFÜHRUNG	*1994*
KREATEUR	*René Morganthaler (Givaudan-Roure)*
FAMILIE	*blumig-orientalisch*
FLAKON	*Gale Hayman*

Duftnoten

KOPF	*Narzisse, Korallenraute, Mimose, Mandarine, Neroli, Cassis*
HERZ	*Rose, Jasmin, Tuberose, Muguet, Ylang-Ylang, Engelwurz*
BASIS	*Sandelholz, Patchouli, Iris, Moschus*

HERMÈS PARFUMS

Eine Firma, die bei ihren edlen, glanzvollen Düften besonderen Wert auf die Qualität der Rohmaterialien legt

STAMMHAUS	*unabhängig*
FIRMENSITZ	*Paris, Frankreich*
PARFUMS	*Calèche, Amazone, Parfum d'Hermès, 24 Faubourg, Hermès Eau d'Orange (Unisex), Eau d'Hermès (Unisex)*

D as Unternehmen Hermès besteht seit 1837, als der Sattlermeister Thierry Hermès nach Paris ging und dort einen soliden Betrieb für Sattel und Pferdegeschirr aufbaute. Sein Sohn zog 1879 in die berühmte Faubourg St. Honoré Nr. 24, bis heute Firmensitz von Hermès. Ausgehend von der Lederwarenherstellung, expandierte das Unternehmen vor allem zu Beginn dieses Jahrhunderts unter Émile Hermès, und seine Produktpalette umfaßte nun auch Koffer, Uhren, Kleidung und vieles mehr — insgesamt Erzeugnisse aus 14 verschiedenen Handwerken. Das erste Seidentuch von Hermes erschien 1939.

Nachdem Jean-Louis Dumas seinen Vater 1978 im Vorstand abgelöst hatte, boomte die Firma enorm. Sie verfügt jetzt weltweit über mehr als 250 Läden. Nach wie vor in Familienbesitz, ist Hermès erfreulicherweise noch kein anonymer Konzern.

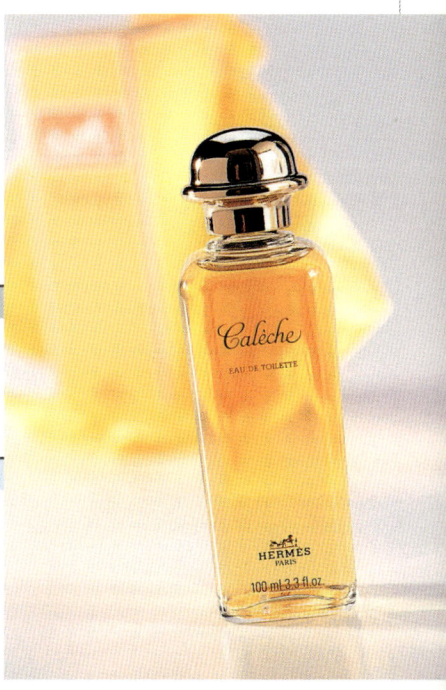

Calèche

EINFÜHRUNG	*1961*
KREATEUR	*Guy Robert*
FAMILIE	*blumig-holzig, Chypre*
FLAKON	*hausintern*

Duftnoten

KOPF	*Bergamotte, Mandarine, Orangenblüte, Aldehyde*
HERZ	*Jasmin, Maiglöckchen, Rose, Gardenie, Iris,*
BASIS	*Ylang-Ylang Eichenmoos, Sandelholz, Zeder, Vetiver*

24, Faubourg

EINFÜHRUNG **1995**
KREATEUR **Maurice Roucel (Quest)**
mit Bernard Bourjois
FAMILIE **blumig-holzig-ambriert**
FLAKON **Serge Mansau**

Duftnoten

LINEAR **Orangenblüte, Jasmin,**
Tiaré, Ylang-Ylang,
Iris, Patchouli, Vanille,
Ambra, Sandelholz

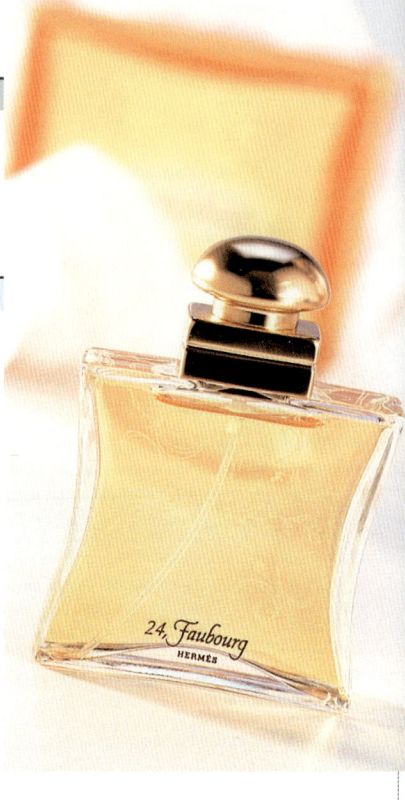

Das Parfumhaus dieses Unternehmens eröffnete 1950. Allerdings erschien sein erstes großes Parfum erst zehn Jahre später. Die Produktion erfolgt in Veaudreuil nahe Rouen, wo der hauseigene Parfümeur Bernard Bourjois und dessen Mitarbeiter sämtliche Düfte selbst kreieren.

Die hervorstechendste Eigenschaft aller Hermès-Artikel ist ihre Qualität; und wohl nicht ganz zu Unrecht gelangt man zu der Überzeugung, daß „die Güte der bei der Herstellung verwendeten, wertvollen Ingredienzen bestimmt, wie edel, prächtig und glanzvoll ein Duft wird".

Die ersten Hermès-Parfums wurden zunächst nur in den firmeneigenen Geschäften angeboten, später änderte sich dies, und heute ist beispielsweise der raffinierte, vom großen Edmond Roudnitska entwickelte Unisex-Duft Eau d'Hermès, den man bereits 1951 am Markt lancierte, immer noch im Handel. Ihm folgte 1960 Calèche, ein Duft, den Guy Robert kurz nach dem Parfum Madame Rochas komponierte. Auf dem Etikett seines Flakons war eine stilisierte Kutsche (in der Tat eher ein Grand duc als das Hermès-Symbol der Calèche) abgebildet. Dieser Duft avancierte in den folgenden Jahrzehnten zum Duft-Klassiker.

CAROLINA HERRERA PERFUMES

Ein Haus, das Mode, Duft, Kosmetika und Accessoires anbietet

STAMMHAUS	*Antonio Puig*
FIRMENSITZ	*New York, USA*
PARFUMS	*Carolina Herrera, Flore, 212 Carolina Herrera*

Das Parfumhaus von Carolina Herrera ist im Besitz von Puig, einem spanischen Unternehmen, das Antonio Puig (gesprochen „Puhtsch") 1914 in Barcelona als Agentur für den Import französischer Düfte gründete. In den 20er Jahren begann er, eigene Artikel herzustellen und entwickelte z.B. den ersten in Spanien produzierten Lippenstift. Sein größter Erfolg wurde dann das 1940 erschienene Eau de Toilette Agua Lavanda. Nach Antonio Puigs Tod im Jahr 1979, im Alter von 90 Jahren, übernahmen seine Söhne und Enkel die Leitung des inzwischen millionenschweren Unternehmens, das heute über eine breite Produktpalette verfügt und Düfte, Seifen, Toilettenartikel und Babyprodukte anbietet. Ihr riesiges Werk ist das größte Spaniens.

Von Puig werden nur Herrendüfte exportiert, obwohl man für den heimischen Markt einige Damendüfte wie Estivalia und Tess herstellte. Außerhalb Spaniens sind Puigs Damendüfte unter den Namen Paco Rabanne und Carolina Herrera (New York) im Handel, deren Parfumfirma man 1988 mit ihr gemeinsam aufbaute. Zehn Jahre später wurde dann Nina Ricci erworben.

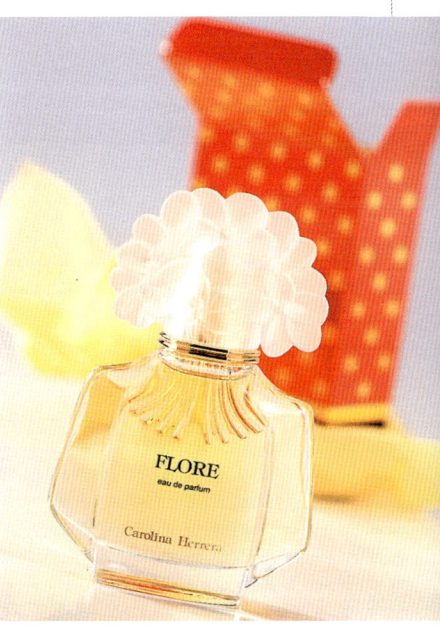

Flore

EINFÜHRUNG	*1995*
KREATEUR	*Rosendo Mateu*
FAMILIE	*frisch-blumig-aquatisch*
FLAKON	*André Ricard*

Duftnoten

KOPF	*blumige Noten*
HERZ	*Maiglöckchen, Iris, Jasmin*
BASIS	*Iris, Moschus, Sandelholz, holzige Noten*

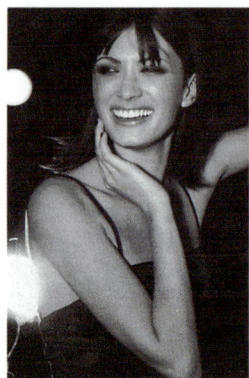

212, Carolina Herrera

EINFÜHRUNG *1998*
KREATEUR *Ann Gottlieb (IFF)*
FAMILIE *leicht-blumig*
FLAKON *Fabien Baron*

Duftnoten

KOPF *Gardenie, Kaktusblüte,*
Bergamotte
HERZ *Rose, Kamille, Lilie,*
Rauhdolde
BASIS *Satinholz, Sandelholz,*
Moschus

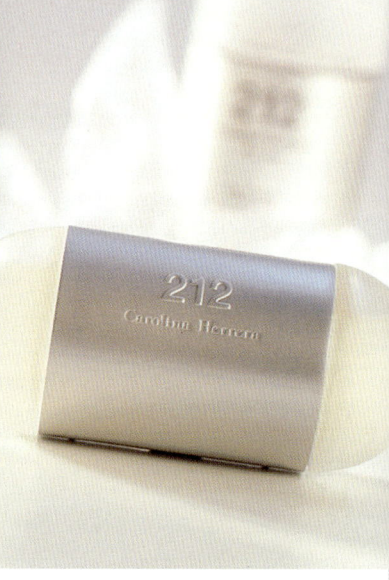

OBEN LINKS: *212, „eine neue große*
Nummer in der Welt der Düfte"

Carolina Herrera stammt aus Venezuela. Als Kind einer wohlhabenden Familie von Großgrundbesitzern wuchs sie in einer Welt auf, in der Frauen nur Haute Couture trugen. Da sie an Mode interessiert war, begann sie damit, sich selbst als Designerin zu betätigen, und ihre hohen Maßstäbe sowie ihr bemerkenswertes Stilempfinden verschafften ihr große Erfolge. Inzwischen leitet sie ein internationales Unternehmen mit Sitz in New York und verkauft nicht nur Kleidung, sondern auch Parfum, Kosmetika und Accessoires. Ihr erstes Parfum, Carolina Herrera, präsentierte sie 1988, nachdem sie sich mit Antonio Puig zusammengetan hatte, und dann unter ihrem Namen einen Duft am Markt lancierte. Ihr erster Duft, ein Einzelnoten-Parfum, beruht auf der von ihr schon als junges Mädchen geschätzten Kombination von Jasmin, Tuberose und Narde. Ihm folgte Flore, ein neuer, mit Hilfe des Headspace-Verfahrens produzierter blumiger Duft mit einem Grundakkord aus Iris, Jasmin und einer grünen Note. Auf seinem Flakon wird ein Blumenstrauß in einer Vase gezeigt. Ein leichteres Pendant namens Aqua Flore folgte 1997, und vor kurzem kam das blumige Eau de Toilette 212, Carolina Herrera, dem man eine „ätherische, strahlende Wirkung" zuschreibt, auf den Markt. Sein ungewöhnlicher zweiteiliger Flakon besteht aus zwei Zerstäubern (einem für daheim und einem für die Handtasche).

HOUBIGANT

Das große französische Parfumhaus, das mit Quelques Fleurs auch eine neue Mode kreierte

STAMMHAUS	teilweise im Besitz von Renaissance Cosmetics
FIRMENSITZ	Paris, Frankreich und Massachusetts, USA
PARFUMS	Quelques Fleurs, Demi-Jour, Chantilly, Raffinée, Lutèce, French Vanilla, White Chantilly und andere

Vom legendären Ruhm des Hauses Houbigant, des ältesten der großen französischen Parfumhäuser, ist nur noch wenig übriggeblieben. Der größte Teil des Unternehmens wurde von der Mutterfirma abgekoppelt und verkauft. Doch es gab Zeiten, da war diese berühmte, 1775 von dem nur 23 Jahre alten Jean-François Houbigant gegründete Firma mit ihren Eau de Toilettes, Pudern usw. weltweit das führende Parfumhaus.

Königin Marie Antoinette soll vor ihrer Flucht noch zu Houbigant geeilt sein, um ihre Flakons auffüllen zu lassen, und ihre Höflinge waren mit Eau de Mousseline bzw. Eau de Millefleurs parfümiert. Die Firma überstand die Unruhen der französischen Revolution, ging 1807 an den Sohn und danach an dessen Partner Chardin, den man zum persönlichen Parfümeur Napoleons ernannte.

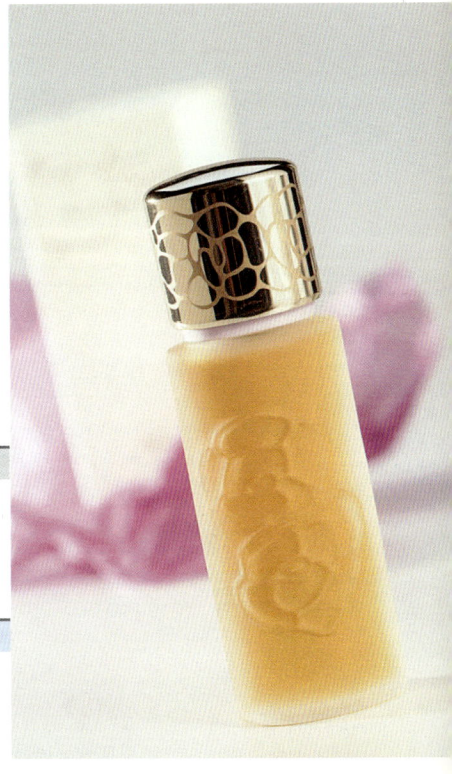

Quelques Fleurs

EINFÜHRUNG	1912 (wieder seit 1988)
KREATEUR	Robert Bienaimé
FAMILIE	blumig
FLAKON	keine Angaben

Duftnoten

KOPF	Bergamotte
HERZ	Flieder, Rose, Jasmin, Orchidee
BASIS	Amber, Sandelholz

Raffinée

EINFÜHRUNG *1982*
KREATEUR *Houbigant-Parfümeure*
FAMILIE *blumig-orientalisch*
FLAKON *Alain de Mourgues*

Duftnoten

KOPF *Jasmin, Rose, Garten-nelke, Citrus*
HERZ *Hyazinthe, Mimose, Iris, Tonka*
BASIS *Weihrauch, Zypresse, Sandelholz*

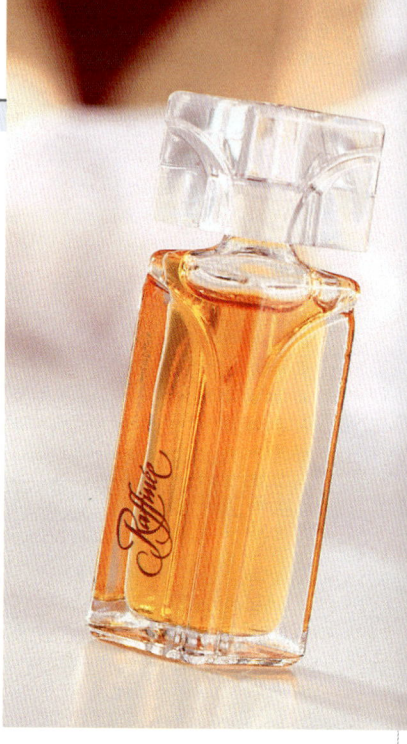

Josephine etwa gehörte zu den Kundinnen der Houbigant-Boutique, und als Napoleon im Sterben lag, verbrannte man zwei Parfum-Pastillen von Houbigant in seinem Schlafzimmer. Königin Victoria, Napoleon III. und 1890 der russische Zar bestimmten Houbigant zum königlichen Hoflieferanten.

1880 kaufte Paul Parquet das Unternehmen und setzte als einer der ersten synthetische Duftstoffe in seinen Kompositionen ein. Ihm verdanken wir auch den ersten Fougère-Duft (Fougère Royale). Ein weiterer bedeutender Parfümeur kam um die Jahrhundertwende zu Houbigant: Robert Bienaimé, der Kreateur des Klassikers Quelques Fleurs, einer der größten Erfolge des Unternehmens. Es zählt zu den bemerkenswertesten Parfums aller Zeiten und gilt für viele als erster echter Vertreter der Bouquet-Parfums.

In den 20er und 30er Jahren kamen regelmäßig neue Houbigant-Düfte in den Handel, der Duft Chantilly erschien sogar während des Zweiten Weltkrieges, doch gelang es dem Unternehmen letztlich nicht, die Schwierigkeiten der Nachkriegsjahre zu meistern. Während der 80er Jahre wurden zwar mit Hilfe neuer Investoren noch einmal gewaltige Anstrengungen unternommen, um das Unternehmen zu retten, und viele erstklassige neue Parfums entwickelt (z.B. Ciao, Raffinée, Les Fleurs, Lutèce und Demi-Jour), aber ohne ausreichenden Erfolg. 1994 mußte man die Produktionsrechte für zwölf der wichtigsten Houbigant-Düfte an Renaissance Cosmetics (USA) verkaufen. Houbigant dagegen konzentriert sich nun auf Demi-Jour und Quelques Fleurs, das 1988 in einem mit stilisierten Blütenblättern dekorierten Flakon neu auf den Markt kam.

ICEBERG

Der Kreateur kühler Düfte in Herren- und Damen-Ausführungen

STAMMHAUS	*Eurocosmesi*
FIRMENSITZ	*Mailand, Italien*
PARFUMS	*Iceberg Twice, Iceberg Twice Ice, Iceberg Universe*

S o seltsam es bei diesem Namen auch klingt: Das Parfumhaus Iceberg wurde von der italienischen Modefirma Gilmar, die Silvio Gerani und seine Frau, die Modedesignerin Giulana, 1960 gründeten, aufgebaut. Es besitzt Geschäfte auf der ganzen Welt (besonders im Fernen Osten) und hat mehrere Düfte auf den Markt gebracht. Heute wird es von der großen italienischen Parfumfirma Eurocosmesi geleitet, die ihrerseits wiederum zur Guaber-Gruppe gehört.

Den Parfumverkauf nahm Iceberg 1988 mit Iceberg Parfum auf. 1995 präsentierte die Firma Iceberg Twice, dem sie 1996 Iceberg Twice Ice und 1997 das für jüngere Leute konzipierte Iceberg Universe folgen ließ. Zu allen Damen-Düften gibt es dabei auch entsprechende Varianten für Herren. Twice Ice kann tagsüber und abends, im Sommer wie im Winter getragen werden. Es soll frisch und perlend wirken und setzt daher mit einer kühlen Litschi-Note ein; sein Fond enthält ungewöhnlicherweise einen Spritzer Kaffee, damit es warm ausklingt.

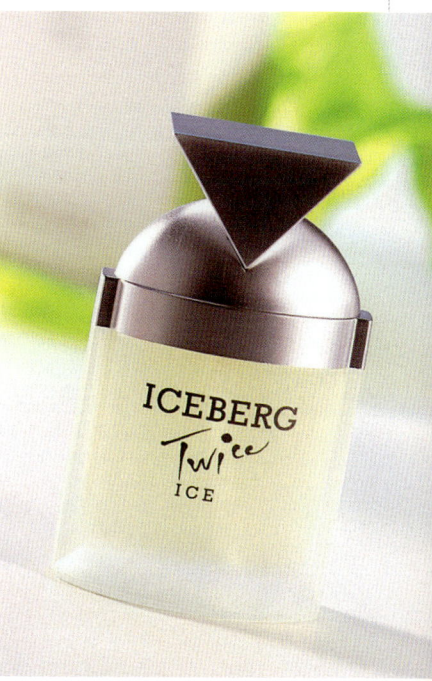

Iceberg Twice Ice

EINFÜHRUNG	*1996*
KREATEURS	*Quest-Parfümeure*
FAMILIE	*blumig-fruchtig*
FLAKON	*Pierre Dinand*

Duftnoten

KOPF	*Litschi, Rhabarber, Bergamotte*
HERZ	*Jasmin, Rose, Lotos*
BASIS	*Kaffee, Moschus, Amber, Vanille*

PERFUMES ISABELL

Ein ehemaliger Florist, dessen Düfte Blumen sprechen lassen...

STAMMHAUS	*unabhängig*
FIRMENSITZ	*New York, USA*
PARFUMS	*Attar, Calla, Ceylon, Mandarin, Savanna*

Dieses kleine New Yorker Parfumunternehmen wurde erst in jüngerer Zeit bekannt. Der internationale Jet-set kennt Robert Isabell als Mann, der in New York und anderswo rauschende Feste für Leute mit Geld und Namen organisiert – z. B. die Heirat von Alexandra Miller und Prinz Alexander von Fürstenberg in New York oder Madonnas Geburtstagsparty im Miami Beach-Hotel.

Nach einer Floristenlehre in Minnesota ging er 1978 nach New York, um für Renny, den führenden Floristen der Stadt, und Bergdorf Goodman zu arbeiten.

Nachdem er sich in den Züricher Labors von Givaudan-Roure solide Kenntnisse über die Parfumherstellung angeeignet hatte, gründete er in New York das Haus Perfumes Isabell und plazierte eine Kollektion mit fünf blumigen, unter Verwendung des Headspace-Verfahrens hergestellten Einzelnoten-Parfums im Markt. Inzwischen erschienen weitere Düfte, die auch ins Sortiment von Harvey Nichols (London) aufgenommen wurden. Robert Isabells Parfums kennzeichnet eine dem Living-Flower-Verfahren zu verdankende Reinheit. Das Design der hohen, zylindrischen Flakons ist äußerst schlicht.

Mandarin

EINFÜHRUNG	*1997*
KREATEUR	*Robert Isabell*
FAMILIE	*blumig-citrisch*
FLAKON	*Takaai Matusmoto*

Duftnoten

KOPF	*Mandarine, Zitrone, Limone, Grün-Noten*
HERZ	*Pomelo, Jasmin, Birkenblätter, Wacholderbeere, Orangenblüte, Zimtblätter*
BASIS	*Moschus, Sandelholz, Gurjun-Balsam*

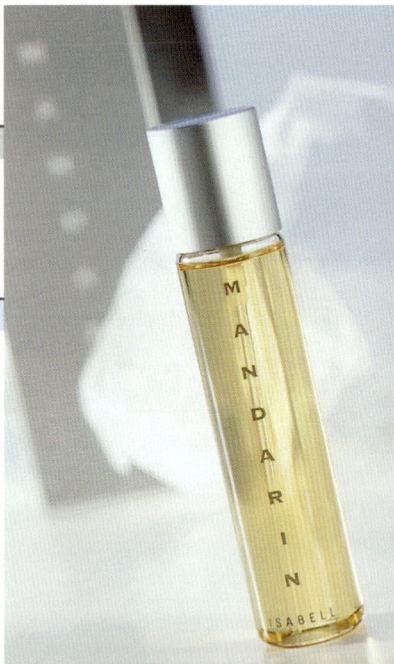

PARFUMS JOOP!

Der Kreateur eines verlockenden Duftes, der den Menschen eine
Vorstellung vom Garten Eden zu vermitteln sucht

STAMMHAUS	*Lancaster / Coty*
FIRMENSITZ	*Paris, Frankreich*
PARFUMS	*Joop! Femme, All About Eve*

Parfums Joop! (immer mit Ausrufezeichen) war zunächst die Parfum-abteilung eines internationalen Modehauses, das der gebürtige Potsdamer Modeschöpfer Wolfgang Joop und seine Frau seit 1981 mit Sitz in Hamburg aufbauten. Inzwischen führen sie nicht nur Mode und Jeans, sondern auch Leder- und Strickwaren sowie viele andere Accessoires, und eine Zeitlang war Wolfgang Joop Herausgeber des Deutschen Modemagazins Neue Mode. Parfums Joop! ist jetzt ein Teil der Lancaster-Gruppe, die wiederum zu Coty gehört.

Der erste Joop!-Duft war das von Takasago-Parfümeuren kreierte orientalische Parfum Joop! Femme, das 1987 eingeführt wurde. Anschließend kamen die Damendüfte Berlin (1991) und Nightflight (1992) auf den Markt. Der meistverkaufte Duft dieser Firma ist jedoch das 1996 erschienene All About Eve. Eva kann man sich kaum vorstellen ohne einen Apfel und diesen Duft, der auf ihre Verführung im Garten Eden anspielt und bis zu voller Parfum-Stärke erhältlich ist. Er besitzt neben diversen Blumendüften eine markante Apfelnote und ist in einem apfelförmigen Flakon im Handel.

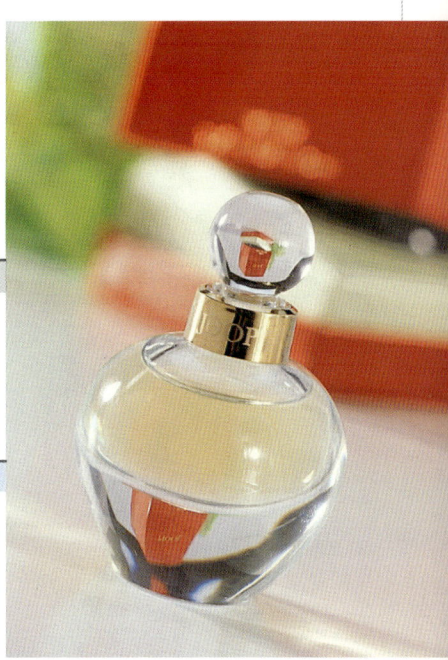

All About Eve

EINFÜHRUNG	*1996*
KREATEUR	*Parfümeure von Créations Aromatiques*
FAMILIE	*fruchtig-blumig*
FLAKON	*Peter Schmidt*

Duftnoten

KOPF	*Apfel, blumige Noten*
HERZ	*Jasmin, Zimt*
BASIS	*Vetiver, Vanille*

JOSEPH

Ein Gespür für Trends, dem wir das erfolgreiche Parfum du Jour verdanken

STAMMHAUS	*unabhängig*
FIRMENSITZ	*London, England*
PARFUM	*Parfum de Jour*

J oseph Ettedguis steile Karriere bis hin zum angesehenen Repräsentanten der Londoner Modeszene beginnt in seiner Geburtsstadt Casablanca. Von dort zog es ihn in den 60er Jahren in die Londoner King's Road, wo er einen avantgardistischen Friseursalon eröffnete. Seit den späten 70er Jahren verkauft er mit einem sagenhaften Gespür für neue Trends Strickwaren. In den 80er Jahren wurde der Stil seiner Mode ebenso wie die Interieurs seiner Geschäfte trendbestimmend, und mit seinem Strickwaren-Label Joseph Tricot errang er weltweit Anerkennung; bis 1994 wählte man ihn viermal zum Strickwaren-Designer des Jahres. Inzwischen leitet er 17 Joseph-Boutiquen in London, New York, Paris und andernorts.

Joseph Ettedguis brachte Parfum du Jour 1985 in einer kleinen schwarzen Flasche, die nur seine eigenen Geschäfte führten, auf den Markt, doch 1997 wurde es mit großem Erfolg als Eau de Parfum nach derselben, über 100 Ingredienzen enthaltenden Rezeptur für den breiteren Markt neu lanciert. Auf der klaren Glasoberfläche des schlichten Flakons sieht man ein im Siebdruckverfahren reproduziertes Foto mit der Nase und den Lippen eines Frauengesichtes.

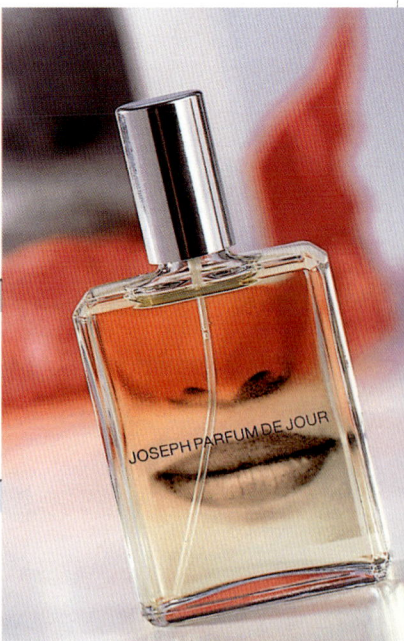

Parfum de Jour

EINFÜHRUNG	*1985 (wieder seit 1997)*
KREATEUR	*Parfümeure von Penhaligon's*
FAMILIE	*blumig*
FLAKON	*Teresa Roviras*

Duftnoten

KOPF	*Mandarine, Cassis*
HERZ	*Jasmin, Rose, Hyazinthe, Muguet, Ylang-Ylang*
BASIS	*Sandelholz, Amber*

DONNA KARAN BEAUTY

*Eines der führenden amerikanischen Parfumhäuser und der preisgekrönte
Kreateur von Chaos*

STAMMHAUS	*Estée Lauder*
FIRMENSITZ	*New York, USA*
PARFUMS	*Donna Karan New York, Chaos, Watermint*

Donna Karan New York

EINFÜHRUNG	*1992*
KREATEURS	*IFF-Parfümeure*
FAMILIE	*blumig-ambriert-würzig*
FLAKON	*Stephen Weiss*

Duftnoten

LINEAR	*Lilie, Ylang-Ylang, Rose, Jasmin, Heliotrop, Aprikose, Zimtkassie, Patchouli, Sandelholz, Weihrauch, Amber, Vanille, Moschus*

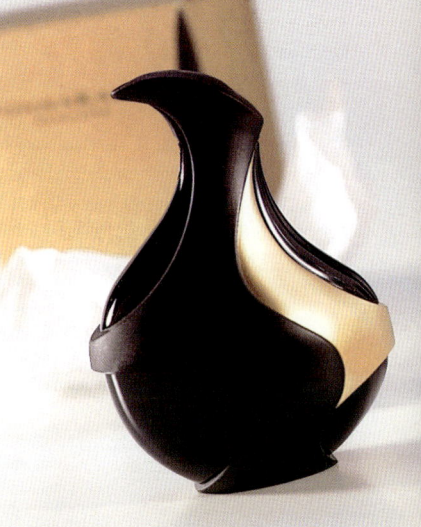

Ihre Firma für Modedesign gründete Donna Karan zusammen mit
ihrem Mann, dem Künstler Stephen
Weiss, bereits 1985, die Donna Karan Beauty Company dagegen erst
1991, als ihr erstes Parfum, Donna
Karan New York, auf den Markt kam. Den schwarzgoldenen Flakon in Form
einer abstrakten Plastik entwarf Stephen Weiss – er ist modern, kraftvoll und
doch feminin, deutlich sind die Rundungen des weiblichen Körpers erkennbar.

Das Parfum kam in einer Produktserie bis hin zu voller Parfum-Stärke
heraus (wie üblich variiert die Flakonform bei den verschiedenen Artikeln der
Serie). Es bekam 1993 bei ein und derselben Preisverleihung die höchste FiFi-
Auszeichnung als bester Damenduft und den Preis der Best National Adver-
tising Print Company, was sicherlich zu seinem überaus großen Erfolg beitrug.

Nachdem ihr Parfumhaus nun zu den führenden der USA zählte, nahm
Donna Karan mit dem 1997 erschienenen Chaos einen neuen Damenduft mit
Kräuter- und Weihrauchnoten ins Sortiment auf und präsentierte zugleich auch
ihre neue Parfummarke Watermint.

PARFUMS KENZO

West-östliche Düfte und ein Abstecher ins Wildromantische

STAMMHAUSE	*Louis Vuitton, Moët, Hennessy (LVMH)*
FIRMENSITZ	*Paris, Frankreich*
PARFUMS	*Kenzo, Parfum d'Été, Kashâya, L'Eau par Kenzo, Kenzo Jungle*

In den 70er Jahren eröffnete der japanische Designer Kenzo in Paris ein Modeunternehmen, und 1988 präsentierte er dann einige hochwertige Parfums. Das erste nannte er „Kenzo", es ist ein von Françoise Caron kreiertes Bouquet aus Blumen und Früchten in einem Flakon, dessen Form an einen Strandkiesel erinnert. Ihm folgte Parfum d'Été in einem blattförmigen Flakon.

Parfums Kenzo wurde später von der Luxusgüter-Gruppe LVMH, zu der auch die Firmen Dior, Guerlain und Givenchy gehören, aufgekauft. Sie produzierte 1994 das orientalische Parfum Kashâya in einem Flakon, auf dem ineinander verschlungene Blätter als Liebessymbol dargestellt sind. Der blumig-aquatische Duft L'Eau par Kenzo erschien 1996, und im chinesischen Tiger-Jahr, zwei Jahre später, kam Kenzo Jungle auf den Markt – ein orientalischer Duft, den ein wildes, doch mildes Flair auszeichnet.

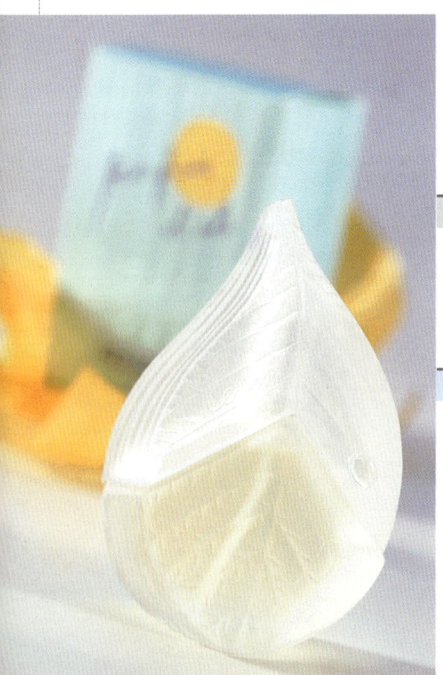

Parfum d'Été

EINFÜHRUNG	*1993*
KREATEUR	*Christian Mathieu (IFF)*
FAMILIE	*blumig*
FLAKON	*Serge Mansau*

Duftnoten

KOPF	*grün und blumig*
HERZ	*Rose, Jasmin, Pfingstrose, Narzisse, Freesie, Hyazinthe*
BASIS	*Moschus, Amber, Sandelholz, Eichenmoos*

CALVIN KLEIN

Ein breites Angebot moderner, innovativer Düfte für die Frau von heute

STAMMHAUS	*Unilever*
FIRMENSITZ	*New York, USA*
PARFUMS	*Obsession, Eternity, Escape, CK One (Unisex), CK Be (Unisex), Contradiction*

Calvin Klein hatte sich bereits lange als Designer einen Namen gemacht, als seine in New York ansässige Firma 1985 mit Obsession ihren ersten Duft in den Handel brachte. Zusammen mit seinem Schulfreund Barry Schwartz hatte Klein sein Geschäft 1968 gegründet, zunächst Herrenmode entworfen und später auch Accessoires in sein Sortiment aufgenommen. Mit der Markteinführung von Obsession entstand dann 1985 die Calvin Klein Cosmetics Company.

Obsession setzte sich unglaublich schnell durch: Es war eine absolut moderne, kräftige Parfumkomposition, für die intensiv geworben wurde und die unverhohlen die Konnotation eines sexuellen Moments intendierte: „Ich wollte die Sinnlichkeit und sexuelle Hingabe einer leidenschaftlichen Frau heraufbeschwören", meinte Klein. Obsession kam in einem reizvollen, sinnlichen Flakon

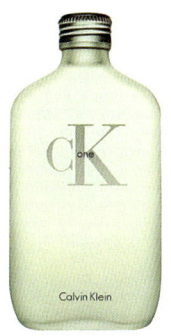

OBEN: *Der innovative Duft CK One*

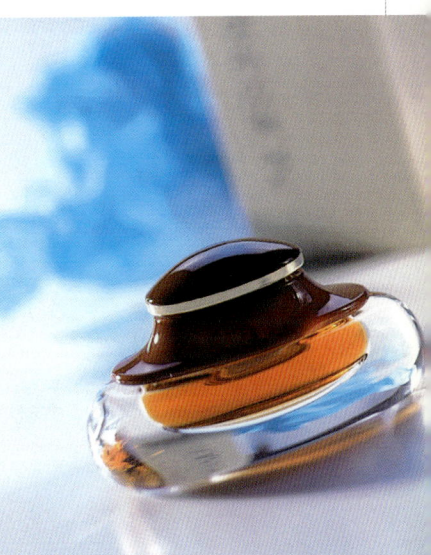

Obsession

EINFÜHRUNG	*1985*
KREATEUR	*Jean Guichard (Roure)*
FAMILIE	*blumig-orientalisch*
FLAKON	*Pierre Dinand*

Duftnoten

KOPF	*Mandarine, Bergamotte, Vanille*
HERZ	*Jasmin, Orangenblüte, Sandelholz, Vetiver, würzige Noten*
BASIS	*Amber, Eichenmoos, Weihrauch, Moschus*

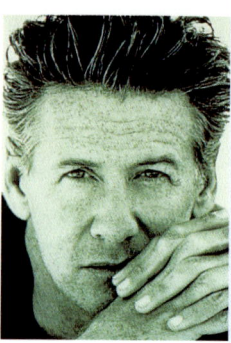

OBEN: *Calvin Klein*

Contradiction

EINFÜHRUNG	*1997*
KREATEUR	*Parfümeure von*
FAMILIE	*Givaudan-Roure*
	orientalisch
FLAKON	*Fabien Baron*

Duftnoten

KOPF	*Eukalyptus, Pfefferblüte, Syringe, Orchidee*
HERZ	*Muguet, Jasmin, Rose, Pfingstrose*
BASIS	*Tonka, Sandelholz, Satinholz*

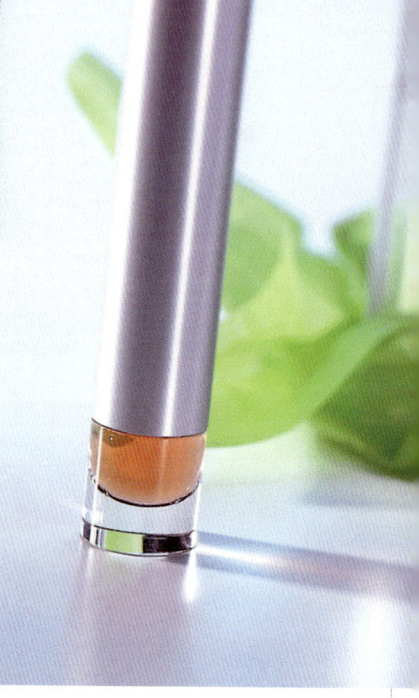

von Pierre Dinand, dem führenden Flakondesigner unserer Tage, in den Handel und gewann als „erfolgreichster Damenduft" des Jahres den ersten FiFi-Preis.

Im Verlauf der nächsten zwei Jahre kreierte Klein zwei weitere erfolgreiche Düfte: anläßlich seiner eigenen Hochzeit das romantische Eternity und Escape „für die romantische Frau, für die jeder Moment zählt". Zu allen drei Düften brachte er auch die entsprechenden Herrenvarianten heraus.

Mit CK One erschien 1994 eine Neuheit in der Welt der edlen Düfte: Ein Unisex-Eau-de-Toilette mit einem Grüntee-Duftakkord in einem schlichten Glasbehältnis, dessen Form einer Rumflasche gleicht. Schon bald darauf folgte CK Be, ein eher blumiges, moschusgetöntes Unisex-Eau-de-Toilette in einem schwarzen, aber ähnlich gestalteten Flakon. Mit dem komplexen, eher traditionell-femininen orientalischen Parfum Contradiction schloß Calvin Klein dann an seine ersten Parfums an. Es ist in einem eleganten, zylindrischen Flakon bis hin zu voller Parfum-Stärke im Handel. Im Mittelpunkt der seine Markteinführung flankierenden Werbekampagnen stand das Gesicht des Models Christy Turlington. Jedes Parfum von Calvin Klein erhielt eine FiFi-Auszeichnung, und jedes war innovativ, umstritten und dennoch oder gerade deshalb erfolgreich.

PARFUMS KARL LAGERFELD

Der Parfümeur, der der Duftwelt Himmelskörper gab

STAMMHAUS	*Elizabeth Arden / Unilever*
FIRMENSITZ	*New York, USA*
PARFUM	*Sun, Moon, Stars*

Der 1939 als Kind schwedisch-deutscher Eltern geborene Karl Lagerfeld hat eine facettenreiche Laufbahn in der Oberliga der Modebranche und auch als Fotograf hinter sich. Davon zeugen ebenfalls seine Verbindungen zur Parfumwelt, wo sein Name an ganz verschiedenen Stellen auftaucht. Abgesehen von den vielen Kollektionen unter seinem eigenen Namen, arbeitete er mehrfach für Balmain, Jean Patou, das Haus Chloé und Chanel.

Als Chefdesigner von Chloé (s. S. 69) überzeugte er die Firma 1975, ihr eigenes Parfum, Chloé, auf den Markt zu bringen. Wenig später gründete er sein eigenes Parfumhaus Parfums Karl Lagerfeld (heute gehört es zu Elizabeth Arden) und brachte 1982 den von Roger Pellegrino (Firmenich) kreierten orientalischen Duft KL heraus. Sein größter Erfolg jedoch wurde Sun, Moon, Stars, das eine angesehene IFF-Parfümeurin entwickelte. Man erhält es in einem kugelförmigen, blauen Flakon, verziert mit Mond und Sternen sowie einem goldenen Verschluß in Form der Sonne.

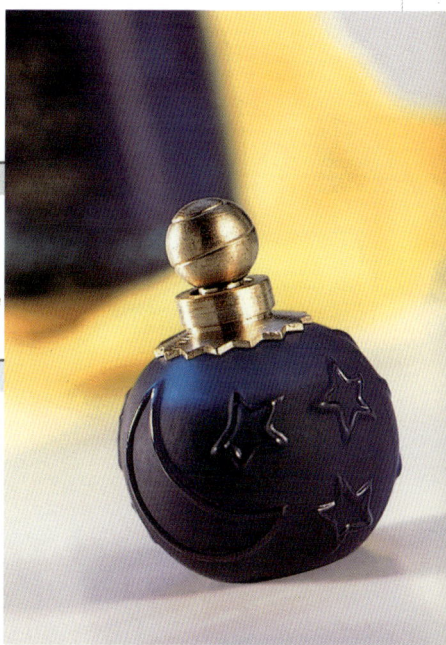

Sun, Moon, Stars

EINFÜHRUNG	*1994*
KREATEUR	*Sophia Grosjman (IFF)*
FAMILIE	*fruchtig-orientalisch*
FLAKON	*Karl Lagerfeld und Susan Wacker*

Duftnoten

KOPF	*Freesie, Seerose, Rose*
HERZ	*Heliotrop, Jasmin, Orangenblüte, Narzisse*
BASIS	*Sandelholz, Amber, Moschus*

LALIQUE

Die Firma, die die Verpackungen und den Verkauf von Parfums revolutionierte

STAMMHAUS	*unabhängig*
FIRMENSITZ	*Paris, Frankreich*
PARFUMS	*Parfum Lalique, Nilang*

L alique wurde in der Parfumwelt genau wie Baccarat vor allem wegen seiner Flakons bekannt, brachte aber auch selbst erstklassige Parfums heraus. René Lalique (1860–1945) gründete sein Juweliergeschäft 1905 am Place Vendôme in Paris genau zu dem Zeitpunkt, als François Coty seine Parfümerie im benachbarten Haus eröffnete. Wenig später verlegte sich Lalique auf Glasdesign und stellte 1908 seinen ersten Parfumflakon für Coty her (L'Effluert de Coty).

Dies war der Beginn einer langen, konstruktiven Zusammenarbeit, die die Art und Weise, wie Parfum präsentiert und verkauft wurde, grundlegend veränderte und aus der vielleicht einige von Laliques besten Flakons hervorgingen. Lalique garantierte Spitzenqualität. Er stellte nicht nur Flakons für bedeutende Parfumhäuser wie D'Orsay, Fragonard, Houbigant, Guerlain, Lancôme, Molinard, Nina Ricci, Rochas und Worth her, sondern auch für die Düfte der vielen Modeschöpfer, die für ihr Parfum einen besonderen Flakon wünschten.

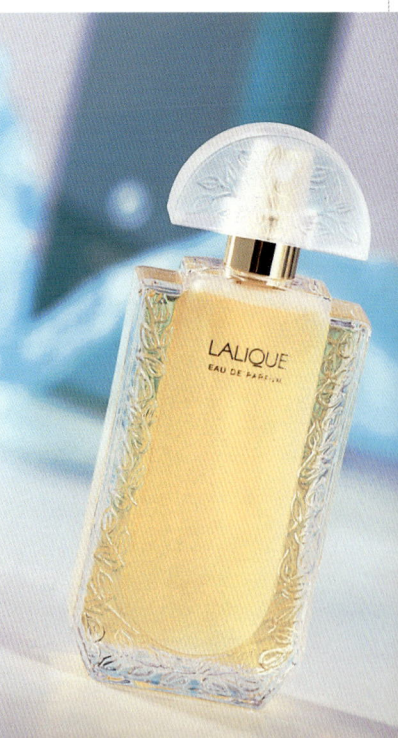

Parfum Lalique

EINFÜHRUNG	*1992*
KREATEUR	*Sophie Grosjman (IFF)*
FAMILIE	*blumig*
FLAKON	*Lalique*

Duftnoten

KOPF	*Gardenie, Mandarine, Brombeere*
HERZ	*Pfingstrose, Orangenblüte, Magnolie, Rose, Ylang-Ylang*
BASIS	*Sandelholz, Zeder, Eichenmoos, Vanille, Moschus, Amber*

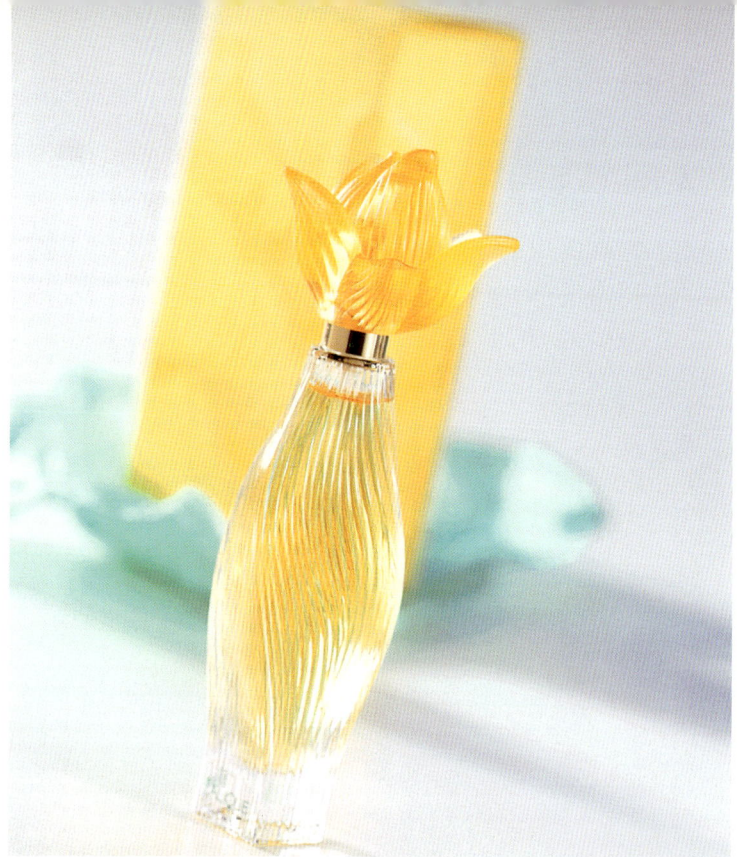

In den 20er Jahren waren Lalique-Flakons vor allem für ihren Art-
déco-Stil bekannt. Nach dem Krieg
entwickelte Lalique dann einen unverwechselbaren eigenen dekorativen
Stil. Sein 1977 verstorbener Sohn
Marc und seine Enkelin Marie-Claude
erbten seine besondere Begabung.

1992 erschien das feine, blumige Parfum Lalique als erster Duft des
Unternehmens. Abgesehen davon,
daß es sich hierbei um ein sehr hochwertiges Parfum handelt, ist bemerkenswert, daß es jedes Jahr in neuer
Aufmachung erscheint, d.h. in jeweils

Nilang

EINFÜHRUNG	*1995*
KREATEUR	*Gérard Anthony (Firmenich)*
FAMILIE	*frisch-aquatisch-orien-talisch, Lotos*
FLAKON	*Lalique*

Duftnoten

KOPF	*Jasmin, Freesie, Osterglocke*
HERZ	*Lotos, Blaubeere*
BASIS	*Amber, Vanille, Praliné, Sandelholz, Moschus*

anderem, limitiertem Flakon: 1994 erinnerte er an Nymphen und trug den Namen
Les Muses, Jasmin von 1995 war mit Jasminstengeln dekoriert, Le Nu (1996) hatte
die Form einer unbekleideten Figur, und 1997 folgte Flacon Amour. Der Flakon
von Nilang stellt eine Lotosblüte auf einem gewundenen Stengel dar, und Gérard
Anthony (Firmenich) kreierte hier sein zweites Lalique-Parfum.

LANCÔME

Die Marke mit der Rose, deren Parfums seit sechs Jahrzehnten zu den beliebtesten der Welt zählen

STAMMHAUS	L'Oréal
FIRMENSITZ	Paris, Frankreich
PARFUMS	Magie Noire, Trésor, Ô de Lancôme, Poême, Ô Oui

Lancôme wurde 1935 von dem Parfümeur Armand Petitjean, dem ehemaligen Geschäftsführer des Parfumhauses Coty, zur Produktion von Düften und Kosmetika gegründet. Er leitete diesen Namen von dem romantischen Schloß Château Lancosme in der Touraine ab und erklärte die Rose zum Wahrzeichen seiner Firma.

Im ersten Jahr kreierte Petitjean fünf Düfte, die alle in seiner eigenen Fabrik außerhalb von Paris entwickelt und in seinem Laden in der Rue Faubourg St. Honoré verkauft wurden. Den Anfang bildete Conquête, das er zusammen mit einem Gesichtspuder und einem Lippenstift in den Handel brachte. Von da an erschienen in steter Folge (bis heute ungefähr 30) neue Parfums. Die Firma beschäftigte über 500 Mitarbeiter, als Petitjean 1950 beschloß, südlich von Paris einen neuen Firmensitz und eine Produktionsanlage einzurichten, die 1964 in Betrieb genommen wurde. Lancôme erschloß 1946 den britischen Markt und eröffnete wenig später auch in den USA Geschäfte. Petitjean starb 1981.

Heute ist Lancôme für seine Hautpflegeprodukte bekannt und gilt als eine der führenden Parfumfirmen der Welt. Die ersten Düfte wurden alle von Armand Petitjean persönlich

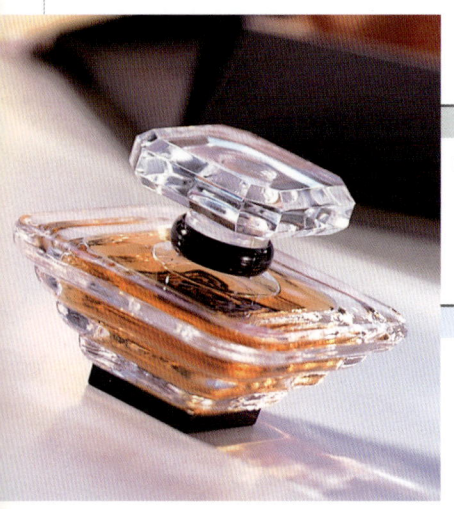

Trésor

EINFÜHRUNG	1990
KREATEUR	Sophia Grosjman
FAMILIE	blumig-halborientalisch
FLAKON	M. Swarowski (Style Marque)

Duftnoten

KOPF	Rose, Flieder, Maiglöckchen
HERZ	Iris, Heliotrop
BASIS	Sandelholz, Moschus, Amber, Vanille, Pfirsich, Aprikose

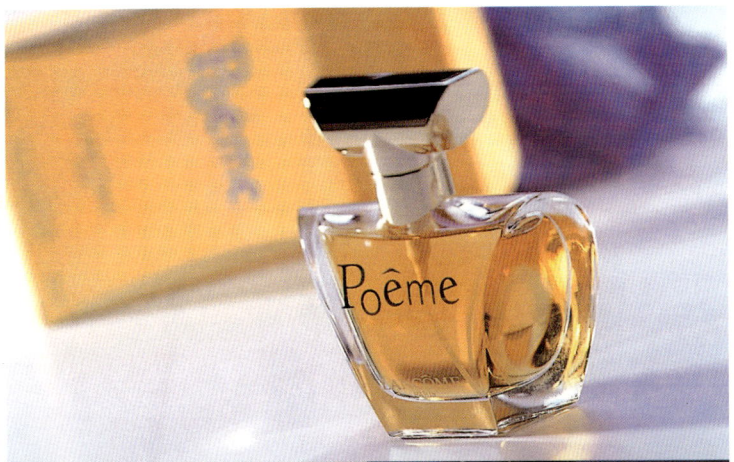

Poême

EINFÜHRUNG **1995**

KREATEUR **Jacques Cavallier (Firmenich)**

FAMILIE **blumig**

FLAKON **Fabien Baron**

Duftnoten

Ausschließlich blumig: Mimose, Jonquille, Freesie, Rose, Jasmin, Osterglocke, Vanilleblüten, Stechapfel, Keulenmohn

RECHTS: *Juliette Binoche, Lancômes Gesicht der 90er Jahre*

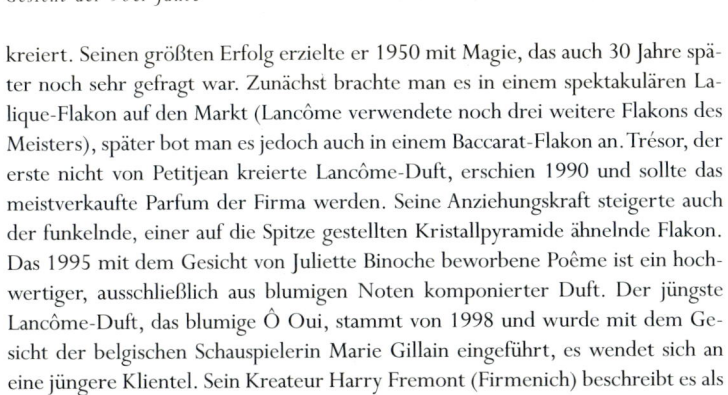

kreiert. Seinen größten Erfolg erzielte er 1950 mit Magie, das auch 30 Jahre später noch sehr gefragt war. Zunächst brachte man es in einem spektakulären Lalique-Flakon auf den Markt (Lancôme verwendete noch drei weitere Flakons des Meisters), später bot man es jedoch auch in einem Baccarat-Flakon an. Trésor, der erste nicht von Petitjean kreierte Lancôme-Duft, erschien 1990 und sollte das meistverkaufte Parfum der Firma werden. Seine Anziehungskraft steigerte auch der funkelnde, einer auf die Spitze gestellten Kristallpyramide ähnelnde Flakon. Das 1995 mit dem Gesicht von Juliette Binoche beworbene Poême ist ein hochwertiger, ausschließlich aus blumigen Noten komponierter Duft. Der jüngste Lancôme-Duft, das blumige Ô Oui, stammt von 1998 und wurde mit dem Gesicht der belgischen Schauspielerin Marie Gillain eingeführt, es wendet sich an eine jüngere Klientel. Sein Kreateur Harry Fremont (Firmenich) beschreibt es als einen „Duft gleich frischer Luft, ein Fruchtsorbet mit einem Spritzer Wodka".

PARFUMS LANVIN

Der Kreateur von Arpège, Erinnerung an eine glanzvolle Vergangenheit

STAMMHAUS	*L'Oréal*
FIRMENSITZ	*Paris, Frankreich*
PARFUM	*Arpège*

Im Jahre 1883 begann die 16jährige Jeanne Lanvin, älteste Tochter einer verarmten Familie mit 11 Kindern, Hüte herzustellen. Bereits zwei Jahre später besaß sie als angesehene Modistin ihr eigenes Geschäft. Sie heiratete früh, wurde allerdings wenig später wieder geschieden und war nun für ihre kleine Tochter Marie-Blanche allein verantwortlich. Die Kleider, die sie für sie schneiderte, fanden so großen Anklang, daß ihre Kunden bei ihr ähnliche Kleider für ihre eigenen Töchter und schließlich auch für sich selbst bestellten.

Auf diese Weise entstand das Konzept zueinander passender Schnitte für Mutter und Tochter und mit ihm das bekannte, von dem Künstler Iribe entworfene Lanvin-Symbol. Es ziert beinahe alle Lanvin-Produkte.

Ihrem Erfolg in der Mode- folgte schon bald der in der Parfumbranche. In den frühen 20er Jahren ließ Jeanne Lanvin ihre Düfte von der renommierten russischen Parfümeurin Madame Zen kreieren und verkaufte sie zusammen mit ihren Kleidern. Der letzte Zen-Duft hieß My Sin und war so erfolgreich, daß Madame Lanvin beschloß, aus Anlaß von Marie-Blanches 30. Geburtstag ein hochwertiges Parfum einzuführen. Für dessen Entwicklung konnte sie die beiden jungen Parfümeure Paul Vachér und André Fraysse gewinnen. 1927 erschien dann mit Arpège eines der weltbesten Parfums überhaupt.

Es enthält 62 Ingredienzen, die ein Arpeggio von Duftnoten „spielen". So gelang es, die Person zum zentralen Motiv der Kreation werden zu lassen, der zu Ehren er entstanden war – denn Marie-Blanche Lanvin war eine meisterhafte Musikerin geworden. Sein kugelför-

RECHTS: *Das Original-Bild von Iribe*

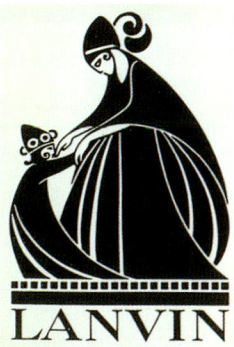

OBEN: *Das bekannte Lanvin-Symbol*

Arpège

EINFÜHRUNG	*1927*
KREATEUR	*André Fraysse (gemeinsam mit Paul Vacher)*
FAMILIE	*blumig-aldehydig*
FLAKON	*Armand-Albert Rateau*

Duftnoten

KOPF	*Bergamotte, Neroli, Maiglöckchen, Orangenblüte, Geißblatt, Aldehyde*
HERZ	*Iris, Ylang-Ylang, Jasmin, Rose, Kamelie, Maiglöckchen*
BASIS	*Sandelholz, Moschus, Patchouli, Vetiver, Vanille, Benzoe*

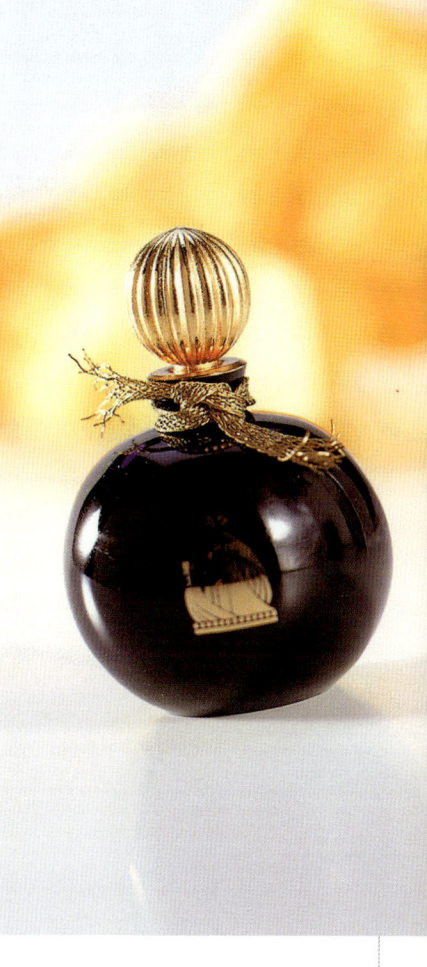

miger Art-déco-Flakon mit dem goldfarbenen Lanvin-Symbol wurde inzwischen mehrfach umgearbeitet. André Fraysse blieb bei Lanvin und kreierte noch weitere erfolgreiche Parfums wie Scandale, Rumeur und Prétexte (1937).

Über die Zeiten ihrer großen Erfolge hieß es, man könne mit den jährlich von Lanvin verwendeten Blumenmengen den Arc de Triomphe füllen…; doch die Moden ändern sich, und in den 80er Jahren ging der Umsatz deutlich zurück, was schließlich zu einer Übernahme durch L'Oréal führte. Nur Arpège, das sich seit 1993 mit neuer Rezeptur an einen jüngeren Kundenkreis wendet, ist noch im Handel und erinnert uns an die glanzvolle Vergangenheit eines der großen Parfumhäuser der 20er und 30er Jahre.

ESTÉE LAUDER

Eine überwältigende Auswahl moderner, innovativer Düfte

STAMMHAUS	*unabhängig*
FIRMENSITZ	*New York, USA*
PARFUMS	*Youth Dew, Estée, Alliage, Private Collection, Cinnabar, White Linen, Beautiful, Knowing, Spellbound, Pleasures, White Linen Breeze, Dazzling Gold, Dazzling Silver*

Unmittelbar nach dem Zweiten Weltkrieg wurde in New York eine kleine Firma für den Verkauf von Hautpflegeprodukten gegründet. Die ursprünglich von Estée und Joseph Lauder geleitete Estée Lauder Companies Inc. gehört inzwischen zu den weltweit größten Firmen für Hautcremes, Make-up und Düfte, und sie expandiert weiter. Nach wie vor spielen Mitglieder der Familie eine wichtige Rolle bei allen Unternehmungen des Konzerns, zu dem einige namhafte Firmen bzw. Lizenzinhaber gehören (u. a. Aramis, Clinique, Bobbi Brown, MAC, Origins, Tommy Hilfiger, Jane, Donna Karan und Aveda).

Die Firma Estée Lauder beschäftigt ca. 12 000 Mitarbeiter und produziert ihre Kosmetika auch in Australien, Belgien, Kanada, England und der Schweiz.

Allein der Parfum-Bereich des Unternehmens ist riesig, und zwar genau seit dem Zeitpunkt, als man mit Youth Dew 1953 ein Parfum auf

Knowing

EINFÜHRUNG	*1988*
KREATEUR	*Firmenich-Parfümeure*
FAMILIE	*blumig, Chypre*
FLAKON	*Ira Levy*

Duftnoten

KOPF	*Rose, Klebsame, Mimose, Tuberose, Davana Pflaume, Melone*
HERZ	*Jasmin, Maiglöckchen, Patchouli, Iris, Lorbeer*
BASIS	*Eichenmoos, Amber, Sandelholz, Vetiver, Moschus*

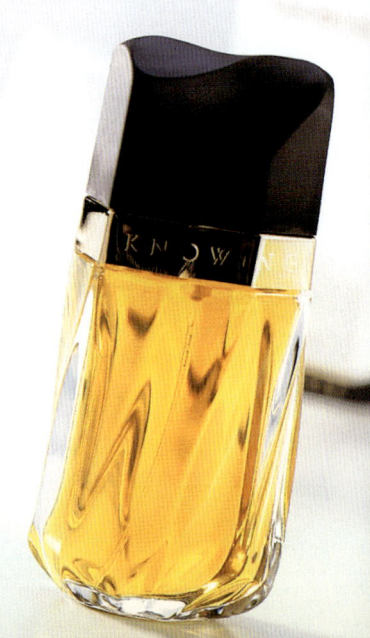

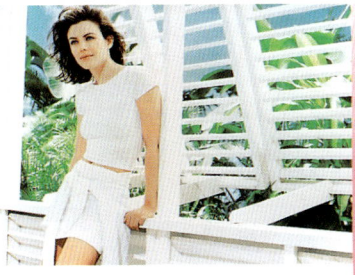

OBEN: *Werbung für White Linen Breeze*

Pleasures

EINFÜHRUNG *1995*
KREATEUR *Firmenich-Parfümeure*
FAMILIE *blumig*
FLAKON *Ateliers Dinand*

Duftnoten

KOPF *Lilie, Veilchenblatt*
HERZ *Flieder, Pfingstrose,*
Gartennelke, Jasmin,
Rose, Karo-Karoundé
BASIS *Sandelholz, Patchouli*

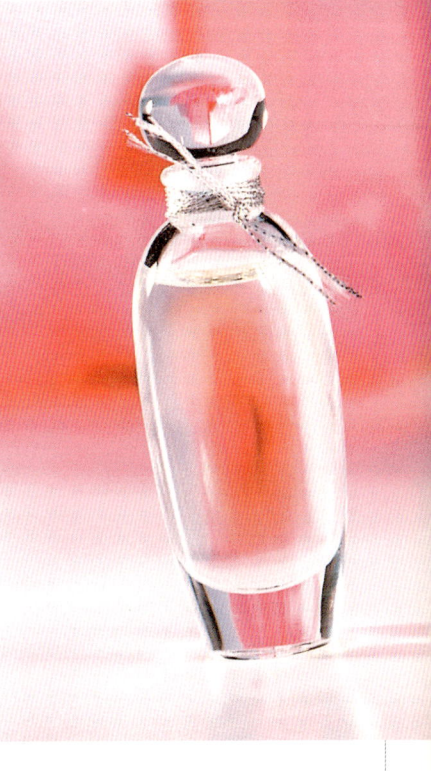

den Markt brachte, das eine innovative Kombination von Badeöl und Duft darstellte und zum Klassiker avancierte. Ihm folgten 1968 Estée und wenig später das würzig-grüne, holzige Alliage. Danach kamen Private Collection mit seinen blumig-holzigen Noten, das spritzig-orientalische Cinnabar und das frische, frühlingshafte White Linen in den Handel. All diese Düfte eroberten in den 70er Jahren den Markt und sind heute in Flakons erhältlich, die Estée Lauders eigener Flakondesigner Ira Levy gestaltete.

Mit Beautiful lancierte man 1986 eine Komposition von nicht weniger als 19 Blütendüften am Markt, die das Motiv Hochzeitsbouquet umsetzt; 1988 erschien mit Knowing ein moderner Chypre-Duft, den Estée Lauder einmal folgendermaßen charakterisierte: „Dies ist ein Duft für das 20. Jahrhundert, denn er ist seiner Zeit voraus, ein Duft für eine Frau, die ihr jetziges Leben wie auch ihre Zukunft selbst bestimmt". Knowing führte einen ganz und gar neuen, zunächst schwer zu bestimmenden Duft in die Parfümerie ein – Estée Lauder „entdeckte" ihn selbst in ihrem Garten in Südfrankreich – die Pflanze Klebsame (*Pittosporum*).

In den 90er Jahren plazierte man bereits fünf wichtige Parfums im Markt; den florientalen Duft Spellbound (1992), ihm folgte 1995 Pleasures, das an den Duft von mit Regentropfen benetzten Blüten erinnern soll und zwei unge-

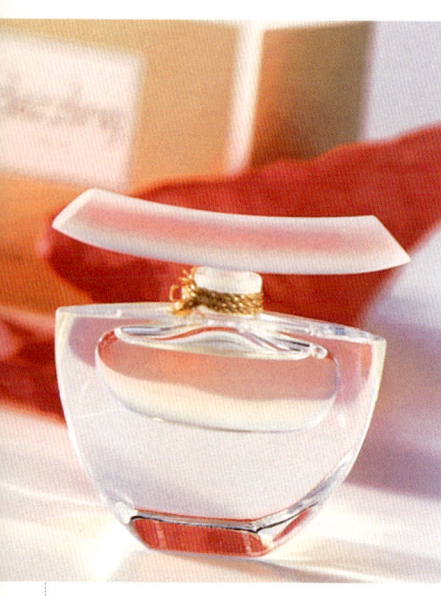

Dazzling Gold

EINFÜHRUNG *1998*
KREATEUR *Evelyn Lauder*
FAMILIE *blumig*
FLAKON *Ira Levy*

Duftnoten

KOPF *Passionsblume, Feige*
HERZ *Orchidee, Lilie, Frangi-pani*
BASIS *Sandelholz, Amber, Vanille*

wöhnliche neue Ingredienzen enthält: Baie Rose, ein Gewürz von der Insel Réunion, und das aus den Blüten eines westafrikanischen Strauches gewonnene Karo-Karoundé. Sie bereichern die sinnlich-blumigen Töne dieses Duftes um eine überraschende pfeffrige Note.

Ein Jahr später wurde White Linen Breeze präsentiert. Mit seinen leicht ozonischen Noten – dem Duft von Meer, Sand und Strandgräsern (fünf Jahre zuvor erstmals von Dior für Dune entwickelt) – brachte sich das Haus Estée Lauder mit seinen Produkten wieder einmal gebührend ins Gespräch. Dieses Parfum soll zu entspannten, sonnigen Nachmittagen, kühlen Brisen und glitzerndem Wasser passen – ein echter Sommerduft.

Das neueste im Estée Lauder-Sortiment ist Dazzling, bei dem man damit wirbt, zwei sich ergänzende und doch gegensätzliche Parfums entwickelt zu haben: Dazzling Gold in romantisch-klassischem Stil und Dazzling Silver für beschwingtere Anlässe. Beide sind in voller Parfum-Stärke erhältlich.

Dazzling Silver

EINFÜHRUNG *1998*
KREATEUR *Evelyn Lauder*
FAMILIE *blumig*
FLAKON *Ira Levy*

Duftnoten

KOPF *Lilie, Mittagsblume, Lotos, Orchidee, Vanille*
HERZ *Orchidee, Passionsblume, Rose*
BASIS *Magnolienholz, Kranz-blume*

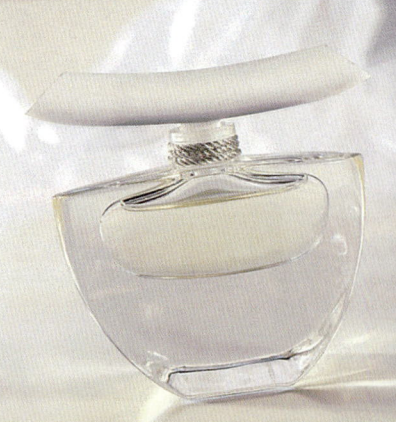

RALPH LAUREN

Ein Amerikaner in Paris, der Düfte mit Sportmotiven kreiert

STAMMHAUS	*L'Oréal*
FIRMENSITZ	*New York, USA*
PARFUMS	*Lauren, Safari, Polo Sport Woman, Romance*

E r begann mit Entwürfen für Herrenkrawatten. Doch schon bald entwarf Ralph Lauren auch eine Vielzahl anderer Artikel und machte eine steile Karriere. 1989 leitete der in New York geborene Fünfzigjährige ein Modeimperium, zu dem heute mehr als 130 Geschäfte auf der ganzen Welt gehören.

Ralph Lauren hat neben Schuhwerk, Schmuck, Koffern und Möbeln auch alle Arten von Kleidung entworfen und produziert, bis er 1978 in die Parfumbranche einstieg. Darüber hinaus kann er von sich behaupten, als erster amerikanischer Designer Geschäftsräume in Paris eröffnet zu haben.

Laurens erster Damenduft war das fruchtig-frische, blumige Lauren, das in einem würfelförmigen, von Bernard Kotyuk gestalteten Flakon zur selben Zeit wie Polo for Men eingeführt wurde. Lauren blieb bei den Motiven Sport und Freizeit und stellte anschließend das hochgeschätzte Safari her (1990), das neben einem Preis für seine TV-Werbung einen FiFi-Preis als erfolgreichster Damenduft gewann. Sein Kreateur Dominique Ropion hat auch Ysatis und Amarige kom-

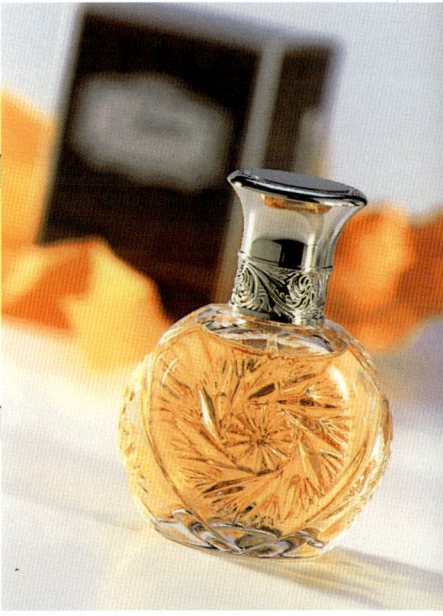

Safari

EINFÜHRUNG	*1990*
KREATEUR	*Dominique Ropion (Roure; später bei Florasynth, jetzt Haarmann & Reimer)*
FAMILIE	*blumig-grün*
FLAKON	*Bernard Kotyuk*

Duftnoten

KOPF	*Tagetes, Jonquille, Mandarine*
HERZ	*Narzisse, Ginster, Rose, Orangenblüte*
BASIS	*Sandelholz, Amber, Patchouli*

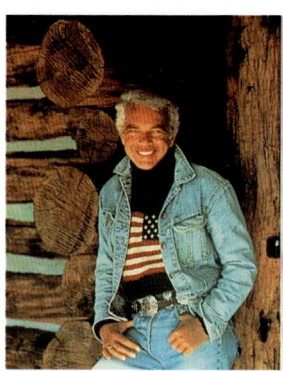

OBEN: *Ralph Lauren*

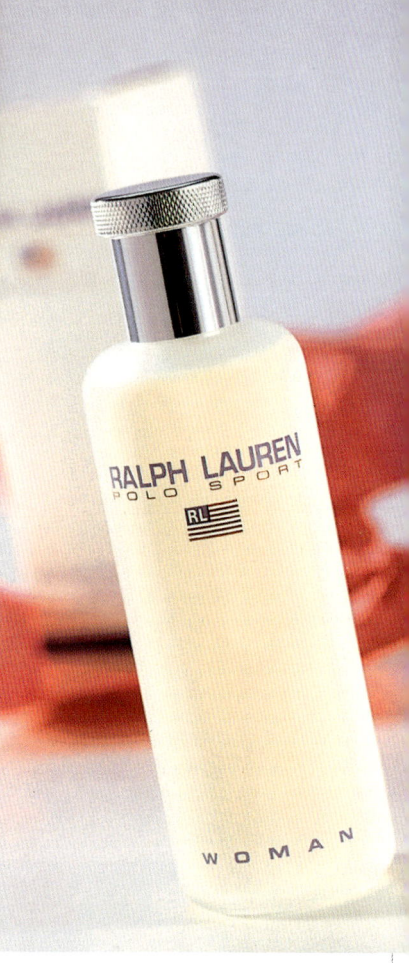

Polo Sport Woman

EINFÜHRUNG	*1996*
KREATEUR	*Jim Krivda (Mane)*
FAMILIE	*„kühl, durchscheinend, blumig"*
FLAKON	*Richard Lavigne*

Duftnoten

KOPF	*Wasserminze, Poleiminze, Citrus, Orangenblüte, Eukalyptus, Melone*
HERZ	*Mohn, Freesie, Lilie, Ylang-Ylang, Muskat-nuß, Ingwer*
BASIS	*Sandelholz, Zeder, Moschus, Eiche, Ebenholz*

poniert. Safari wird ein feminines Flair zugeschrieben, das eine ähnliche Stimmung zu evozieren sucht wie der Film „Jenseits von Afrika", was sein schwerer, einer Dekantier-Karaffe gleichender Flakon aus Kristallglas zusätzlich unterstreicht. Das Lauren-Monogramm ist auf dem silbrig schimmernden, kugelförmigen Stöpsel deutlich erkennbar, für die Box wurde ein Kroko-Imitat gewählt. Es erinnert an Großwildjagden und andere Abenteuer.

1996 kam Polo Sport Woman auf den Markt, ein Parfum „für die Frau, die Fitneß als ultimativen Weg zur Schönheit betrachtet". Es wird nur bis hin zu Eau-de-Toilette-Stärke hergestellt und enthält, dem derzeitigen Trend bei solchen Düften folgend, zu einem gewissen Anteil Hautpflegeöle. Zudem bietet es eine interessante Kombination aus Meersenf, Seetang, Meerfenchel und Algen. In den USA kam zuletzt Ende des Jahres 1998 das Parfum Romance in den Handel.

PARFUMS LELONG

Der erste Gentleman mit einem Sinn für Mode — seine Flakons sind heute begehrte Sammlerstücke

STAMMHAUS	**Arnold & Lucy Neis**
FIRMENSITZ	**New York, USA**
PARFUM	**Indiscret**

Das Comeback von Lucien Lelongs berühmtem Dufthit Indiscret ist sehr zu begrüßen, da uns dies ebenso das große Parfumhaus wie den bedeutenden französischen Modeschöpfer in Erinnerung ruft. Lelong (1889–1958) eröffnete sein äußerst erfolgreiches Modehaus im Jahr 1919.

Er galt als erster „modebewußter Gentleman", entwarf für einige der schönsten Frauen der 30er Jahre Mode und zeigte, daß man auch für die weniger wohlhabenden Leute Elegantes fertigen und verkaufen konnte. Während des Zweiten Weltkrieges stand er dem Verband französischer Modehäuser vor und vereitelte die Versuche der Nazis, die Haute Couture in Berlin anzusiedeln.

Nach dem Krieg erkannte Lelong die Begabung von Designern wie Balmain, Dior und Givenchy, die bei ihm ihre Ausbildung machten, doch 1948 mußte er alle beruflichen Aktivitäten aus gesundheitlichen Gründen aufgeben. Parfums Lelong gründete er 1924 und entwarf selbst viele der 50 Lelong-Flakons, heute ausnahmslos begehrte Sammlerstücke. Der Flakon für Indiscret sollte an Falten werfende Seide erinnern. Von Parfums Lelong sind weitere Parfums zu erwarten.

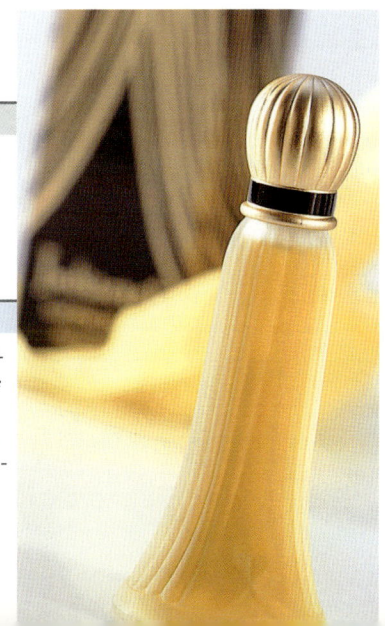

Indiscret

EINFÜHRUNG	*1936 (wieder seit 1997)*
KREATEUR	*Mane-Parfümeure (1997)*
FAMILIE	*blumig-fruchtig*
FLAKON	*Lelong, Marc Rosen*

Duftnoten

KOPF	*Mandarine, Orangenblüte, Bergamotte, Orchidee*
HERZ	*Iris, Galbanum, Tuberose, Jasmin, Ylang-Ylang*
BASIS	*Eichenmoos, Vetiver, Guajakholz, Patchouli, Sandelholz*

PARFUMS LOLITA LEMPICKA

Eine ungewöhnliche Duftkomposition, die drei wichtige Preise erhielt

STAMMHAUS	*Pacific Corporation*
FIRMENSITZ	*Paris, Frankreich*
PARFUM	*Lolita Lempicka*

P arfums Lolita Lempicka ist die Parfumabteilung eines Pariser Modeunternehmens, das von der bekannten gleichnamigen Designerin geleitet wird und ein koreanisches Stammhaus hat.

Das Parfum Lolita Lempicka erschien 1997 (in Großbritannien erst Ende 1998) und hat bereits einen recht starken Eindruck hinterlassen: 1998 gewann es die französische FiFi-Auszeichnung als bester Damenduft, und bei der anschließenden FiFi-Hauptverleihung (Juni 1998) in New York auch den FiFi-Preis für den besten europäischen Damenduft. Das einflußreiche französische Handelsmagazin Cosmétique News kürte es zudem zum besten Duft des Jahres 1997 und verlieh ihm zwei weitere Preise für seine Werbekampagne.

Die ungewöhnliche Komposition vereint zwei Düfte mit je eigener Herz- und Basisnote; davon ist der erste ein blumiger, der zweite ein Süßholz-Duft. Erwähnenswert ist auch, daß es lediglich in Eau-de-Parfum-Stärke hergestellt wird.

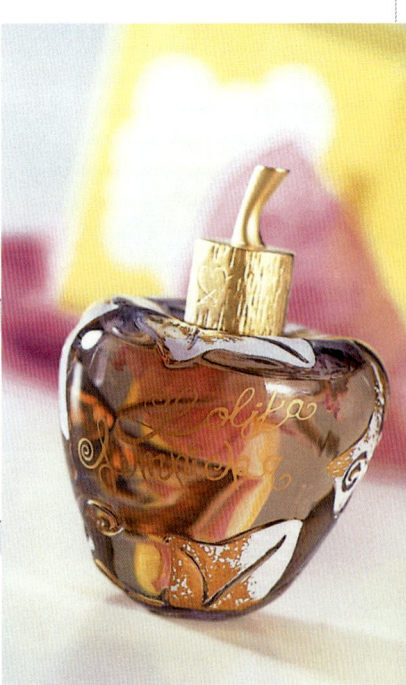

Lolita Lempicka

EINFÜHRUNG	*1997*
KREATEUR	*Annick Ménardeau (Firmenich)*
FAMILIE	*blumig-halborientalisch*
FLAKON	*Alain de Mourges und Pochet et du Courval*

Duftnoten

KOPF	*Anis, Efeu*
HERZ	*Veilchen, Iris, Amarena-Kirsche*
BASIS	*Vanille, Praliné, Vetiver, Tonka, Moschus*

PARFUMS LOEWE

Mitglied einer Gruppe exklusiver Parfumhäuser mit Geschäften in Ost und West

STAMMHAUS	*Louis Vuitton, Moët, Hennessy (LVMH)*
FIRMENSITZ	*Madrid, Spanien*
PARFUMS	*Aire Loewe, Gala Loewe*

Aire Loewe

EINFÜHRUNG	*1992*
KREATEURS	*Quest-Parfümeure*
FAMILIE	*frisch-blumig*
FLAKON	*hausintern*

Duftnoten

KOPF	*Petitgrain, Mandarine, Zitrone, Tagetes, Galbanum*
HERZ	*Jasmin, Ylang-Ylang, Iris, Maiglöckchen, Weihrauch, Amber*
BASIS	*Sandelholz, Vetiver, Moschus*

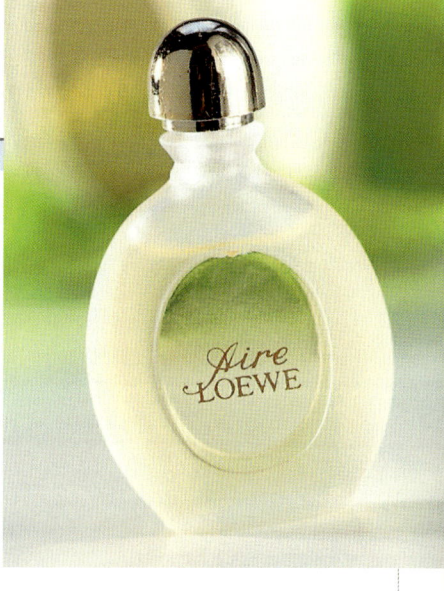

Das Loewe-Unternehmen wurde in Madrid gegründet und verfolgte 120 Jahre lang keinerlei Interessen in der Parfumbranche. Der Firmengründer, ein nach Spanien emigrierter Deutscher, eröffnete dort 1846 vielmehr zunächst ein Geschäft für exklusive Lederwaren.

Sein Unternehmen war sehr erfolgreich und expandierte nicht minder umsatzträchtig in die Bereiche Haute Couture und Konfektionskleidung. Inzwischen besitzt es Geschäfte in ganz Spanien sowie in London, Paris, New York, Mexiko, Portugal, Arabien und dem Fernen Osten. Neben Dior, Guerlain, Givenchy und anderen Unternehmen gehört es zur exklusiven LVMH-Gruppe.

Loewes Parfumabteilung, Parfums Loewe, nahm seine Arbeit 1976 mit der Markteinführung des Parfums Loewe auf. Ein zweiter Damenduft folgte erst 1992 mit Aire Loewe. Zur selben Zeit präsentierte Loewe auch Gala Loewe – in einem bemerkenswerten, blaugoldenen Flakon, dessen Design von Velázquez' Kleid der Infantin auf dem Gemälde „Las Meninas" inspiriert wurde.

JO MALONE

Kreateurin einer großen Auswahl von Produkten aus hochwertigen, natürlichen Ingredienzen

STAMMHAUS	*unabhängig*
FIRMENSITZ	*London, England*
PARFUMS	*Lime, Basil & Mandarin, Wild Muguet, Gardenia, Tuberose, Verbena of Provence, Fleurs de la Forêt und viele andere*

Jo Malone erinnert sich noch daran, wie sie in ihrer frühen Kindheit Blütenblätter von Rosen in Miniaturfläschchen steckte. Die Tochter eines Architekten und einer Kosmetikerin mit Wohnsitz in Londons angesehenem Stadtteil Chelsea war ihr Leben lang von Ölen und Düften fasziniert und begann ihre Karriere mit einem Angebot für besondere Gesichtsmassagen und Hauttonika.

Ihren späteren Geschäftspartner Garry Willcox heiratete sie 1983, und 1994 eröffneten die beiden in der Londoner Walton Street ein Geschäft, das die Atmosphäre einer alten französischen Parfümerie vermitteln sollte. Der Laden fand großen Anklang, und es entstanden weitere Zweigstellen in London, bei Bergdorf Goodman's in New York, bei Joseph's in Paris und andernorts.

Auch neue Ideen zur Verwendung von Düften wurden entwickelt: „Scent an Event" unterstützt beispielsweise Werbefirmen bei der Parfümierung von Modeschauen und Verkaufspräsentationen und erfüllte sogar schon die Londoner Royal Albert Hall mit Wohlgeruch. „Sent a Scent" liefert individuelle Parfumpräsente und verfügt über eine breite Produktpalette bis hin zu Cologne-Stärke, für die nur hochwertige natürliche Rohstoffe verwendet werden. Jo Malones eigenes Parfum heißt Lime, Basil & Mandarin.

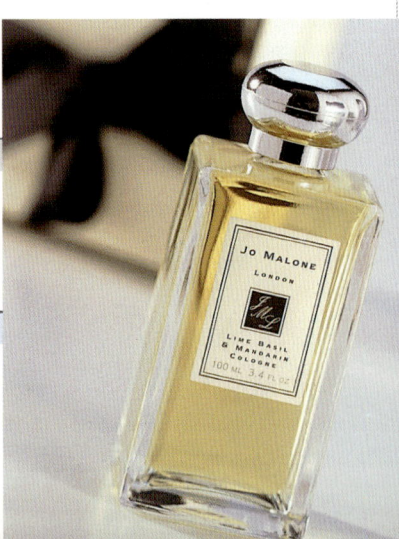

Lime, Basil & Mandarin

EINFÜHRUNG	*1991*
KREATEUR	*Jo Malone*
FAMILIE	*hesperidisch*
FLAKON	*keine Angaben*

Duftnoten

KOPF	*Mandarine, Limone*
HERZ	*Jasmin, Flieder, Basilikum, weißer Thymian*
BASIS	*Holzig, Vetiver*

NICOLE MILLER

Eine international angesehene Modeschöpferin mit einem „explosiven"
gleichnamigen Parfum

STAMMHAUS	*unabhängig*
FIRMENSITZ	*New York, USA*
PARFUM	*Nicole Miller*

Mißgeschicke führen zuweilen zu unerwartetem Erfolg, wie die New Yorker Designerin Nicole Miller feststellte. Als Chefdesignerin von P. J. Walsh machte sie sich mit ihren Entwürfen für bedruckte Stoffe einen Namen. Mit ihrem Partner Bud Konheim erwarb sie 1982 das Unternehmen, gab ihm ihren eigenen Namen und eröffnete später noch ein Geschäft in der Madison Avenue.

Nachdem man irrtümlich Krawatten aus einem nicht zu diesem Zweck bestimmten Kleiderstoff produziert hatte, fanden die Betreiber des Präsentladens der Metropolitan Opera Gefallen an den schrillen Stücken, die sich überraschend als Verkaufsschlager erwiesen. Man ergänzte das Sortiment durch andere Artikel, und allmählich setzte sich die Idee durch, in einer Damenboutique kleinere Herrenaccessoires anzubieten. Inzwischen ist Nicole Miller eine international anerkannte Modeschöpferin und besitzt Boutiquen in den ganzen USA und anderen Ländern. Da bot es sich an, auch ein Parfum ihres Namens folgen zu lassen: Nicole Miller, das als „explosives, aura-florales Parfum – jung, lustig und aufregend" gilt.

Nicole Miller

EINFÜHRUNG	*1993*
KREATEUR	*Xavier Renard*
	(Givaudan-Roure)
FAMILIE	*blumig-orientalisch*
FLAKON	*Pierre Dinand*

Duftnoten

KOPF	*Mandarine, Alpenveil-*
	chen, Freesie, Ylang-
	Ylang, Pfirsich
HERZ	*Rose, Jasmin, Tuberose,*
	Gewürznelke, Orangen-
	blüte, Heliotrop
BASIS	*Sandelholz, Vanille,*
	Moschus, Amber, Tonka,
	Opoponax

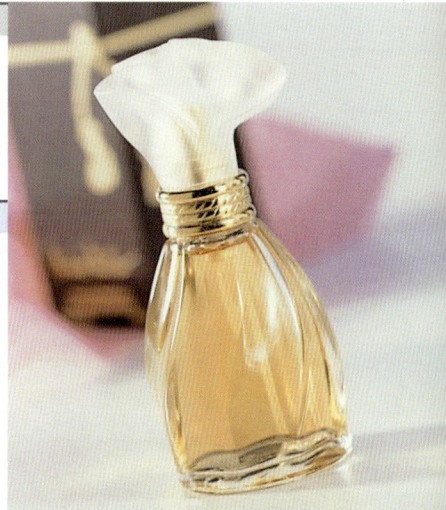

ISSEY MIYAKE

Das Design-Genie, das den enorm erfolgreichen Duft Eau d'Issey kreierte

STAMMHAUS	*Shiseido*
FIRMENSITZ	*Paris, Frankreich und Tokio, Japan*
PARFUMS	*L'Eau d'Issey, Le Feu d'Issey*

E s ist schwierig, Issey Miyakes komplexes Schaffen gänzlich zu verstehen. Er stammt aus Japan, erlernte den Beruf des Modedesigners jedoch in Paris, wo er anfangs unter Guy Laroche und Hubert de Givenchy arbeitete. Obwohl er Minimalist ist, hat er viele, zuweilen äußerst vielschichtige Gestaltungsideen.

Als man ihn 1991 bat, die Kostüme für ein Frankfurter Ballett mit 40 Tänzern zu entwerfen und ihm dabei völlig freie Hand ließ, präsentierte er 400 Entwürfe. Seine erste Mode-Kollektion stellte er 1973 in Paris vor, wo er drei Jahre zuvor das Miyake Design Studio gegründet hatte.

Miyake kreierte letzlich nur ein Damenparfum, das überaus erfolgreiche Eau d'Issey. Daneben entstand Ende 1998 der blumig-würzig-holzige Duft Le Feu d'Issey als Eau de Toilette. Seine Parfumabteilung gehört jetzt zum japanischen Konzern Shiseido, der ihm nicht nur die erforderliche finanzielle Unterstützung bietet, damit sich seine Düfte international behaupten können, sondern auch die Hilfe Fabien Barons, des Design-Direktors von Shiseido.

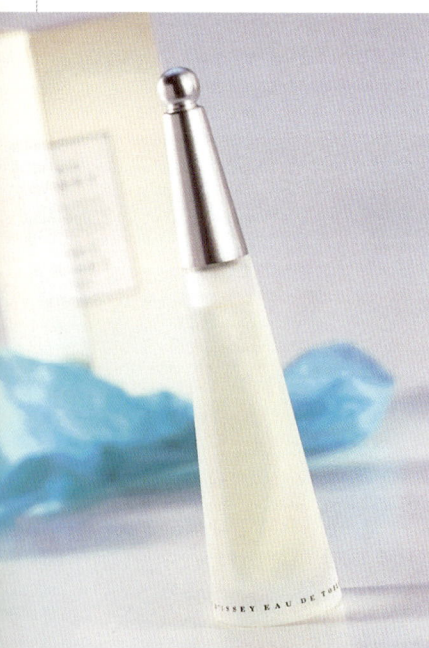

L'Eau d'Issey

EINFÜHRUNG	*1991*
KREATEUR	*Jacques Cavallier (Firmenich)*
FAMILIE	*blumig-holzig*
FLAKON	*Alain de Morgues*

Duftnoten

KOPF	*Freesie, Rose, Alpenveilchen, Lotos*
HERZ	*Pfingstrose, Lilie, Nelke*
BASIS	*Tuberose, Osmanthus, Moschus*

MOLINARD

Ein altehrwürdiges Parfumhaus, das für seine berühmten Lalique-Flakons bekannt ist

STAMMHAUS	*unabhängig*
FIRMENSITZ	*Paris, Frankreich*
PARFUMS	*Habanita, Molinard de Molinard, Les Senteurs (Serie), Les Femmes (Serie), Eau Fraîche, Eau de Cologne France*

B ereits vor der Französischen Revolution pflegte man zu sagen, daß halb Europa seine Essenzen aus Grasse beziehe. Grasse war zunächst lange ein Zentrum für die Lederherstellung, und erst als parfümierte Handschuhe in Mode kamen, machten die Gerber von Grasse von ihrem königlich verbrieften Recht Gebrauch und stellten auch die Parfums für ihre edlen Produkte her. So begann die Entwicklung dieser Stadt zum Weltzentrum der Parfumherstellung.

Ein gewisser Molinard Jeune kam 1849 nach Grasse, um in einem kleinen Laden „parfümiertes Wasser" anzubieten. Sein Geschäft florierte, und Ende des Jahrhunderts betrieb er eine eigene Destillerie. Zu Molinards angesehener Kundschaft gehörte u. a. Königin Victoria von England. Man eröffnete sogar ein eigenes Haus für Kunden, die den Winter an der Riviera verbrachten.

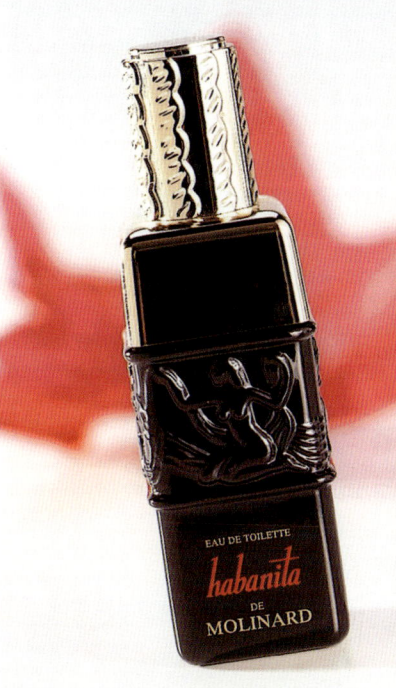

Habanita

EINFÜHRUNG	*1924 (wieder seit 1988)*
KREATEURS	*Molinard-Parfümeure; Roure-Parfümeure (1988)*
FAMILIE	*orientalisch*
FLAKON	*Lalique*

Duftnoten

KOPF	*Bergamotte, Pfirsich*
HERZ	*Rose, Ylang-Ylang*
BASIS	*Vanille, Leder*

143

Molinard de Molinard

EINFÜHRUNG	*1980*
KREATEUR	*Molinard-Parfümeure*
FAMILIE	*fruchtig-grün-blumig*
FLAKON	*Lalique*

Duftnoten

KOPF	*Galbanum, Schwarze Johannisbeere*
HERZ	*Jasmin, Rose, Ylang-Ylang, Narzisse, Maiglöckchen*
BASIS	*Labdanum, Weihrauch, Amber, Moschus, Vetiver*

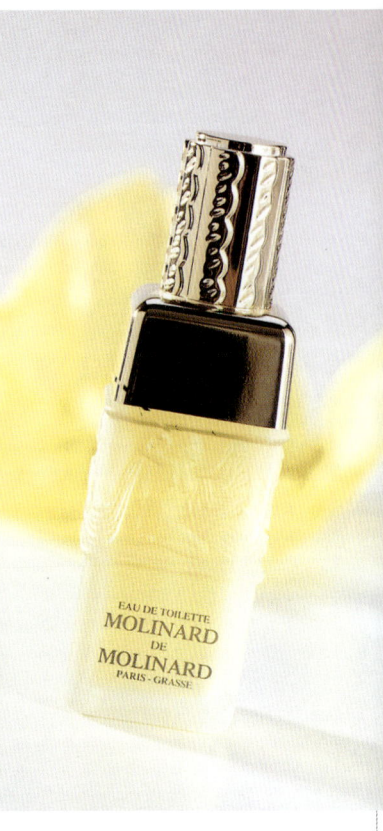

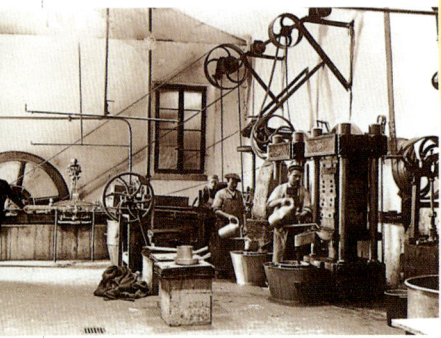

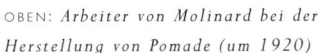

OBEN: *Arbeiter von Molinard bei der Herstellung von Pomade (um 1920)*

Heute befindet sich hier ein wunderschönes Museum mit herrlichen Flakons, Dokumenten, alten Maschinen und anderen Dingen, die mit der Parfumherstellung zu tun haben. 1920 verlegte Molinard seinen Firmensitz nach Paris. Unter dem Namen der damaligen Besitzer firmierte man erfolgreich als Société Bénard et Honorat; 1938 wechselte man jedoch wieder zum Traditionsnamen Molinard.

Im Verlauf der langen Firmengeschichte kamen natürlich sehr viele Molinard-Parfums in den Handel, doch das erstmals 1924 erschienene Habanita ist vermutlich der Duft, der in der Welt des Parfums den größten Eindruck hinterließ. Molinard präsentierte diesen Duft in einem bemerkenswerten Lalique-Flakon, den ein mit einem Wassernymphen-Motiv versehenes Relief zierte. Er verwendete noch weitere Lalique-Flakons und für den Flakon von Le Baiser du Faune gewann er eine der begehrtesten Auszeichnungen überhaupt: auf der New Yorker Ausstellung von 1932 wurde er mit der Medaille für den schönsten Flakon der Welt gewürdigt. Neben Habanita verfügt Molinard inzwischen noch über einen weiteren Duft-Bestseller: Das üppige, blumige Molinard de Molinard mit über 600 Ingredienzen.

PARFUMS MONTANA

Kreateur eines Duftes in einem preisgekrönten Flakon von außergewöhnlichem Design

STAMMHAUS	*Clarins*
FIRMENSITZ	*Paris, Frankreich*
PARFUMS	*Parfum de Peau, Parfum d'Elle, Just Me*

Seit 1976 gehört Claude Montana, der zunächst mit seinen Lederarbeiten bekannt wurde, zu den herausragenden Modeschöpfern von Paris. Seine eigene Firma gründete er 1979 und gewann als erster Designer die Goldmedaille der Pariser Modeindustrie in zwei aufeinanderfolgenden Jahren. Sein Unternehmen wurde 1995 von Clarins, für den er jetzt arbeitet, übernommen.

Mit Gründung von Parfums Montana erschien 1986 sein erster Duft. Zunächst unter dem Namen Montana im Handel, heißt er jetzt Parfum de Peau und gilt als „avantgardistisches Chypre-Parfum". Sein außergewöhnlicher Flakon mit spiralförmig aufgebrachten Mattglasschichten erinnert an einen Frauenkörper in Bewegung; er erhielt den Preis der französischen Glasindustrie.

Montana brachte 1989 mit dem florientalen Parfum d'Elle noch einen weiteren Duft auf den Markt, der großen Anklang fand. Sein Flakon gleicht dem Gehäuse einer Meeresschnecke, ist wiederum aus Mattglasschichten gefertigt und wurde ebenfalls von Serge Mansau entworfen. Just Me folgte 1997.

Parfum de Peau

EINFÜHRUNG	*1986*
KREATEUR	*Jean Guichard (Roure); seit 1997 mit neuer Rezeptur von Edouard Fléchier (Givaudan-Roure)*
FAMILIE	*Chypre*
FLAKON	*Serge Mansau*

Duftnoten

KOPF	*Ringelblume, Ingwer, Pfeffer, Schwarze Johannisbeere, Orangenblüte*
HERZ	*Jasmin, Rose, Narzisse, Patchouli*
BASIS	*Amber, Moschus, Weihrauch, Leder*

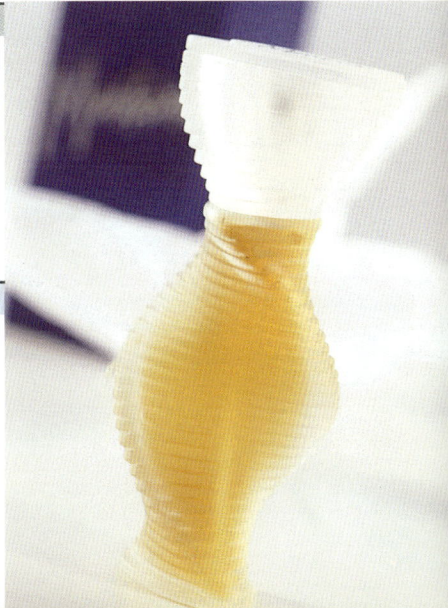

POPY MORENI

Eine Modeschöpferin, deren gleichnamiges Parfum Kindheitserinnerungen weckt

STAMMHAUS	*Fragrance Plus*
FIRMENSITZ	*Paris, Frankreich*
PARFUMS	*Popy Moreni, Popy Moreni de Fête*

Die Designerin Popy Moreni ist gebürtige Italienerin, lebt aber seit über 40 Jahren in Frankreich und führt derzeit ein kleines Geschäft am Place des Vosges in Paris. Ihr Vater war Maler, ihre Mutter Bildhauerin.

Nach ihrem Studium am Turiner Modeinstitut wurde sie Beraterin für Firmen in den Bereichen Textilien, Mode und Innenausstattung. An ihrem Stil zeugen Harmonie, Qualität und Liebe zum Detail vom sicheren Auge der alten Schule. Während sie sich selbst ausschließlich in Schwarz-Weiß kleidet, stellen ihre romantisch verspielten Entwürfe eine wahre Farborgie dar.

Das nach ihr benannte Parfum knüpft an Kindheitsmotive an, der Flakon hingegen spiegelt ihr heutiges Leben: eine Rüsche, ein Kleid, eine Nadel und ein kegelförmiger Hut und kontrastiert mit dem schwarz-weißen Karomuster auf der Verpackung. Als bestes Parfum des Jahres gewann es 1997 den Preis der Cosmétique News. Inzwischen hat Moreni ihr zweites Parfum, Popy Moreni de Fête, am Markt lanciert.

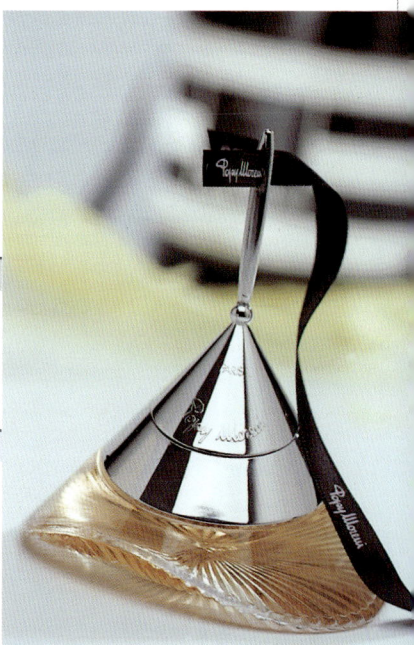

Popy Moreni

EINFÜHRUNG	*1996*
KREATEUR	*Martin Gras (Dragoco)*
FAMILIE	*pudrig-blumig*
FLAKON	*Thierry de Baschmakoff*

Duftnoten

KOPF	*Ylang-Ylang, Bergamotte, Geranie, Kaffee*
HERZ	*Mimose, Koriander, Orangenblüte, Heliotrop, Ginster*
BASIS	*Styrax, Patchouli, Vetiver, Sandelholz, Amber*

THIERRY MUGLER

Kreateur „engelhafter" Düfte, die Erinnerungen an Kirmes und Zuckerwatte wachrufen

STAMMHAUS	*Clarins*
FIRMENSITZ	*Paris, Frankreich*
PARFUMS	*Angel, Angel Innocent*

In seiner Heimatstadt Straßburg wurde Thierry Mugler mit 14 Jahren Mitglied des Ballets der Opéra du Rhin und fiel durch seine selbst entworfene Kleidung auf. Mit 20 Jahren gestaltete er die Schaufenster einer Pariser Trend-Boutique und arbeitete als Designer für mehrere Modehäuser. Seine erste Kollektion präsentierte er 1973; anschließend gründete er das nach ihm benannte Modehaus.

In seinem durchweg avantgardistischen Stil symbolisiert das stets wiederkehrende Motiv des Engels die Gegensätze, die er in Frauen sieht: sanft und doch streng, unschuldig und doch verführerisch. Angel, sein erster Duft, sollte sich von allen anderen Parfums seiner Zeit unterscheiden und einen zeitlosen Charakter aufweisen. Der von ihm selbst entworfene Flakon, ein kühle Eleganz ausstrahlender Kristallstern mit einem Stich ins Bläuliche, bildet einen Gegensatz zum warm-erdigen Charakter des Parfums und soll Kindheitserinnerungen und -genüsse wie Kirmes, Zuckerwatte, Schokolade, Fruchtbonbons und selbst zubereitete Karamel-Soße evozieren. Für die Entwicklung dieses komplizierten Duftes, der jetzt bis hin zu Eau-de-Parfum-Stärke im Handel ist, wurden 18 Monate benötigt.

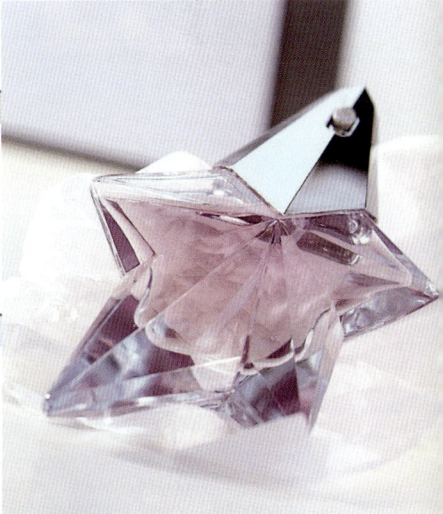

Angel

EINFÜHRUNG	*1994*
KREATEUR	*Olivier Cresp und Yves de Chirin (Quest)*
FAMILIE	*orientalisch-fruchtig, Gourmand*
FLAKON	*Thierry Mugler mit Brosse*

Duftnoten

KOPF	*Bergamotte, Jasmin*
HERZ	*Rote Beeren, Brombeere, Honig*
BASIS	*Patchouli, Vanille, Kumarin, Schokolade, Karamel*

PARFUMS DE NICOLAÏ

Einfache, aber hochwertige Düfte aus natürlichen Ingredienzen

STAMMHAUS	*unabhängig*
FIRMENSITZ	*Paris, Frankreich*
PARFUMS	*Rose Pivoine, Eau d'Été, Juste un Rêve, Vanilla Tonka, Sacrebleu, Mimosaïque, Eau de Cheverny*

Bei Patricia de Nicolaï, der Enkelin des Gründers von Guerlain, war davon aus-
zugehen, daß sie eine gewisse Vorbildung besaß, als sie ihr Studium an der
französischen Akademie für das Parfumwesen aufnahm. Nach dem Abschluß im
Jahr 1980 arbeitete sie bei einer Firma für Parfumentwicklungen, 1989 gründete
sie dann mit ihrem Mann Jean-Louis Michau ihre eigene Firma: Parfums de Nicolaï.
Ihr erstes Parfum hieß Number One und verhalf ihr als erster Parfümeurin der
Welt zum begehrten Preis der Société Technique des Parfumeurs für den besten
internationalen Parfümeur. Sie hat darüber hinaus einen selbst entwickelten Zerstäuber im Sortiment, mit dem man
die Wohnung parfümieren und
zugleich unangenehme Gerüche be-
seitigen kann. Derzeit lebt sie in
London, doch die Produktion erfolgt
in der Nähe von Orléans. Die Ni-
colaï-Düfte sind einfach, aber sehr
hochwertig und enthalten ausschließlich natürliche Ingredienzen.

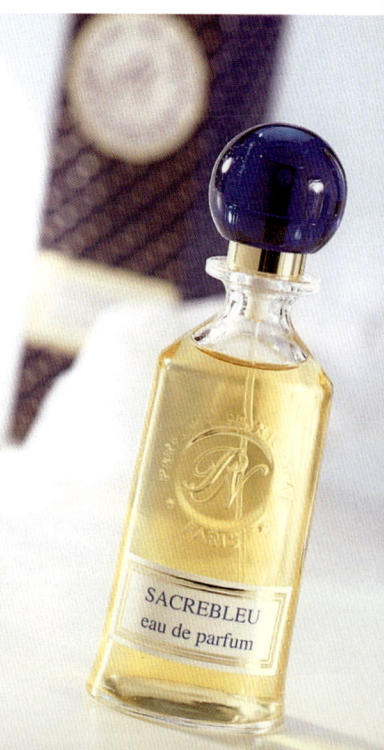

Sacrebleu

EINFÜHRUNG	*1993*
KREATEUR	*Patricia de Nicolaï*
FAMILIE	*blumig-orientalisch*
FLAKON	*hausintern*

Duftnoten

KOPF	*Knospen schwarzer Johannisbeere, Him-beere, Aprikose*
HERZ	*Jasmin, Zimt, Gartennelke*
BASIS	*Vanille, Zibet, Castoreum*

RIFAT OZBEK

Ein Parfum in minarettförmigem Flakon vom gleichnamigen,
preisgekrönten Modeschöpfer

STAMMHAUS	*Aeffe S.p.a.*
FIRMENSITZ	*London, England*
PARFUM	*Ozbek*

Ozbek

EINFÜHRUNG	*1995*
KREATEUR	*keine Angaben*
FAMILIE	*blumig*
FLAKON	*Rifat Ozbek*

Duftnoten

KOPF	*Rosenholz, Freesie, Pfirsich*
HERZ	*Klebsame, Jasmin, Ylang-Ylang, Hyazinthe*
BASIS	*Moschus, Honig*

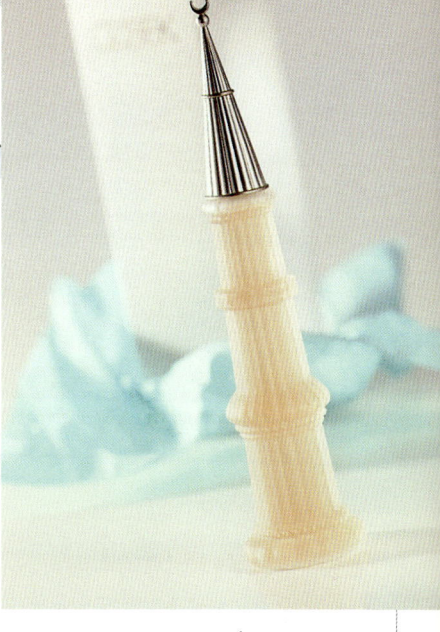

Der renommierte Modeschöpfer stammt aus Istanbul und ging nach London, um Architektur zu studieren. Doch bald erkannte er, daß sein eigentliches Interesse der Mode galt. Er immatrikulierte sich an der St. Martin's School of Art, schloß sein Studium mit Auszeichnung ab und gründete 1984 seine eigene Firma mit dem Label Ozbek.

Inzwischen genießt er weltweites Ansehen. Er selbst allerdings scheut die Öffentlichkeit und lebt sehr zurückgezogen. Durch die Verschmelzung ethnischer Elemente mit moderner Kultur und einer eklektischen Kombination von Farben und Formen spiegeln seine Kollektionen ein modernes Lebensgefühl. Zweimal schon wurde er vom British Fashion Council als Designer des Jahres ausgezeichnet. Sein Unternehmen ist einer italienischen Gruppe angeschlossen.

Rifat Ozbek brachte 1995 das gleichnamige Parfum Ozbek in einer kompletten Produktlinie auf den Markt, hat ihm jedoch noch keinen anderen Duft folgen lassen. Der ebenso wunderschöne wie außergewöhnliche Flakon weist die Form eines türkischen Minaretts auf.

JEAN PATOU

Der große, innovative Modeschöpfer und Hersteller von Joy, dem
„kostspieligsten Parfum der Welt"

STAMMHAUS	*unabhängig*
FIRMENSITZ	*Paris, Frankreich*
PARFUMS	*Joy, 1000 (Mille), Eau de Patou, Ma Liberté, Sublime, Ma-Collection-Serie (Amour-Amour, Que Sais-Je?, Adieu Sagesse, Chaldée, Moment Suprême, Cocktail, Divine Folie, Normandie, Vacances, Colony, L'Heure Attendue, Câline), Patou Forever*

J ean Patou gilt als experimentierfreudiger Neuerer. Der 1887 geborene Sohn eines Gerbers ging 1910 nach Paris, wurde Soldat, zog in den Krieg und gründete bereits 1919 sein eigenes Parfumhaus. 1936 starb er mit nur 49 Jahren. Im Grunde war er ein Mensch der 20er und 30er Jahre und hat sich allem Anschein nach recht spontan der Mode verschrieben, denn über die Zeit vor der Präsentation seiner ersten Kollektion im Jahr 1919 ist kaum etwas bekannt.

Mit dieser Kollektion hatte er enormen Erfolg und wurde in kürzester Zeit berühmt, was schließlich zur Eröffnung eines zweiten Geschäfts in New York führte.

Patou gab den Frauen einen neuen Begriff von Freiheit, ohne die traditionellen Werte der Weiblichkeit aufzugeben. Er entwarf ebenso

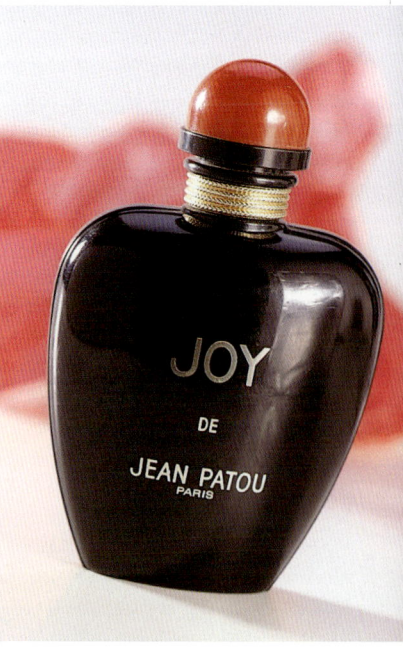

Joy

EINFÜHRUNG	*1930*
KREATEUR	*Henri Alméras*
FAMILIE	*blumig*
FLAKON	*Louis Süe*

Duftnoten

KOPF	*Rose, Tuberose, Ylang-Ylang*
HERZ	*Rose, Jasmin*
BASIS	*Sandelholz, Moschus, Zibet*

Sportbekleidung (z. B. die ersten Designer-Tennisshorts für Susanne Lenglen) wie Jersey-Strickjacken und gestrickte Bademode, und als Ergänzung seines Sortiments bot er auch bald Accessoires an. Sein Monogramm plazierte er auf allen Produkten gut erkennbar – und im übrigen stellte er die erste Sonnencreme her.

Nach Patous Tod leitete sein Schwager und engster Freund Raymond Barbas das Unternehmen in seinem Geist und mit dem gleichen Elan weiter und nahm noch eine Reihe „kleiner Nichtigkeiten", wie Patou dies nannte, ins Sortiment auf: Halstücher, Sonnenbrillen, Schmuck usw. Die Firmenleitung liegt nach wie vor in den Händen der Familie – derzeit bei Patous Großneffen Jean de Moüy.

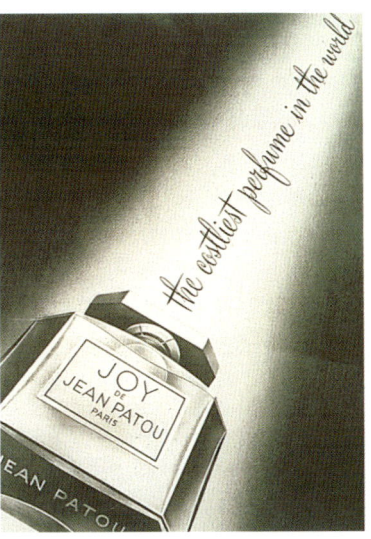

OBEN: *Der Verkauf von Joy zeigte, daß Parfums sündhaft teuer sein dürfen.*

Seine drei ersten Parfums Amour-Amour, Que Sais-Je? und Adieu Sagesse erschienen 1925 zur gleichen Zeit. Mit ihrer Kreation beauftragte er Henri Alméras, der sich bereits mit seinen Parfums für Paul Poirets Firma Rosine einen Namen gemacht hatte. Moment Suprême folgte 1929, und im darauffolgenden Jahr kam Joy, das als „teuerstes Parfum der Welt" galt, auf den Markt – kurioserweise unmittelbar nach dem Börsenkrach in der Wall Street.

Seinen Stammkunden in aller Welt, die Paris in jenem Jahr nicht besuchen konnten, wollte Patou ein Präsent zukommen lassen. So bat er Alméras, etwas sehr Intensives und Einfaches zu kreieren, und zwar ohne Rücksicht auf die Kosten für die Ingredienzen. Das besondere an Joy ist der Anteil an Rosen- und Jasminblüten; es heißt, daß für eine Unze mehr als 10.000 Jasminblüten und 28 Dutzend Rosen erforderlich sind. Der in klassischen Proportionen gestaltete Flakon stammt von Louis Süe; ein zweiter Entwurf orientierte sich an Patous alten chinesischen Schnupftabakfläschchen, einen dritten fertigte Baccarat an.

Diesem einzigartigen Duft folgten noch viele weitere, die der firmeneigene Parfümeur Alméras kreierte. Von ihnen ist insbesondere auch noch L'Heure Attendue, mit dem Patou das Ende des Zweiten Weltkrieges feierte, zu erwähnen. Jean Kerleo, der lange Zeit für Helena Rubinstein gearbeitet hatte, löste Alméras als exklusiven Patou-Parfümeur ab und entwickelte seit 1969 sämtliche Patou-Düfte – darunter das berühmte 1000 (Mille) und den jüngsten, äußerst femininen Duft Sublime. Eine Serie mit zwölf älteren Parfums wurde 1984 unter dem Namen Ma Collection neu am Markt lanciert.

PENHALIGON'S

Eine Firma, die in ein angesehenes Parfumhaus umgewandelt wurde und nun hochwertige Düfte herstellt

STAMMHAUS	*unabhängig*
FIRMENSITZ	*London, England*
PARFUMS	*Lily of the Valley, Victorian Posy, Bluebell, Cornubia, Ormolu, Elizabethan Rose, Violetta, Love Potion No. 9*

William Penhaligon war zunächst in Cornwall als Friseur tätig, bevor er in London versuchte, sein Glück zu machen. 1870 eröffnete er in der Jermyn Street ein Parfumgeschäft. Die Firma florierte unter seiner Leitung, konnte seine gute Marktposition jedoch nach seinem Tod nicht halten.

Erst 1975 verhalf Sheila Pickles dem Unternehmen zu neuem Auftrieb. Unter ihrer Leitung begann dessen Umwandlung in ein namhaftes Parfumhaus, das eine große Auswahl hochwertiger Einzelnoten-Düfte in Produktlinien bis hin zu Extrait-Stärke anbietet – neben Artikeln wie Kristallflakons mit Silberverschluß, Parfumstiften, Duftkerzen, Badeölen, Körperlotionen u. a. Inzwischen zählt die Firma zu den besten ihrer Art und besitzt Filialen in England, Frankreich und den USA.

Auch Persönlichkeiten wie Winston Churchill gehörten zur Kundschaft von Penhaligon, und heute ist die Firma Hoflieferant des Herzogs von Edinburgh und des Prince of Wales.

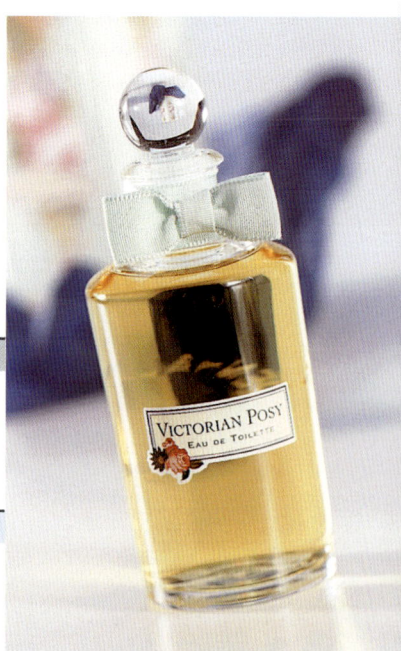

Victorian Posy

EINFÜHRUNG	*1979*
KREATEUR	*keine Angaben*
FAMILIE	*blumig*
FLAKON	*keine Angaben*

Duftnoten

LINEAR	*Wildrose, Winterjasmin, Maiglöckchen, Kamille, Eichenmoos*

LA PERLA

Intime, verführerische Düfte eines italienischen Familienbetriebs

STAMMHAUS	**Henkel, Düsseldorf**
FIRMENSITZ	**Bologna, Italien**
PARFUMS	**La Perla, Io La Perla, Parfum Privé**

Die italienische Modegruppe La Perla wurde 1954 von Ada Masotti in Bologna gegründet. Seit dem 16. Jahrhundert sind Seidentextilien ein zentraler wirtschaftlicher Faktor dieser traditionsreichen Stadt, weshalb Ada Masottis kleine Werkstatt, in der hochwertige Damenunterwäsche hergestellt wurde, gute Rahmenbedingungen vorfand. Aus dem Unternehmen entwickelte sich eines der größten italienischen Modehäuser mit über 2 000 Mitarbeitern.

Das erste Geschäft in Übersee wurde 1994 in der New Yorker Madison Avenue eröffnet, und inzwischen besitzt La Perla auch in Paris, London und anderen Metropolen Niederlassungen. Obwohl die Firma inzwischen zu einem großen deutschen Unternehmen gehört, steht sie unter der Leitung von Adas Sohn Alberto Masotti und blieb so in gewisser Weise ein Familienbetrieb.

La Perla ist auch der Markenname des 1986 eingeführten ersten Duftes; man hatte etwas Intimes, verführerisch Luxuriöses gewünscht, und die IFF-Parfümeure entwickelten ein interessantes, blumiges Chypre-Parfum. Eine blumig-citrische Kopfnote geht dabei in eine stark blumige, gewürztönige Herznote und sinnliche Basisnoten über. Mit dem von Daniella Roche kreierten Io La Perla folgte 1995 ein holziger, fruchtiger Duft.

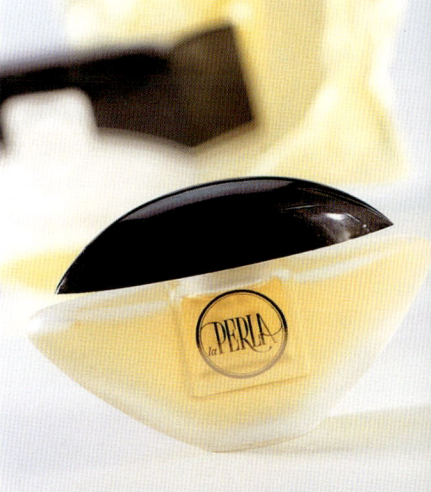

La Perla
(auch La Perla Bodysilk genannt)

EINFÜHRUNG	**1995**
KREATEUR	**IFF-Parfümeure**
FAMILIE	**blumig, Chypre**
FLAKON	**Pierre Dinand**

Duftnoten

KOPF	**Gartennelke, Freesie, Osmanthus, Mandarine**
HERZ	**Jasmin, Rose, Koriander, Pfeffer, Kardamom**
BASIS	**Patchouli, Eichenmoos, Moschus**

PARFUMS PALOMA PICASSO

Tochter des berühmten Pablo Picasso und Gewinnerin zweier FiFi-Preise für Mon Parfum

STAMMHAUS	*L'Oréal*
FIRMENSITZ	*Paris, Frankreich*
PARFUMS	*Mon Parfum, Tentations*

Paloma Picassos Werdegang zeigt sich nicht unberührt von der Tatsache, daß ihre Mutter Françoise die Tochter des in Grasse tätigen Parfümeurs Emile Gilot war. Schon als Kind faszinierten Paloma die Düfte in seiner Werkstatt ebenso wie die Vorgänge, die zum späteren Produkt Parfum führten.

Doch auch der Einfluß ihres berühmten Vaters Pablo Picasso war für sie bedeutsam. Wie es sich für die Tochter eines großen Künstlers ziemt, besitzt auch sie einen bemerkenswerten, originellen und eklektischen Sinn für Formen und Farben. Davon zeugen nicht zuletzt ihre Flakons und die Verpackungen ihrer Düfte.

Paloma – der Name verweist auf jene Taube, die Picasso als Symbol für die Weltfriedens-Konferenz entwarf – arbeitete Anfang der 70er Jahre zunächst als Schmuckdesignerin für die griechische Firma Zolotas und wechselte 1980 zur Branchenelite Tiffany in New York, wo sie sich mit ihrem außergewöhnlichen

Mon Parfum

EINFÜHRUNG	*1984*
KREATEUR	*Parfümeure von Créations Aromatiques*
FAMILIE	*Chypre*
FLAKON	*Paloma Picasso zusammen mit Bernard Kotyuk*

Duftnoten

KOPF	*Zitrone, Bergamotte, Engelwurz, Hyazinthe, Ylang-Ylang*
HERZ	*Rose, Jasmin, Mimose, Koriander*
BASIS	*Eichenmoos, Iris, Sandelholz, Patchouli, Amber, Moschus, Honig*

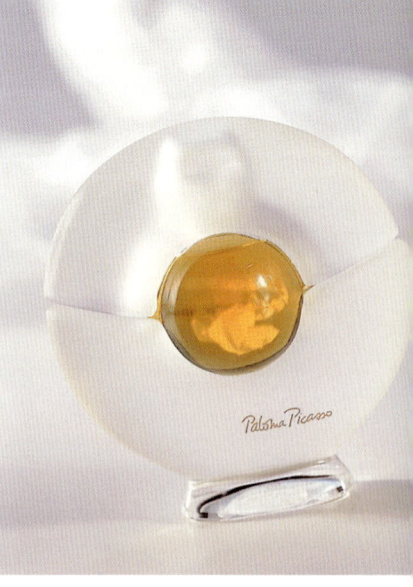

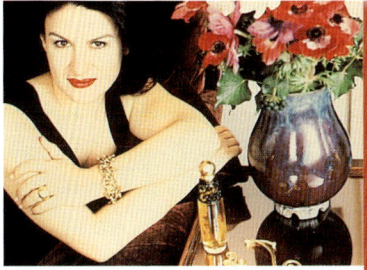

OBEN: *Paloma Picasso*

Tentations

EINFÜHRUNG *1997*
KREATEUR *IFF-Parfümeure*
FAMILIE *würzig-holzig-floriental*
FLAKON *Paloma Picasso*

Duftnoten

KOPF *Weinrebe*
HERZ *Rose, Jasmin, Pfeffer,*
würzige Noten
BASIS *Weihrauch, Myrrhe,*
Zeder

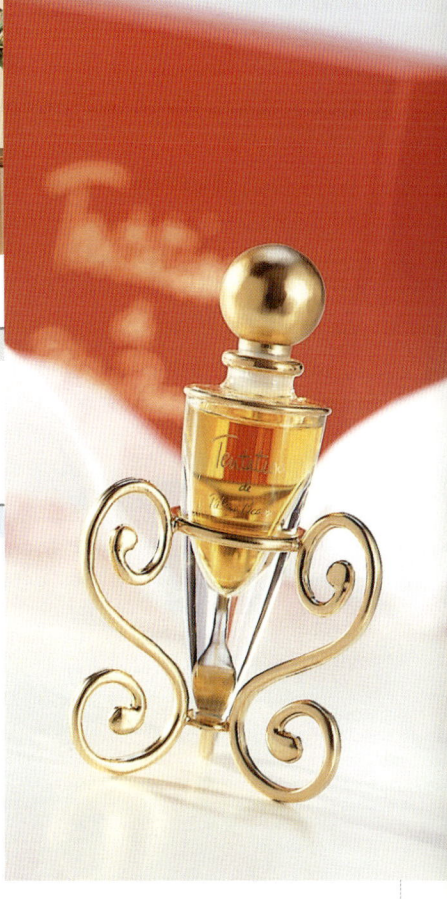

Designstil rasch als „kühne Gestal-
terin" einen Namen machte.

Inzwischen besitzt sie ihr ei-
genes Unternehmen, dessen Pro-
duktpalette Schmuck, Halstücher,
Handtaschen, Sonnenbrillen und viele andere Mode-Accessoires umfaßt.
Außerdem entwarf sie Porzellan-, Kristall-, Silber- und Fliesenkollektionen für
Villeroy & Boch sowie Stoffe und Tapeten für Motif.

Es kennzeichnet ihren Arbeitsstil, daß sie reges Interesse an allen Produk-
tionsphasen ihrer Entwürfe zeigt. Bereits 1980 war sie Anwärterin des begehrten
Titels „Eleganteste Frau der Welt", 1983 erhielt sie diese Auszeichnung.

Paloma Picassos erstes Parfum erschien 1984 (in Europa 1985) und hieß
Mon Parfum, viele kennen es auch unter dem Namen Paloma Picasso. Es fand
große Beachtung und gewann zwei FiFi-Preise. Für das Design des Flakons griff
sie eines ihrer Lieblingsmotive auf – ein Kreis innerhalb eines zweiten Kreises
– und orientierte sich dabei am Entwurf eines Ohrrings, den sie für Tiffany
gestaltet hatte. Seit 1991 gehört ein Exemplar dieses Flakons zur ständigen
Sammlung des Musée des Arts Decoratifs in Paris.

PARFUMS ROBERT PIGUET

*Der Kreateur von Fracas, einem exzentrisch-provokativen, bahn-
brechenden und wilden Duft*

STAMMHAUS	*Fashion Fragrances*
FIRMENSITZ	*New Jersey, USA*
PARFUM	*Fracas*

Robert Piguet (1901–1953) gründete sein Modeunternehmen 1928 und
sollte einer der führenden Pariser Haute-Couture-Designer werden. Viele
Große der Branche – z. B. Christian Dior, Hubert de Givenchy, Marc Bohan und
Pierre Balmain – haben für ihn gearbeitet. Er schloß sein Geschäft im Jahr 1951.

Parfums Robert Piguet wurde 1942 gegründet, und seinem ersten Duft
Bandit folgte zwei Jahre später sein erstes Parfum mit ledriger Basisnote. Es
erschienen noch drei weitere, darunter Fracas (1948) mit einer intensiven
Tuberosen-Note. Sowohl Bandit als auch Fracas wurden von Germaine Cellier,
der berühmten weiblichen „Nase" von Roure, kreiert.

Fracas ähnelte seiner Schöpferin: es ist exzentrisch, provokativ, revolutionär,
wild – und unvergeßlich. Als das Geschäft geschlossen wurde und Piguet zwei
Jahre später starb, verschwand auch Fracas vom Markt. Seit kurzem ist es wieder
im Handel. Nach wie vor wird es in
einem dem Originalflakon entsprechenden schwarzen Kristallflakon in
Form eines Würfels angeboten, der
insgesamt an einen Opal erinnert.
Verschlossen wird Fracas mit einem
facettierten Kristallstöpsel.

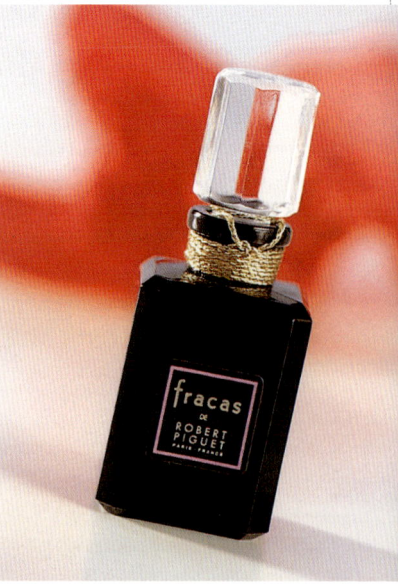

Fracas

EINFÜHRUNG	*1948 (wieder seit 1998)*
KREATEUR	*Germaine Cellier*
FAMILIE	*blumig-fruchtig-würzig*
FLAKON	*keine Angaben*

Duftnoten

KOPF	*Orangenblüte, Pfirsich, Bergamotte, grüne Noten*
HERZ	*Tuberose, Jasmin, Iris, Maiglöckchen*
BASIS	*Moschus, Zeder, Sandelholz, Eichenmoos, Amber*

PARFUMS PACO RABANNE

Düfte eines Parfümeurs, der immer schockieren will

STAMMHAUS	*Antonio Puig*
FIRMENSITZ	*Paris, Frankreich*
PARFUMS	*Calandre, XS pour Elle, Paco*

Paco Rabanne, 1934 in San Sebastian geboren, kam im Alter von fünf Jahren mit seiner Familie als Flüchtling nach Frankreich. Er studierte in Paris Architektur und verdiente sich sein Geld mit Entwürfen für Modeaccessoires wie Handtaschen und Schmuck. Der Pariser Modewelt präsentierte er 1964 eine sensationelle, richtungweisende Kleiderkollektion mit experimentellen Kleidern aus zeitgenössischen Materialien wie Metall und Plastik.

Er ließ Models nackt in großmaschigen Kettenkleidern tanzen, und die Medien feierten ihn als *den* Avantgardedesigner. Immer darauf aus zu schockieren, tat er sich 1969 mit Antonio Puig zusammen und produzierte den Parfumklassiker Calandre (frz. Kühlergrill). Seinem Duftakkord verlieh man durch Verwendung neu entwickelter Chemikalien eine subtil-metallische Note und lancierte ihn in einem von Pierre Dinand entworfenen Flakon, der dem Kühlergrill eines Rolls Royce ähnelt.

Es folgten weitere Parfums: Métal (1979), La Nuit (1985) und der preisgekrönte lineare Duft XS pour Elle in einem Flakon mit silberner Verschlußkappe, auf der astrologische Symbole stehen, und schließlich das Unisex-Parfum Paco, das in einer schlichten Aluminiumdose ohne nähere Produktinformationen verkauft wird.

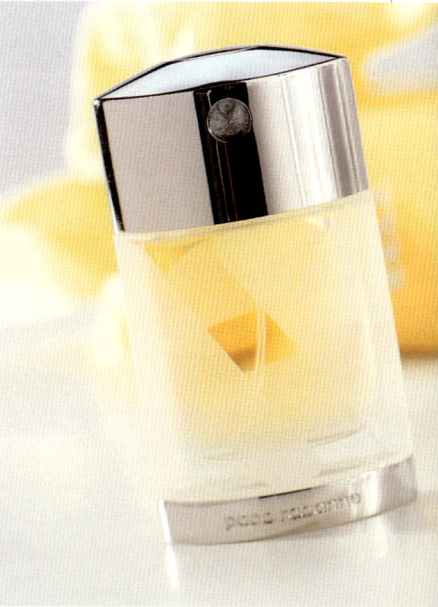

XS pour Elle

EINFÜHRUNG	*1994*
KREATEUR	*Firmenich*
FAMILIE	*blumig*
FLAKON	*Pierre Dinand*

Duftnoten

LINEAR	*Jasmin, Freesie, Pfingstrose, Sandelholz, Amber*

OSCAR DE LA RENTA

Der preisgekrönte Kreateur blumiger Qualitätsparfums

STAMMHAUS	*Sanofi (das Unternehmen steht zum Verkauf)*
FIRMENSITZ	*Paris, Frankreich*
PARFUMS	*Oscar, Volupté, So de la Renta*

Bereis der Name Oscar de la Renta verheißt Luxus und elegantes Raffine-ment. De la Renta ist Amerikaner dominikanischer Abstammung, er wurde 1932 in Santo Domingo geboren, sein Werdegang als Couturier gilt als Bilderbuchkarriere.

Nach einem Kunststudium in Madrid ar-beitete er zunächst für die Modehäuser Balen-ciaga und Lanvin, bevor er 1965 sein eigenes Modehaus in New York gründete. Er führte 1991 als erster Amerikaner seine Kollektio-nen in Paris vor und wurde 1993 zum Chef-designer von Balmain ernannt.

Zweimal war er Präsident des amerikani-schen Dachverbands für Modedesigner, der ihn im Jahr 1990 mit einem Preis für sein Lebenswerk auszeichnete. Er hat ebenfalls zweimal den Coty-Preis der amerikanischen Modekri-

OBEN: *Das Bouquet von So de la Renta*

Oscar

EINFÜHRUNG	*1977*
KREATEUR	*Jean-Louis Sieuzac*
	(Givaudan-Roure)
FAMILIE	*blumig-orientalisch*
FLAKON	*Pierre Dinand*

Duftnoten

KOPF	*Orangenblüte, Basilikum,*
	Koriander, Kaskarille
HERZ	*Rose, Tuberose, Jasmin,*
	Ylang-Ylang, Ginster
BASIS	*Opoponax, Gewürznelke,*
	Patchouli, Sandelholz,
	Vetiver, Lavendel,
	Castoreum, Myrrhe

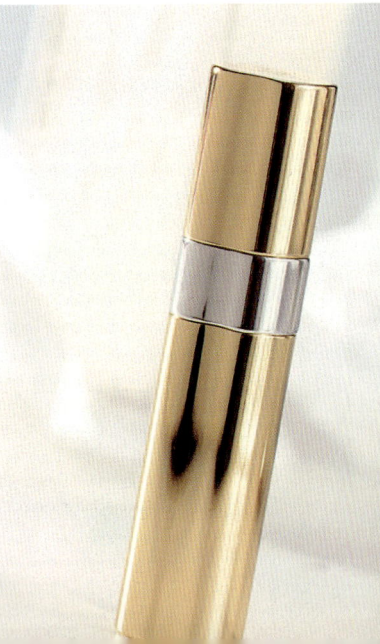

So de la Renta

EINFÜHRUNG *1997*

KREATEUR *Ilias Ermenidis
(Firmenich)*

FAMILIE *fruchtig-würzig-blumig*

FLAKON *Oscar de la Renta*

Duftnoten

KOPF *Kardamom, Mango, Kiwi,
Wassermelone, Klemen-
tine, Freesie, Gardenie*

HERZ *Pimentbaum-Blätter
Sampaquita, Narzisse,
Tuberose, Pfingstrose,
Lotos*

BASIS *Moschus, Pflaume, Satinholz, Vanille*

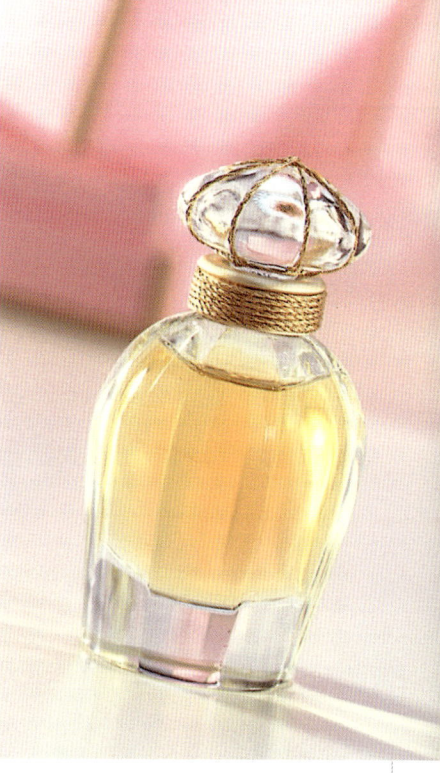

tiker erhalten und für die Bühnen der Metropolitan Opera und der Carnegie Hall in New York gearbeitet. In seinem Pariser Hauptgeschäft in der Rue du Faubourg findet man eine große Auswahl an Mode, Asseccoires und natürlich auch Düften.

Die Parfumabteilung des Unternehmens wurde 1977 mit der Einführung eines Parfums seines Namens gegründet (heute unter dem Markennamen Oscar im Handel). Es gewann zwei FiFi-Auszeichnungen, darunter 1978 den Preis für den besten neu eingeführten Frauenduft, und 1992 den Preis für „anhaltenden Erfolg". Die Kreation dieses Duftes inspirierten Kindheitserinnerungen an den Garten seiner Mutter in Santo Domingo und an jene Zeit, als er noch glaubte, daß die Tautropfen auf einer Blüte deren Duftessenz enthielten.

Mit Volupté folgte 1992 ein wiederum preisgekröntes, blumig-orientalisches Parfum. Seinen einzigartigen, von Pierre Dinand gestalteten Flakon aus glattem, schwerem Glas schmücken ein Goldband und ein smaragdfarbener Stöpsel. Nach dem Herrenduft Pour Lui erschien So de la Renta, das als „einfach köstlich-blumig" bezeichnet wurde — wie alle anderen Düfte von De la Renta ebenfalls ein Parfum von ausgezeichneter Qualität. Im Jahr 1995 erhielt De la Renta von seinen amerikanischen Kollegen die Auszeichnung „Living-Legend".

NINA RICCI

Die Kreateurin eines Duftes, der als eines der fünf großartigsten Parfums der Welt gefeiert wird

STAMMHAUS	*Antonio Puig*
FIRMENSITZ	*Paris, Frankreich*
PARFUMS	*L'Air du Temps, Fleur de Fleurs, Nina,*
	Deci Dela, Les Belles di Ricci

Obwohl sie einem der ganz großen französischen Parfumhäuser ihren Namen gab, hat sie sich selbst nie in diesem Zweig der Firma betätigt – für die Düfte war immer ihr Sohn Robert zuständig. Nina Ricci, 1883 in Turin als Marie Nielli geboren, behielt ihren Spitznamen aus Kindertagen bei. Sie heiratete einen Juwelier und eröffnete 1932 zusammen mit Robert das Pariser Modehaus.

Bis 1954 entwarf sie mit großem Erfolg elegante, äußerst feminine Mode; sie starb 1970. Nach dem Krieg hatte Robert die Leitung des Hauses ganz übernommen und beschloß, sich gegen die finanziellen Unwägbarkeiten des Modegeschäfts abzusichern, indem er auch Düfte ins Programm aufnahm – was sehr gut zu ihm paßte, denn als „Romantiker" mit hochsensibler Nase war er im Grunde seines Herzens bereits ein Parfümeur. Daß die Familie sehr eng mit den Laliques befreundet war, führte zu einer intensiven Zusammenarbeit – zeitweilig produzierte Lalique ausschließlich für Ricci Flakons.

Robert Ricci hatte die Produktion seiner Parfums in jeder Hinsicht fest in der Hand und wußte

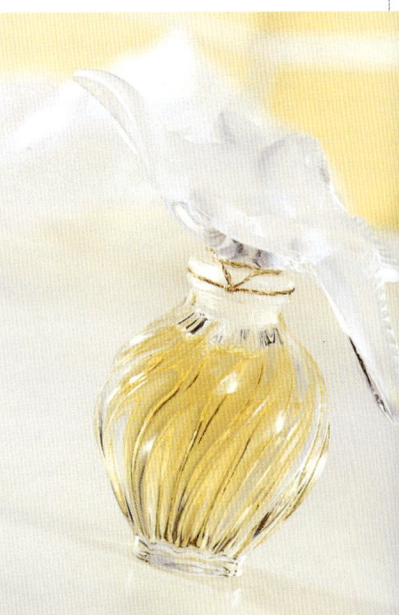

L'Air du Temps

EINFÜHRUNG	*1948*
KREATEUR	*Francis Fabron (Roure)*
FAMILIE	*blumig*
FLAKON	*Marc Lalique*

Duftnoten

KOPF	*Bergamotte,*
	Gartennelke, Rose
HERZ	*Gardenie, Jasmin, Rose,*
	Iris, Ylang-Ylang
BASIS	*Moschus, Iris, Sandelholz*

immer genau, was er wollte. Er begann mit Coeur-Joie, das 1946 als Hymne auf das Ende des Krieges in einem herzförmigen, von Marc Lalique gestalteten Flakon in den Handel kam. L'Air du Temps, das ihm 1948 folgte, erschien als idealer Markenname für den Duft eines Modehauses, bei dem viele sofort Begriffe wie Romantik und Nostalgie assoziierten.

Neben Shalimar, Chanel N° 5, Arpège und Joy wurde auch L'Air du Temps als eines der fünf großartigsten Parfums der Welt gefeiert, was dadurch bestätigt wird, daß in jeder Sekunde irgendwo auf der Welt eine Flasche dieses Duftes verkauft wird.

Francis Fabron, der Kreateur von L'Air du Temps, arbeitete damals für den großen Dufthersteller Roure-Bertrand-Dupont (jetzt Givaudan-Roure) und schaffte es schon recht bald, einen Duft zu entwickeln, der Robert Riccis hohen Anforderungen entsprach (manchmal kann dies ein sehr langwieriger Prozeß des Auswählens, Prüfens und Änderns sein). Die Noten dieses Duftes waren deutlich voneinander abzugrenzen, und soweit als möglich wurden natürliche Ingredienzen verwendet. Seinem Kreateur zufolge sollte der Duft auch dann in Erinnerung bleiben, wenn seine jeweilige Trägerin vorbeigegangen war. Den Kristall-Flakon gestaltete wiederum Roberts enger Freund Marc Lalique. Ursprünglich hatte er die Form einer ovalen Sonne, wobei der Stöpsel eine in Reliefarbeit gefertigte Taube dar-stellte. Der berühmte „Tauben-Fla-kon" mit einem flügelschlagenden Taubenpaar auf dem Stöpsel, das man als Symbol für Liebe und Zärt-lichkeit deutete, erschien 1951 in mehreren Varianten.

In den anschließenden Jahren stellte Ricci Capricci (1960), Made-

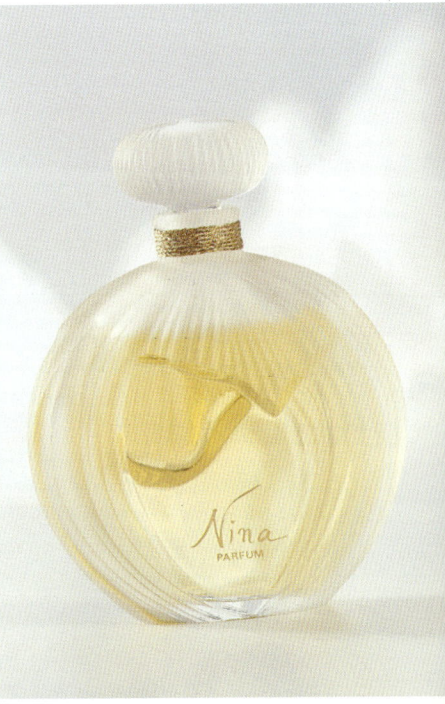

Nina

EINFÜHRUNG	*1987*
KREATEUR	*Christian Vacchiano (Argeville)*
FAMILIE	*blumig*
FLAKON	*Marie-Claude Lalique*

Duftnoten

KOPF	*Bergamotte, Mimose, Zimt-kassien-Knospen, Basili-kum, Orange, Ringelblume*
HERZ	*Jasmin, Mimose, Rose, Veilchen, Ylang-Ylang*
BASIS	*Iris, Sandelholz, Vetiver, Cassis*

Deci Dela

EINFÜHRUNG	*1994*
KREATEUR	*Jean Guichard (Givaudan-Roure)*
FAMILIE	*fruchtig-blumig, Chypre*
FLAKON	*Elizabeth Garouste und Mattia Bonetti*

Duftnoten

KOPF	*Pfirsich, Himbeere, Rote Johannisbeere, Korallenraute, Osmanthus*
HERZ	*Rose, Wicke, Freesie, Haselnuß*
BASIS	*Sandelholz, Patchouli, Balsam, Zypresse, Aloeholz*

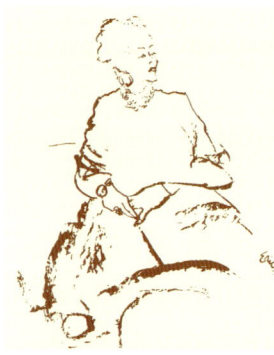

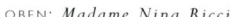

OBEN: *Madame Nina Ricci*

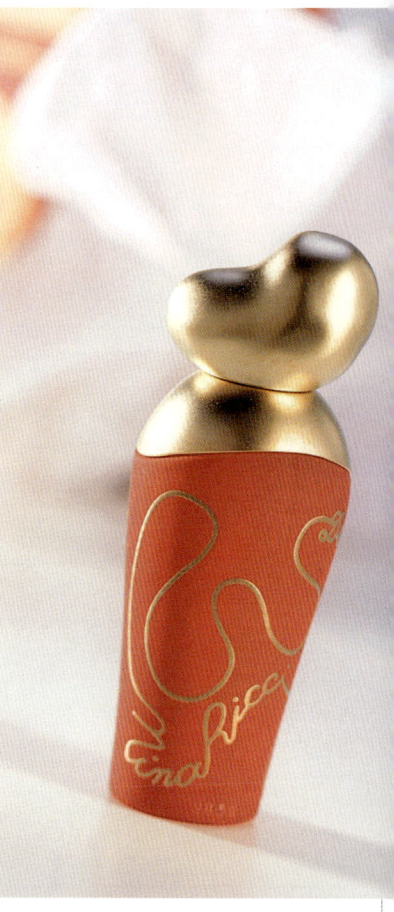

moiselle Ricci (1967), Farouche (1973), Fleur de Fleurs (1980), Nina (1987), Deci Dela (1995) und Les Belles de Ricci (1997) her. Mit Nina würdigte Robert seine verstorbene Mutter und kehrte aus Protest gegen neumodische, kräftige Düfte wie Giorgio Beverly Hills oder Obsession, die ihm überhaupt nicht gefielen, zu älteren Verfahren der Parfümerie zurück. Dieser Duft ehrte die reifere Frau – im Gegensatz zu L'Air du Temps, das jüngere Frauen ansprechen sollte.

Die Idee zu Nina hatte ihm bereits eine Weile vorgeschwebt, als ihm ein Parfümeur aus Grasse, der mit seinen Vorlieben und Abneigungen vertraut war, eine Probe präsentierte, die seinen Vorstellungen genau entsprach. Der von Marie-Claude Lalique entworfene Flakon stellt Falten eines Kleiderstoffes dar, das Parfum hatte sehr großen Erfolg. Im darauffolgenden Jahr starb Robert Ricci. Parfums Nina Ricci wurde schließlich von Sanofi übernommen und 1997 an den spanischen Großkonzern Puig verkauft.

PARFUMS ROCHAS

Das erste Parfum, das den Namen einer lebenden Person trug

STAMMHAUS	*Wella*
FIRMENSITZ	*Paris, Frankreich*
PARFUMS	*Femme, Madame Rochas, Eau de Rochas,*
	Mystère, Lumière, Byzance, Tocade, Byzantine,
	Fleur d'Eau, Toccadilly, Alchimie

Mit der Unterstützung von Paul Parquet, dem großen Art-déco-Designer jener Tage, eröffnete Marcel Rochas 1925 im Alter von 22 Jahren sein eigenes Modehaus in Paris. In den wilden 20er Jahren kamen gerade Jazz und Sportwagen in Mode, und man legte besonderen Wert auf die Jugend.

„Ich ließ mich von meiner Epoche leiten", beschrieb Rochas seinen Stil. Schon bald war Hollywood sein zweites Zuhause, und zu seinen Kundinnen zählten Stars wie Joan Crawford, Katherine Hepburn und Marlene Dietrich.

Schon früh hatte Rochas zu seinem Couture-Haus auch eine Parfumabteilung gegründet, die mehrere, heute nicht mehr erhältliche Düfte auf den Markt brachte. 1944 jedoch heiratete er die ausgesprochen hübsche Hélène und schenkte ihr zur Hochzeit ein neues Parfum – die erste Kreation von Edmond Roudnitska, dem heutigen Altmeister der „Nasen". Femme wurde bei Kriegsende so schnell wie möglich in den Handel gebracht und setzte sich sofort am Markt durch. Der

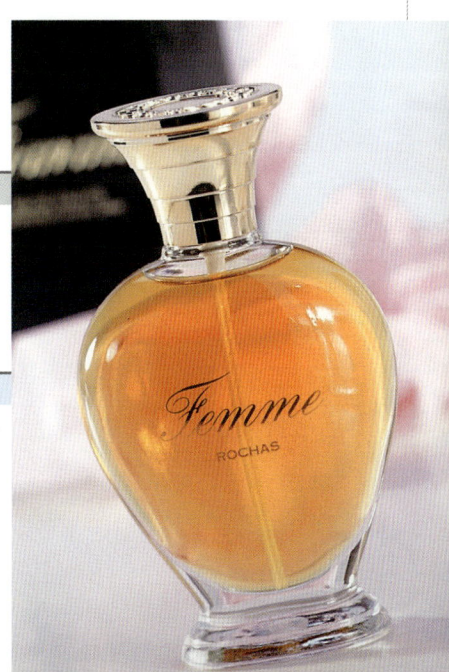

Femme

EINFÜHRUNG	*1945*
KREATEUR	*Edmond Roudnitska*
FAMILIE	*Chypre*
FLAKON	*Marcel Rochas und Lalique*

Duftnoten

KOPF	*Pfirsich, Pflaume, Aprikose, Bergamotte, Zimt*
HERZ	*Jasmin, Rose, Strohblume, Ylang-Ylang*
BASIS	*Eichenmoos, Sandelholz, Patchouli, Moschus, Amber, Vanille*

stilisierte Frauentorso auf dem Flakon soll von Rochas persönlich entworfen worden sein und die körperlichen Reize von Mae West zur Schau stellen.

Als Marcel Rochas 1955 starb, beschloß sein Geschäftspartner, das Modehaus zu schließen, das Parfumhaus jedoch weiter zu betreiben. Hélène Rochas übernahm mit nur 28 Jahren die Leitung des Unternehmens. Eine Weile arbeitete sie eng mit dem Parfümeur Guy Robert zusammen und entwickelte mit ihm gemeinsam einen Duft für die Frau der 60er Jahre. Das Ergebnis war ein anmutiges Parfum mit dem Namen Madame Rochas, eine Variante des beliebten Motivs „weiße Blüten", gleichermaßen für den Tag und den Abend geeignet, und zum ersten Mal wurde ein Parfum nach einer lebenden Person benannt. Die Vorlage für Pierre Dinands eleganten Flakon (im übrigen sein erster großer Entwurf) lieferte ein Baccarat-Riechsalzfläschchen aus dem 18. Jahrhundert.

Als eigenen Parfümeur engagierte die Firma dann Nicholas Mamounas, der die Rochas-Düfte der nächsten 20 Jahre kreieren sollte. Eau de Rochas erschien 1970 mit prickelnden Limetten- und Eisenkrautnoten, es folgte der warme Duft Mystère (1978) mit seinen blumig-„animalischen" Zügen, die man den ungefähr 200 Ingredienzen entlockt hatte. 1984 folgte das frisch-blumige Lumière mit grünen Kopfnoten und einer Herznote, die Gardenie, Jasmin und Magnolie enthielt.

Das letzte Parfum, das Mamounas für Rochas kreierte, war Byzance, das mit seiner luxuriös-üppigen Zusammensetzung an die Verbindung von Orient

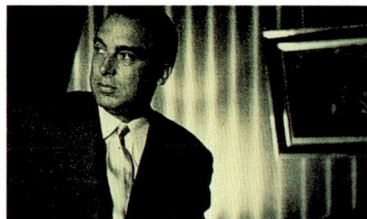

OBEN: *Marcel Rochas*

Madame Rochas

EINFÜHRUNG	*1960*
KREATEUR	*Guy Robert*
FAMILIE	*blumig-aldehydig*
FLAKON	*Pierre Dinand / Rochas*

Duftnoten

KOPF	*Orangenblüte, Ginster, Geißblatt, Neroli*
HERZ	*Ylang-Ylang, Tuberose, Jasmin, Iris, Rose*
BASIS	*Sandelholz, Zeder, Moschus, Amber*

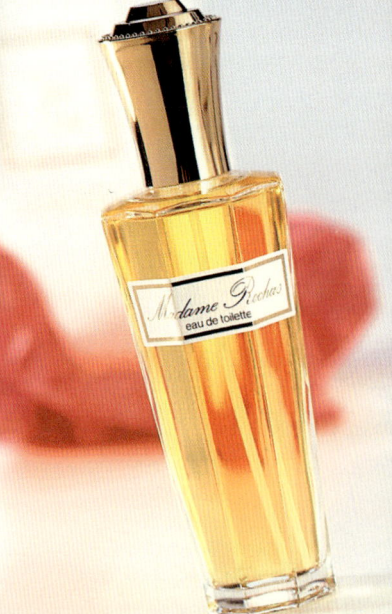

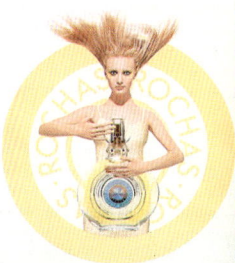

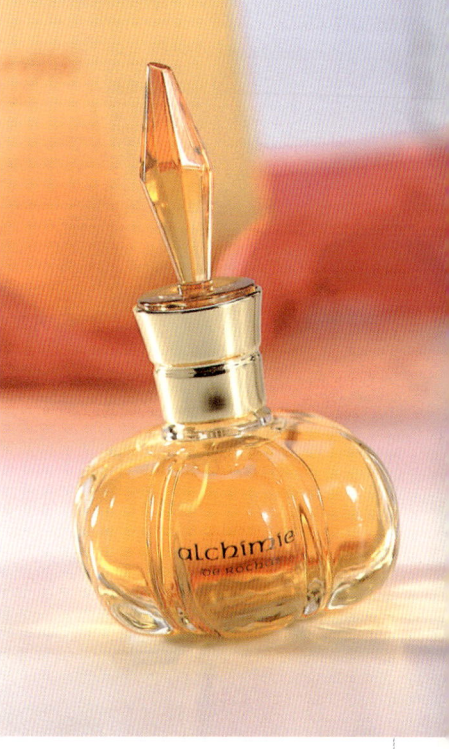

Alchimie

EINFÜHRUNG	*1998*
KREATEUR	*Jacques Cavallier (Firmenich)*
FAMILIE	*als „frisch blumig-sinn-lich" charakterisiert*
FLAKON	*Serge Mansau*

Duftnoten

KOPF	*Flieder, Gurke, Hyazin-the, Birne, Mandarine, schwarze Johannisbeere*
HERZ	*Kokosnuß, Glyzine, Jasmin, Tiaré, Malve, Akazie*
BASIS	*Sandelholz, Heliotrop, Moschus, Amber, Vanille, Tonka*

LINKS: *Eine außergewöhnliche Anzeige für Byzantine*

und Okzident zu erinnern suchte. Sein kobaltblauer Flakon orientiert sich an byzantinischer Mosaikkunst und Architektur. Auch der 1995 erschienene Duft Byzantine erinnert an diesen Kulturkreis, sein Flakon trägt allerdings als Zeichen für den technologischen Fortschritt ein Laserdisc-Symbol.

Als Rochas 1994 Tocade auf den Markt brachte, hatte sich der Stil des Hauses vollkommen geändert. Tocade (= „Flirt") war ein von Maurice Roucel kompo-nierter, innovativer Duft mit Rose, Vanille und Amber; der Flakon von Serge Man-sau unterstreicht dies und bietet eine heitere Variante des Femme-Flakons mit Kragen und Hut. Tocade erhielt fünf internationale Preise. Das 1997 ins Sortiment aufgenommene Toccadilly wandte sich 1997 explizit an die „jüngere Frau, die sich nicht scheut, das Leben zu genießen" und die in diesem Sinne als souveräne Schach-Dame dargestellt wird. Es ist in einem bunt-schillernden Flakon im Handel.

Alchimie, Rochas zufolge die letzte Markteinführung in diesem Jahrhundert, kehrt zu einem eher romantisch-sinnlichen Duftakkord zurück. Kreateur ist Jacques Cavallier, der beispielsweise auch Poême für Lancôme entwickelte.

ROYAL DOULTON

Eine der bekanntesten Keramikfirmen, die jetzt auch einen hochwertigen Duft in ihr Sortiment aufgenommen hat

STAMMHAUS	**Brandselite International**
FIRMENSITZ	**Ontario, Kanada**
PARFUM	**Doulton**

R oyal Doulton, im 18. Jahrhundert gegründet, ist einer der bekanntesten alteingesessenen Keramikhersteller Großbritanniens. Sein heutiger Name geht auf die vor einigen Jahren vollzogene Fusion von Doulton mit den zwei älteren und nicht minder bekannten Firmen Minton und Royal Crown Derby zurück. Alle drei Firmen waren als Hersteller schöner Porzellan-Duftfläschchen bereits früher in der Parfumbranche aktiv.

Royal Crown Derby (1750 gegründet) begann im späten 18. Jahrhundert mit deren Produktion; Minton (1796 gegründet) stellte bis 1830 Fläschchen mit einem Blumendekor her, und Doulton, die jüngste der drei Firmen, machte sich mit seinen seit 1900 im Sortiment befindlichen, salzglasierten und mit einem Sonnenblumen- und Blättermotiv verzierten Steingut-Fläschchen einen Namen.

Royal Doulton ging nun noch einen Schritt weiter und lancierte das hochwertige Parfum Doulton am Markt, das für die Royal Doulton Fine Fragrance Collection von einem Konzessionsinhaber in Ontario produziert und in einem schönen, kugelförmigen Flakon angeboten wird.

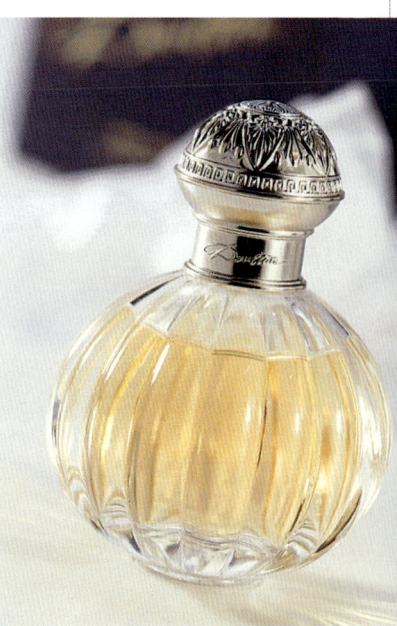

Doulton

EINFÜHRUNG	**1998**
KREATEUR	**Patricia Bilodeau (Dragoco)**
FAMILIE	**blumig**
FLAKON	**Shikatani Lacroix Design, Toronto**

Duftnoten

KOPF	**Melone, Pflaume**
HERZ	**Maiglöckchen, Narzisse**
BASIS	**Sandelholz, Amber, Moschus, Patchouli**

PARFUMS YVES SAINT LAURENT

Der „größte Modeschöpfer der Welt" und ein Kreateur umstrittener Düfte

STAMMHAUS	*Sanofi*
FIRMENSITZ	*Paris, Frankreich*
PARFUMS	*Y, Rive Gauche, Opium, Paris, Yvresse, In Love Again, Vice Versa*

Seit der Gründung seiner Firma hat Yves Saint Laurent fünf Damendüfte auf den Markt gebracht, die allesamt hervorragend waren. Zwei jedoch haben die Marktposition der Firma starkt geschwächt. Saint Laurent wurde 1936 in Algerien geboren und begann im Alter von sieben Jahren, für die Puppen seiner Schwester Kleider zu schneidern.

In Paris besuchte er eine Schule für Modeschöpfer und gewann mit 18 Jahren sowohl den ersten als auch den dritten Preis in einem Design-Wettbewerb des International Wool Secretariat. Michael Brünhoff, einer der Chefredakteure von Vogue, erkannte sein Talent und machte ihn mit Christian Dior bekannt. Dieser hatte zuvor zwar noch nie einen Design-Assistenten gehabt, stellte Yves Saint Laurent jedoch sofort an die Spitze seines Teams.

Als Dior 1957 überraschend starb, übernahm Yves Saint Laurent die künstlerische Leitung. Seine ersten Kollektionen waren sehr erfolgreich, doch 1960 erlebte er mit seinem Versuch, Straßenmode und Haute Couture miteinander zu verknüpfen, ein Fiasko.

Nach seiner Rückkehr aus dem Militärdienst im Jahr 1962 gründete er mit Pierre Bergé und der finanziellen Unterstützung eines amerikanischen Geschäftsmannes, der

Paris

EINFÜHRUNG	*1983*
KREATEUR	*Sophia Grosjman (IFF)*
FAMILIE	*blumig*
FLAKON	*Alain de Morgues*

Duftnoten

KOPF	*Mimose, Geranie, Weißdorn, Cassie*
HERZ	*Rose, Veilchen, Iris*
BASIS	*Sandelholz, Amber, Moschus*

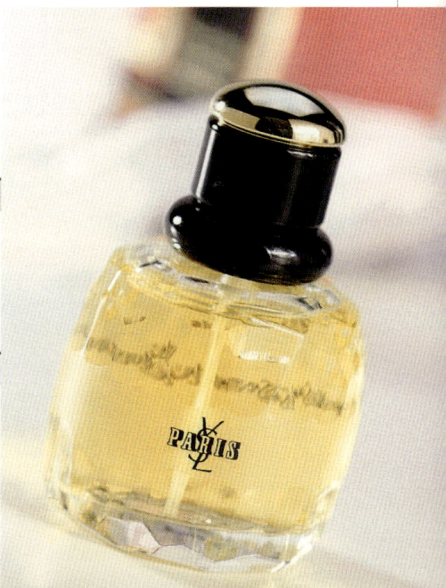

Opium

EINFÜHRUNG	*1977*
KREATEUR	*Jean Amic und Jean-Louis Sieuzac (Roure)*
FAMILIE	*orientalisch*
FLAKON	*Pierre Dinand*

Duftnoten

KOPF	*Mandarine, Pflaume, Gewürznelke, Pfeffer, Blattkoriander*
HERZ	*Maiglöckchen, Rose, Jasmin*
BASIS	*Labdanum, Benzoe, Myrrhe, Opopanax, Castoreum, Zeder, Sandelholz*

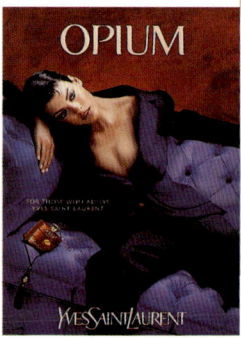

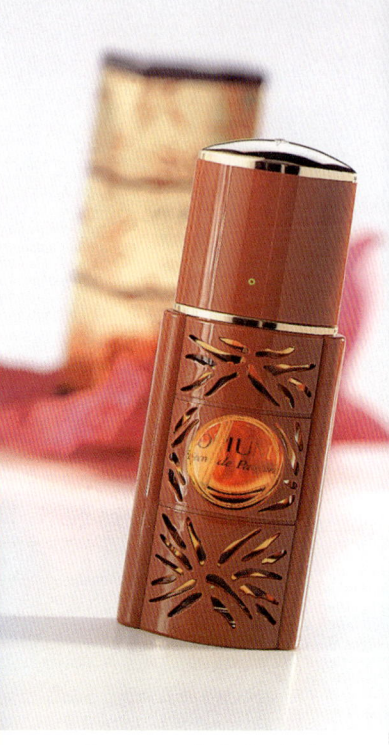

OBEN: *Opium — ein Duft, der die konservative Geschäftswelt erschütterte*

80 Prozent der Anteile übernahm, sein eigenes Modehaus. Seine Modekollektionen kamen äußerst gut an, und 1971 galt er als „größter Modeschöpfer der Welt". Heute besitzt seine Firma Geschäfte auf der ganzen Welt, und auch seine Kostüme und Dekorationen für Film und Theater sind berühmt geworden.

Saint Laurents erstes Parfum hieß Y. Dieses innovative Chypre-Parfum kreierte Jean Amic (Roure), und 1964 kam es in einem von Pierre Dinand gestalteten Flakon in den Handel. Es folgte 1971 das blumig-aldehydige, ebenfalls von Roure-Parfümeuren komponierte Rive Gauche. Nach einer Fernost-Reise beschloß Saint Laurent, ein geheimnisvolles, schweres Orient-Parfum zu produzieren, das an das China der Kaiserzeit erinnern und den Namen Opium tragen sollte — womit er in erster Linie den orientalischen Kulturkreis assoziierte und keineswegs die Droge. Unglücklicherweise hatte jedoch sein amerikanischer „Finanzier" seine Anteile mittlerweile an Charles of the Ritz verkauft, das seinerseits zur mächtigen und extrem konservativen Squibb Corporation gehörte. Dort zeigte man sich angesichts der eigentlichen Bedeutung dieses Namens entsetzt. Erst nach einiger Zeit konnte sich Saint Laurent

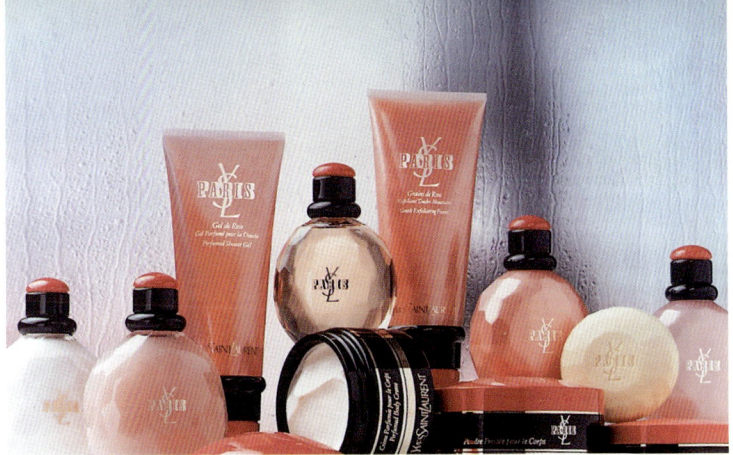

durchsetzen. Aus Furcht vor Protestaktionen in den USA beschloß man, es dort erst ein Jahr später als in Europa auf den Markt zu bringen. Mittlerweile ist Opium Yves Saint Laurents meistverkauftes Parfum.

Yves bekam die Möglichkeit, sich zu „revanchieren": 1986 gelang es ihm, Charles of the Ritz aufzukaufen, er behielt Parfums Yves Saint Laurent und verkaufte den Rest des Unternehmens an Revlon weiter. Seine Firma gehört jetzt zur Sanofi-Gruppe, ist jedoch kürzlich zum Verkauf angeboten worden.

Als nächstes Parfum erschien 1983, begleitet von großen Werbekampagnen, Paris und leitete mit seinem intensiven Rosenduft eine romantisch-feminine Trendwende ein. Es war nicht leicht, mit Rosen genau die Wirkung zu erzielen, die Yves Saint Laurent wünschte, und erst nach vielen Versuchen lieferte eine junge Parfümeurin von IFF das passende Ergebnis. Sie hieß Sophia Grosjman und zählt heute zu den führenden Parfümeurinnen der Welt. Paris war ihre erste Kreation. Es folgte Champagne, gegen dessen Namensgebung sich die Weinhersteller so heftig wehrten, daß nach langen, auch vor Gericht ausgetragenen Streitigkeiten der Name und teilweise auch der Flakon geändert werden mußten; es heißt jetzt Yvresse.

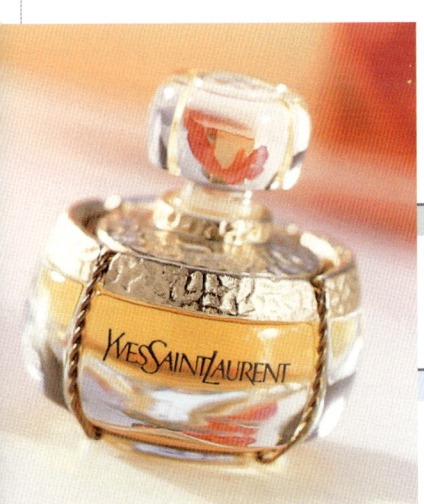

Yvresse

EINFÜHRUNG	*1993*
KREATEUR	*Sophia Grosjman (IFF)*
FAMILIE	*fruchtig-blumig, Chypre*
FLAKON	*Joël Desgrippes*

Duftnoten

KOPF	*Nektarine, Minze, Anis*
HERZ	*Rose, Litschi*
BASIS	*Patchouli, Vetiver, Eichenmoos*

JIL SANDER

Eine Modeschöpferin, die einen Damenduft mit maskulinen Noten herstellte

STAMMHAUS	*Lancaster / Coty*
FIRMENSITZ	*Paris, Frankreich*
PARFUMS	*Woman III, Woman No. 4, Jil*

Die deutsche Designerin Jil Sander studierte in Hamburg Textildesign, arbeitete in Los Angeles für Zeitungen, wurde 1968 Modejournalistin und mit 25 Jahren Designerin. Sie verkaufte ihr Auto, um ihren ersten eigenen Laden eröffnen zu können, und ganz in der Nähe dieses ersten Ladenlokals stehen heute die Gebäude ihres großen, international renommierten Unternehmens.

Jil Sander stieg 1980 in das Parfumgeschäft ein und präsentierte einen Duft unter ihrem Namen. Ihm folgten Woman Two (1983), Woman III (1987), das als Damenparfum mit maskulinen Noten (z.B. Eichenmoos, Zeder, Tonka und Moschus) zu beschreiben ist, und das florientale Woman No. 4 (1991) mit fruchtigen Duftnoten. Die beiden zuletzt angeführten Düfte komponierten Parfümeure von Créations Aromatiques für sie; die Flakons entwarf Peter Schmidt. Ein neues Parfum mit ihrem Namen – schlicht Jil genannt – brachte sie 1997 auf den Markt.

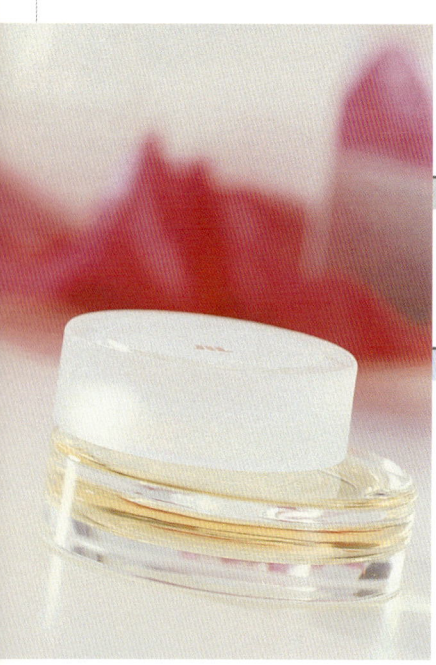

Jil

EINFÜHRUNG	*1997*
KREATEUR	*Gilles Romey (Quest)*
FAMILIE	*orientalisch-aromatisch*
FLAKON	*Fabien Baron*

Duftnoten

KOPF	*Lavendel, Veilchen, Himbeere*
HERZ	*Zeder, Vetiver, Tanne, Sandelholz*
BASIS	*Ambra, Vanille*

SCHIAPARELLI

Kreateurin eines schockierenden Duftes, der ihre typischen Eigenschaften
— Elan und Exzentrizität — spiegelt

STAMMHAUS	*Parfums de Marque*
FIRMENSITZ	*Paris, Frankreich*
PARFUMS	*Shocking, Zut, Lancetti*

D ie meisten Leute denken sofort an „shocking pink", wenn man sie auf Elsa
Schiaparelli anspricht. Elsa wurde 1890 in Rom geboren, heiratete einen
französischen Grafen, ging nach Paris und schloß sich der Dada-Bewegung an.
Anerkennung als Modedesignerin verschaffte sie sich mit einer Strickwaren-
kollektion in aufsehenerregenden neuen Farben. Ihre Pullover, Strickjacken und
Röcke wurden begeistert angenommen und fanden reißenden Absatz.

Ihr eigenes, 1928 eröffnetes Modehaus war viele Jahre lang ein Mittelpunkt der Pariser Kunst- und Modeavantgarde, und ihre typischen Kennzeichen
waren Farbe, Dynamik und eine gewisse Exzentrizität.

In ihren frühen Jahren hatte Schiaparelli bereits zwei Parfums produziert, aber Shocking, das ihre
Kollektion in „shocking pink" be-
gleitete, bescherte ihr einen sensati-
onellen Erfolg. Es war ein sinnlicher

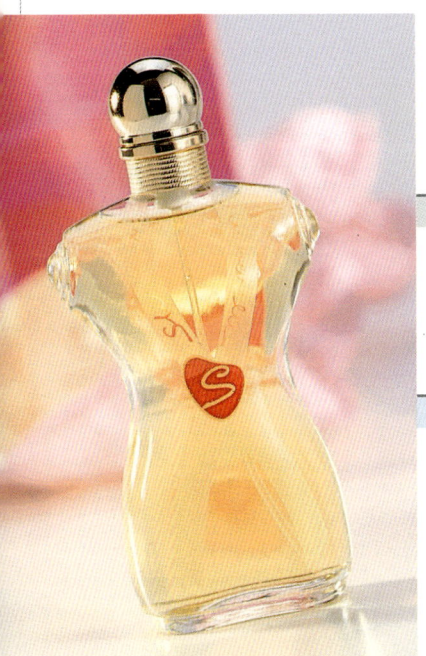

Shocking

EINFÜHRUNG	*1937 und 1998*
KREATEUR	*Jean Carles (1998 durch*
	Dragoco-Parfümeure)
FAMILIE	*orientalisch*
FLAKON	*nach dem Originalflakon*

Duftnoten

KOPF	*Hyazinthe, Ylang-Ylang,*
	Narzisse
HERZ	*Rose, Jasmin, Maiglöck-*
	chen
BASIS	*Sandelholz, Patchouli,*
	Amber, Moschus

Zut

EINFÜHRUNG *1949 und 1998*
KREATEUR *jetzt Givaudan-Roure*
FAMILIE *grün-fruchtig-blumig*
FLAKON *nach dem Originalflakon*

Duftnoten

KOPF *Ylang-Ylang, Schwarze Johannisbeere, Linde*
HERZ *Jasmin, Maiglöckchen, Rose, Iris, Weihrauch*
BASIS *Vanille, Moschus, hölzerne Noten*

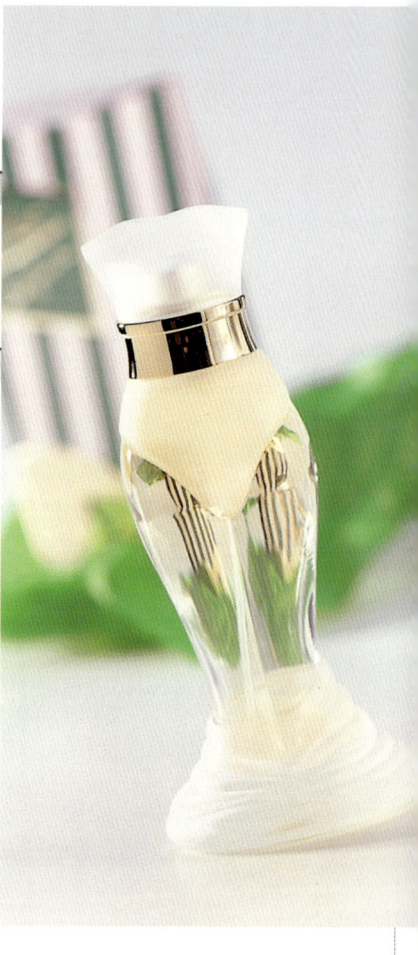

Duft, aber wie bei all ihren Düften lenkte vor allem der Flakon die Aufmerksamkeit auf sich. Dieser Flakon hatte die Form eines eingeschnürten Frauentorsos, für den eine Schneiderpuppe, die sie für Mae West anfertigte, als Vorlage diente. Auch die späteren Parfums kamen in originellen Flakons in den Handel, z. B. Sleeping in einem kerzenförmigen Baccarat-Flakon und Roy Soleil in dem berühmten Flakon mit der strahlenden Sonne, ein Entwurf Dalís, mit dem er das Ende des Zweiten Weltkrieges feierte. Auf Diors New Look reagierte Schiaparelli mit dem lakonischen „Et puis, Zut", dem sie mit Hilfe eines Duftes Ausdruck verlieh – in einem Flakon, der die untere Hälfte des Shocking-Torsos darstellt. Es erschienen noch weitere Düfte.

Elsa Schiaparelli starb 1973, und obwohl ihre Parfumfirma noch einige Düfte herstellte, lief das Geschäft schlecht. Wie auch ihre Schwestergesellschaft Pikenz hat sie den Besitzer gewechselt. Dieser lancierte die großen Hits erneut am Markt, und zwar zunächst Shocking und Zut. Beide erhält man in Eau-de-Parfum-Stärke und in Flakons, die auf den Entwürfen der Originalflakons basieren.

SHISEIDO

Das weltgrößte Kosmetikunternehmen, das in seinen Produkten Wissenschaft und Kunst verbindet

STAMMHAUS	*unabhängig*
FIRMENSITZ	*Tokio, Japan*
PARFUMS	*Feminité du Bois, Relaxing Fragrance, Vocalise, Musc Koublaï Khän, Rähat Loukoum*

S hiseido ist eine Traditionsfirma in der Pharmabranche: 1872 von Yushin Fukuhara in Tokio gegründet, begann man mit der Parfumherstellung jedoch erst nach dem Zweiten Weltkrieg, und in Übersee bzw. den USA wurden die ersten Düfte sogar erst in den frühen 60er Jahren verkauft. Danach vergingen weitere 20 Jahre, bis Shiseido sich auch in Europa behaupten konnte.

Heute ist Shiseido das größte Kosmetikunternehmen der Welt und besitzt zudem die zwei angesehenen Parfumhäuser Issey Miyake und Jean-Paul Gaultier, die unabhängig voneinander geführt werden. Die europäische Shiseido-Tochter Beauté Prestige International hat ihren Sitz im französischen Boulogne-Billancourt und verfügt über exklusive Läden in Paris und andernorts.

Shiseido maß von jeher der Verbindung von Naturwissenschaften und Kunst eine große Bedeutung bei. Aus dieser Überzeugung gründete man 1960 das Shiseido Design Department, das derzeit der Künstler Serge Lutens leitet. Einige Shiseido-Anzeigen der letzten Jahre erregten großes Aufsehen.

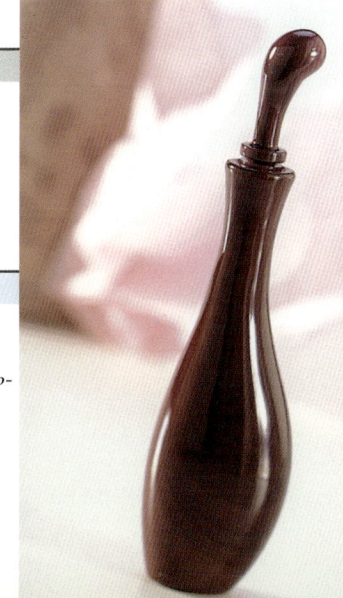

Feminité du Bois

EINFÜHRUNG	*1992*
KREATEUR	*Pierre Bourdon und Christopher Sheldrake (Quest)*
FAMILIE	*ledrig-holzig*
FLAKON	*Serge Lutens*

Duftnoten

KOPF	*Orangenblüte, Rose, Zedernholz*
HERZ	*Pfirsich, Bienenwachs, Honig, Veilchen, Zedernholz*
BASIS	*Kardamom, Zimt, Gewürznelke, Moschus, Vanille, Zedernholz*

Vocalise

EINFÜHRUNG *1998*

KREATEUR *Jacques Cavallier*
  (Firmenich)

FAMILIE *frisch, blumig-orientalisch*

FLAKON *Aoshi Kudo*

Duftnoten

LINEAR *Orchidee, Vanille, Cassis, Limette, Pfeffer, Rose, Neroli, Muskatnuß, Pfirsich, Moschus, Hinoki*

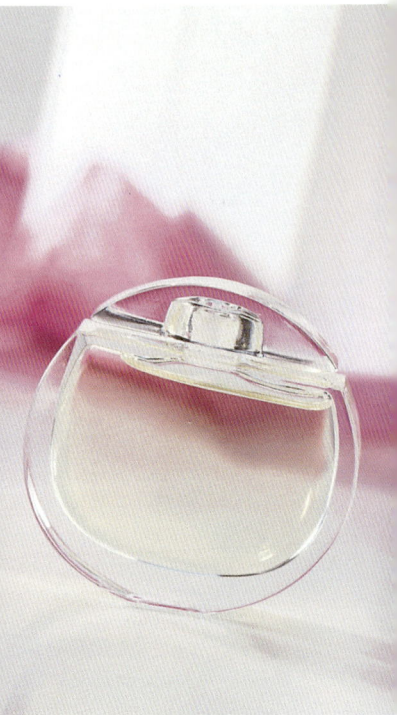

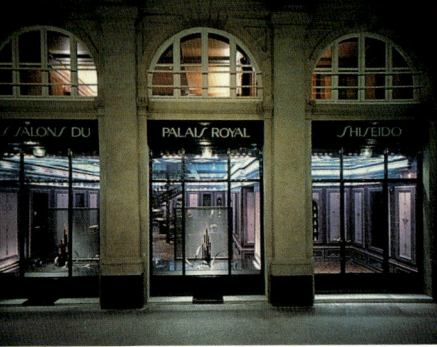

OBEN: *Das exklusive Geschäft von Shiseido in Paris*

Shiseido ist auch Vorreiter bei der Nutzung der Aromatherapie. Eines seiner Entwicklungen ist der sogenannte Aromawecker, der einen angenehmen Duft verströmt, damit man in guter Stimmung aufwacht; ein anderes das Verströmen von Duftstoffen in einer Fabrik oder einem Büro, um den Streß der Angestellten abzubauen. In diesen Zusammenhang gehört auch das Parfum Relaxing.

Als Shiseido seine Produkte erstmals auf dem europäischen Markt erprobte, war zwar eine Reihe von Düften im Handel (und einige waren auch vorher schon in den USA vertrieben worden), aber den ersten ernsthaften Versuch, die Produkte außerhalb des bestehenden fernöstlichen Marktes zu vertreiben, unternahm man erst 1992 mit Feminité du Bois. Dieses Parfum, das als „reiner, sinnlicher, von weiblicher Stärke inspirierter Duft" charakterisiert wird, zeichnet sich durch eine durchgehende Zedernnote aus. Es ist für alle Anlässe gedacht und soll das allgemeine Wohlgefühl fördern. Das 1997 auf den Markt gebrachte Relaxing Fragrance betonte den aromatherapeutischen Aspekt von Düften. Seine Noten — vor allem die Gewürztöne und eine ausgeprägte Sandelholz-Basisnote — dienen dazu, wie man wirbt, eine „Welt der Entspannung und Erneuerung" zu etablieren. Mit Vocalise folgte 1998 eine neue Art der Komposition, bei der sich die Duftnoten um einen orientalischen Grundakkord entfalten.

ALFRED SUNG

Die Kreateure von Forever, einer Blumenrhapsodie mit harmonischen Kontrasten

STAMMHAUS	*Riviera Concepts*
FIRMENSITZ	*Ontario, Kanada, und New York, USA*
PARFUMS	*Sung, Sung Forever, Sung Pure*

Alfred Sung, der Schöpfer klassischer Couture, brachte 1989 einen hochwertigen, blumig-grünen Duft unter seinem Namen auf den Markt. Da aber mit Safari von Ralph Lauren zeitgleich ein ganz ähnlicher Duft erschien, setzte sich der Stärkere am Markt durch, Laurens finanzielle und vertriebstechnische Möglichkeiten drängten Alfred Sungs „kleines" Produkt in den Hintergrund.

Sung wurde von der kanadischen Parfumfirma Riviera Concepts gekauft, die mit den zwei neuen Parfums Forever (1995) und Pure (1997) ein Comeback des Parfumhauses Sung einleitete.

Sung besitzt eine citrische Spitze über einer blumigen Herznote, der Moschus die nötige Tiefe verleiht. Das holzig-blumige Pure mit seiner warmen, ambrierten Basis nutzt Tangerinen- und Orchideennoten über einem weißen Blütenbouquet. Forever gilt als Blumenrhapsodie mit harmonischen Kontrasten und ist bis hin zu Parfum-Stärke in einem klassisch-schlichten Flakon erhältlich.

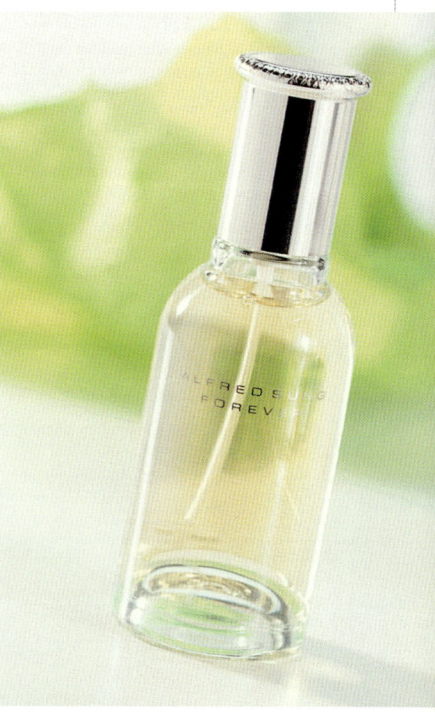

Sung Forever

EINFÜHRUNG	*1995*
KREATEUR	*Dragoco-Parfümeure*
FAMILIE	*blumig*
FLAKON	*Pierre Dinand*

Duftnoten

KOPF	*Pflaume, Taybeere, Pfingstrosen-Knospen*
HERZ	*Freesie, Narzisse, Rose, Maiglöckchen*
BASIS	*Mahonie, Sandelholz, Amber*

ELIZABETH TAYLOR

Zwei preisgekrönte Düfte, die beide mit einer Erfolgsstory aufwarten

STAMMHAUS	*Parfums International / Elizabeth Arden*
FIRMENSITZ	*New York, USA*
PARFUMS	*White Diamonds, Black Pearls*

Es muß schon immer als todsicherer Tip gegolten haben, ein Parfum unter dem Namen eines Megastars wie Elizabeth Taylor herauszubringen, damit es von vielen Leuten gekauft wird. Davon zeugen Passion von Elizabeth Taylor, das 1988 einen FiFi-Preis als erfolgreichstes Damenparfum erhielt, und ebenso White Diamonds, der zweite Duft, der unter ihrem Namen verkauft wurde. Er kam 1992 auf den Markt und gewann auf der Stelle zwei FiFi-Preise (als bester neu eingeführter Damenduft und für die beste TV-Werbekampagne). White Diamonds war einer der großen Parfumerfolge: Er übertraf alle Absatzerwartungen und war bei Selfridges in London z.B. der meistverkaufte Duft des Jahres 1992. Dieser Erfolg wiederholte sich auf der ganzen Welt, und in den USA wurde es gar einer der meistverkauften Düfte aller Zeiten.

Seitdem hat Parfums International eine Reihe weiterer Elizabeth-Taylor-Parfums herausgebracht, die inzwischen nicht mehr im Handel sind. Das 1996 präsentierte Black Pearls mit seinem Grundakkord aus Gardenie und Pfirsich ist jedoch in den USA noch erhältlich.

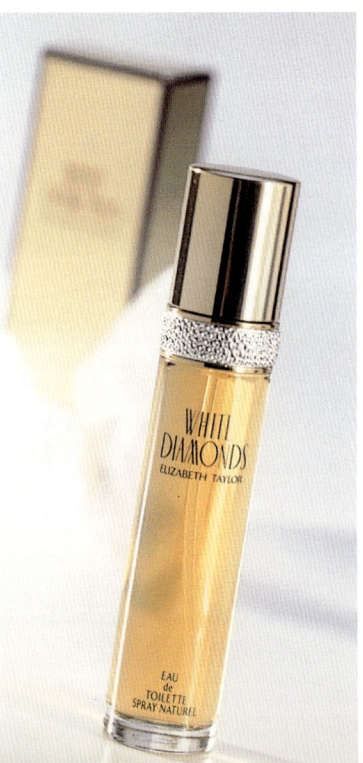

White Diamonds

EINFÜHRUNG	*1992*
KREATEUR	*Sophia Grosjman (IFF)*
FAMILIE	*blumig*
FLAKON	*Susan Wacker (Parfums International)*

Duftnoten

KOPF	*Lilie, Neroli, Aldehyde*
HERZ	*Tuberose, Narzisse, Rose, Jasmin, Iris*
BASIS	*Amber, Eichenmoos, Patchouli, Sandelholz*

TIFFANY & CO.

Ein preisgekröntes Parfum aus dem Haus, das die Crème der ameri-
kanischen Gesellschaft bedient

STAMMHAUS	*unabhängig*
FIRMENSITZ	*New York, USA*
PARFUMS	*Tiffany, Trueste*

Als Charles Lewis Tiffany 1837 sein New Yorker Geschäft eröffnete, verkaufte er zunächst Schirme, Töpfer- und Chinawaren. Sein außergewöhnliches Gespür für gute Ideen brachte ihn mit dem berühmten amerikanischen Silberschmied John Moore zusammen, der 1854 in seine Firma als Partner einstieg und mit dem zusammen es gelang, das Geschäft zu einem der bekanntesten Juweliere und Silberschmiede der Welt auszubauen. Die Kunden erhielten hier exquisiten Gold-, Silber- und Diamantschmuck neben Uhren, Silber und den berühmten Tiffany-Uhren – alles nach außergewöhnlich hohen Maßstäben gefertigt.

Zur Feier ihres 150jährigen Bestehens hat die Firma 1987 den Damenduft Tiffany auf den Markt gebracht. Angeboten bis zu Parfum-Stärke, erhält man ihn in einem Kristallflakon mit goldenen und metallischen Intarsien, die die Art-déco-Fassade des New Yorker Tiffany-Geschäfts zeigen. Der Duft erhielt 1988 zwei FiFi-Auszeichnungen für das Parfum und den Flakon, und 1995 kam mit Trueste ein fruchtig-blumiges Parfum in einem Flakon mit Tiffany-Schmuckkappe und goldener Manschette auf den Markt.

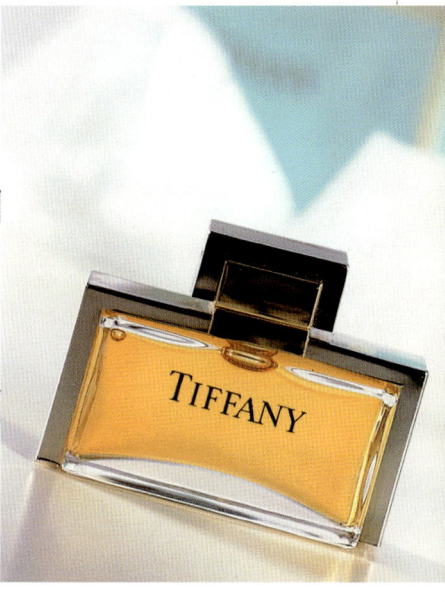

Tiffany

EINFÜHRUNG	*1987*
KREATEUR	*François Demachy*
	(Chanel)
FAMILIE	*fruchtig-blumig*
FLAKON	*Pierre Dinand*

Duftnoten

KOPF	*Mandarine, Cassis*
HERZ	*Rose, Jasmin, Iris, Ylang-Ylang, Orangenblüte, Maiglöckchen, Veilchenblätter*
BASIS	*Sandelholz, Vetiver, Amber, Vanille*

PARFUMS TRUSSARDI

*Ein Parfumhaus, dessen Düfte in schlichten, aber eleganten Flakons
geführt werden*

STAMMHAUS	*International Cosmetics and Parfum*
FIRMENSITZ	*Mailand, Italien*
PARFUMS	*Trussardi, Trussardi Action (nur in Italien),*
	Donna Trussardi, Trussardi Light Her

D er Grundstein zu Nicola Trussardis Imperium wurde bereits vor dem
Ersten Weltkrieg gelegt, als sein Großvater in Mailand ein Geschäft für Le-
derhandschuhe eröffnete. Der 1942 geborene Nicola ist ein Designer von großer
Produktivität; heute entwirft er beinahe alles – von Mode, Accessoires, Telefonen
bis hin zu Innenausstattungen. Die meisten seiner Produkte tragen sein persönli-
ches Markenzeichen, den Kopf eines kleinen Windhundes. Zu seinen weltweiten
Unternehmungen gehören heute mehr als 150 Trussardi-Geschäfte.

In den späten 70er Jahren stieg Trussardi ins Parfumgeschäft ein, gründete
Parfums Trussardi und brachte 1980 ein Parfum seines Namens auf den Markt.
Trussardi Action erschien 1990, die Unisex-Version dazu 1995, und 1994 folgte
mit Donna Trussardi ein von Jean Guichard kreierter blumiger Chypre-Duft.
Zuletzt erschien Trussardi Light,
das als Hymne an die Jugend ge-
dacht ist. Alle Trussardi-Düfte wer-
den in schlichten, aber eleganten
Flakons geführt und wurden von
Bormioli Rocco entworfen.

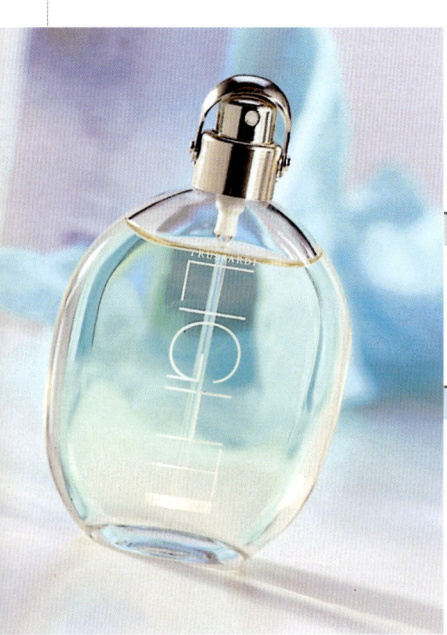

Trussardi Light Her

EINFÜHRUNG	*1997*
KREATEUR	*IFF-Parfümeure*
FAMILIE	*blumig-fruchtig-holzig*
FLAKON	*Bormioli Rocco*

Duftnoten

KOPF	*Limette, Nektarine,*
	Quittenblüte
HERZ	*Freesie, Lotos, Seerose,*
	Alpenveilchen, Glyzine,
	Pfingstrose, Rose
BASIS	*Beeren, Aprikose,*
	Sandelholz, Patchouli,
	Iris

PARFUMS UNGARO

Ein Haus, dessen Bindung an Chanel für Parfums höchster Güte bürgt

STAMMHAUS	*Parfums Bvlgari*
FIRMENSITZ	*Genf, Schweiz*
PARFUMS	*Diva, Fleur de Diva*

Emmanuel Ungaro eröffnete sein Pariser Modehaus 1965, brachte 1977 unter seinem Namen das blumig-holzige Ungaro heraus und gründete 1983 das Parfumhaus Parfums Ungaro, das später von Chanel übernommen wurde. Die Bindung an Chanel ermöglichte es, alle Parfum-Einrichtungen von Chanel zu nutzen und auch die Dienste der beiden prominenten Parfümeure Jacques Polge und François Demachy in Anspruch zu nehmen. Ungaro-Parfums waren daher stets Düfte von höchster Qualität.

Mit dem 1984 präsentierten Diva erzielte man einen enormen Erfolg – wohl nicht zuletzt wegen seines reizvollen Flakons, der an die Falten eines Frauenkleides erinnert. Der blumige, würzig-ambrierte Duft Senso erschien 1987, und drei Jahre später verlieh man Ungaro unter dem Namen Ungaro d'Ungaro eine neue Rezeptur, für die Jacques Helleu auch einen neuen Flakon gestaltete. Diese Düfte ergänzten Versionen für Herren, und Ombre de la Nuit wiederum ist ein Unisex-Duft. Derzeit zeichnet sich noch nicht genau ab, was mit Ungaro geschieht. Das Parfumhaus wurde 1996 von Ferragamo (s. S. 91) aufgekauft und mit Bvlgari zusammengeschlossen.

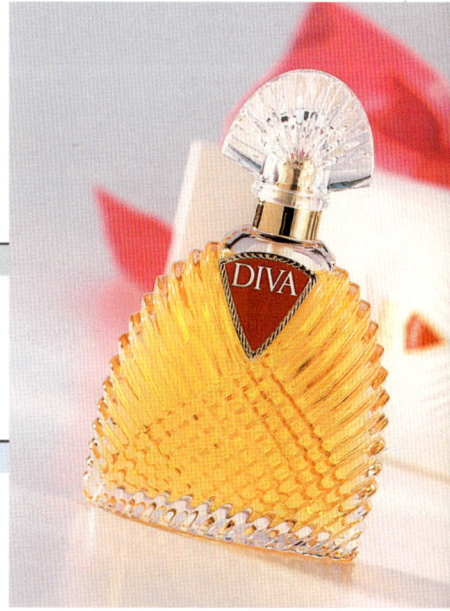

Diva

EINFÜHRUNG	*1984*
KREATEUR	*Jacques Polge*
FAMILIE	*blumig-ambriert*
FLAKON	*Emmanuel Ungaro mit Jacques Helleu*

Duftnoten

KOPF	*Tuberose, Kardamom, Mandarine, Ylang-Ylang*
HERZ	*Iris, Narzisse, Jasmin*
BASIS	*Sandelholz, Patchouli, Eichenmoos*

PARFUMS VALENTINO

Elegante Düfte von einem Modeschöpfer, dessen Raffinement Frauen Stil verleiht

STAMMHAUS	*Parfums International / Elizabeth Arden*
FIRMENSITZ	*New York, USA*
PARFUMS	*Classic Valentino, Vendetta pour Femme, Very Valentino*

Very Valentino

EINFÜHRUNG	*1997*
KREATEUR	*Daniella Roche (Givaudan-Roure)*
FAMILIE	*hesperidisch-blumig*
FLAKON	*Pierre Dinand*

Duftnoten

KOPF	*Citrus, Magnolie, Maiglöckchen*
HERZ	*Jasmin, Rose, Holznoten*
BASIS	*Sandelholz, Vanille, Moschus, Amber*

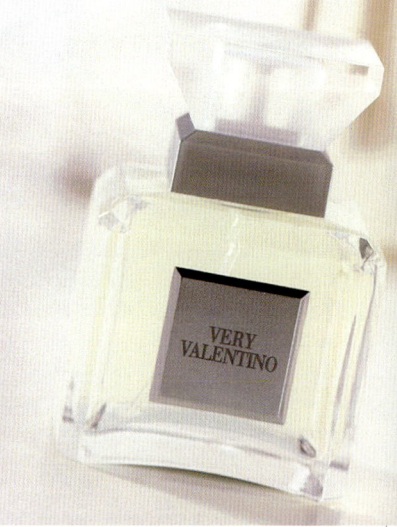

Der berühmte italienische Modeschöpfer Valentino Garavani wurde 1933 geboren und ist seit den frühen 60er Jahren in der Mode- bzw. Haute-Couture-Szene bekannt. Zu seinen Kunden zählen Filmstars, Vertreter der High-Society und des Jet-sets, schillernde und reiche Gestalten, für die er raffinierte, exklusive Kleider entwirft – neben den eleganten Kleidern, die in seinen Läden verkauft werden. Er hat Jackie Onassis, Elizabeth Taylor, Joan Collins, Sophia Loren und Königin Nur von Jordanien eingekleidet und gilt als Mann, der Frauen Stil verleiht.

Über seine Parfumfirma Parfums Valentino führte er 1977 ein Parfum seines Namens ein, das heute Classic Valentino heißt. Das von IFF-Parfümeuren kreierte, sehr üppig-blumige Vendetta kam 1993 in einem Flakon, der einer Fächerfalte nachempfunden ist, auf den Markt. Mit Very Valentino nahm man 1997 ein vorwiegend blumiges Eau de Toilette für Frauen von 25–45 ins Sortiment auf. In den Handel kam es in einem kristallglasähnlichen Flakon und sollte „moderne Eleganz und einen Hauch Provokation" vermitteln.

VAN CLEEF & ARPELS

Weltberühmte Juweliere, die einige hervorragende Düfte kreierten

STAMMHAUS	*Sanofi (das Unternehmen steht zum Verkauf)*
FIRMENSITZ	*Paris, Frankreich*
PARFUMS	*First, Van Cleef, Gem, Miss Arpels*

D as Haus Van Cleef & Arpels öffnete 1906 am Pariser Place Vendôme als Juwelier seine Pforten. Damals und heute steht Schmuck im Mittelpunkt der Firma. Während es sich zu einem hochangesehenen Unternehmen entwickelte, wurde hier eine bahnbrechende Methode erfunden, um Metallspuren zu vermeiden, die bei der Einfassung von Edelsteinen entstehen.

Seit 1938 gibt es auch in New York eine Filiale, und in der Folgezeit expandierte Van Cleef & Arpels weltweit. Mit dem Einstieg ins Parfumgeschäft wurde 1976 Parfums Van Cleef & Arpels gegründet und das hervorragende, blumigaldehydige Parfum First präsentiert. Von dem prominenten Parfümeur Jean-Claude Ellena (Givaudan) kreiert, wurde es in einem überaus eleganten, von Jacques Llorente gestalteten Flakon angeboten.

Das nächste Parfum war das 1987 lancierte blumig-orientalische Gem, ihm folgte das ebenfalls blumig-orientalische Van Cleef in einem diamantförmigen, facettierten Flakon. Das jüngste Parfum dieses Hauses ist das fruchtig-blumige Miss Arpels, für das eine „Brise frischer Luft in einem Blumengeschäft" als Anregung diente.

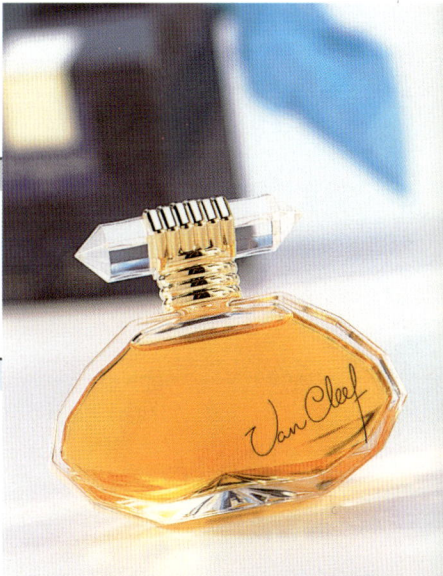

Van Cleef

EINFÜHRUNG	*1994*
KREATEUR	*Pascal Giraux (Haarmann & Reimer)*
FAMILIE	*blumig-orientalisch*
FLAKON	*Serge Mansau*

Duftnoten

KOPF	*Bergamotte, Himbeere, Neroli, Tagetes*
HERZ	*Rose, Jasmin, Orangenblüte, Geranie*
BASIS	*Zeder, Tonka, Vanille, Sandelholz*

VERSACE PROFUMI

Duft in einem Diamanten — nur eines von mehreren Parfums in erstaunlich originellen Flakons

STAMMHAUS	*unabhängig*
FIRMENSITZ	*Mailand, Italien*
PARFUMS	*Gianni Versace, V'E, Versus Donna, Blonde, drei Parfums in der Jeans-Serie, V/S*

Der aus Süditalien stammende Gianni Versace war erst 50 Jahre alt, als er 1997 in Miami erschossen wurde. In ihm sah man oft den Rivalen von Giorgio Armani, der 12 Jahre lang sein Vorgesetzter war. Er selbst sah die ihr Verhältnis belastende Problematik ganz klar: „Er kommt aus dem Norden, ich aus dem Süden. Da gibt es nichts zu diskutieren."

Seit seiner Kindheit in Kalabrien begeisterte er sich für archäologische Funde aus der Antike; das Versace-Emblem, ein von einem griechischen Mäandermuster umrandetes Medusenhaupt, und viele seiner Designs spiegeln diese Vorliebe wider. Die Schneiderei lernte er von seiner Mutter, und seine Karriere als Modeschöpfer begann in Mailand, wo er 1978 seine erste eigene Kollektion zeigte.

Gegen Ende der 80er Jahre, als er sowohl Mode als auch Kostüme für Oper und Ballett entwarf, war sein heiterer Barockstil sehr trendy. Er selbst hielt sich fast immer in der Nähe seiner hinreißend aussehenden Schwester Donatella auf, die er als seine „Muse" bezeichnete, und es überraschte niemanden, daß sie nach seinem Tod seine Geschäfte übernahm.

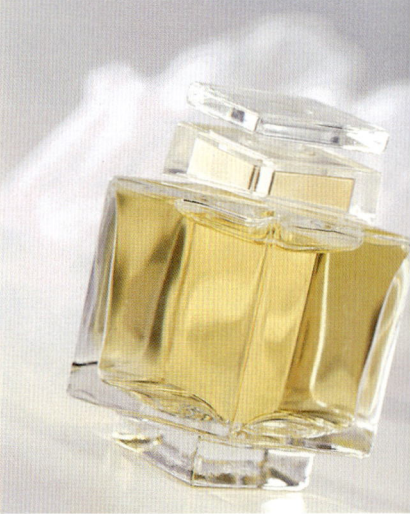

V'E

EINFÜHRUNG	*1990*
KREATEUR	*Gianni Versace*
FAMILIE	*blumig*
FLAKON	*Thierry Lecoule*

Duftnoten

KOPF	*Lilie, Narzisse, Bergamotte, Hyazinthe*
HERZ	*Rose, Jasmin, Iris, Ylang-Ylang*
BASIS	*Sandelholz, Patchouli, Weihrauch, Myrrhe*

Blonde

EINFÜHRUNG	*1996*
KREATEUR	*Givaudan-Roure-Parfümeure*
FAMILIE	*blumig*
FLAKON	*Serge Mansau*

Duftnoten

LINEAR	*Tuberose, Veilchen, Neroli, Osterglocke, Veilchenblätter, Orangenblüte, Iris, Ginster, Strohblume*

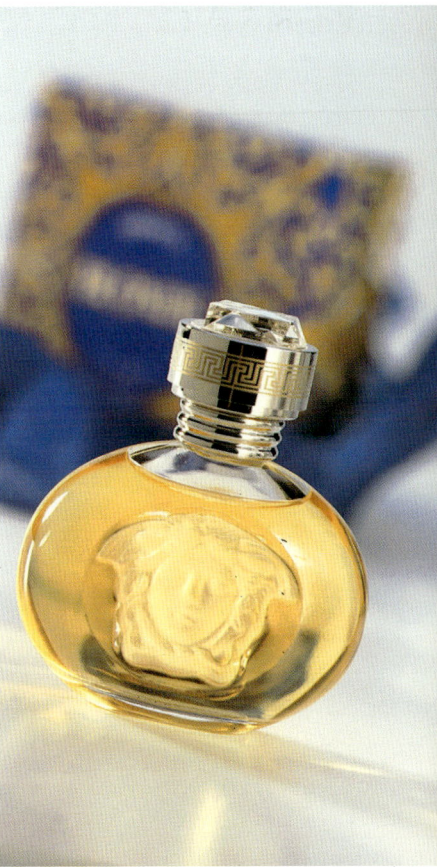

Versace kleidete Madonna, Bianca Jagger, Lisa Marie Presley und Linda Evangelista ein, verkehrte u. a. mit Maurice Béjart und Elton John und besaß Wohnungen in Miami, Como, Mailand und New York. In seinen letzten Lebensjahren gestaltete er Handtücher und Bettzeug, Kissen, Teppiche, Lampen, Schmuck, Geschirr u.a. Er schrieb Bücher, gestaltete „das Kleid" für Elizabeth Hurley und konnte angeblich schon heute die Mode von übermorgen vorhersagen.

Bereits recht früh waren Düfte ein Teil von Versaces Unternehmungen: Sein erster Damenduft, Gianni Versace, kam 1981 auf den Markt. Besondere Beachtung fanden stets auch die Flakondesigns: Der blumige Chypre-Duft Gianni Versace erschien in einem auffallenden, diamantförmigen Flakon mit 56 Facetten und einem prismaförmigen Fuß. Den äußerst originellen und kunstvollen Flakon des 1989 eingeführten V'E – ein Würfel in Schräglage – gestaltete der junge Flakon-Designer Thierry Lecoule, Baccarat fertigte ihn dann in einer limitierten Auflage. Das pudrig-fruchtige, blumige Versus Donna folgte 1993 in einem leuchtend-scharlachroten Flakon. Bei dem seiner Schwester Donatella gewidmeten Blonde wurde das Medusenhaupt auf der Flakonseite und ein griechisches Mäandermuster auf der Verschlußkappe reproduziert. Ab 1994 komplettierte er sein Jeans-Label für junge Leute durch die Einführung einer Reihe von Düften unter dem Namen Versace Jeans; ihre in Blechdosen verpackten Flakons haben die Form von Softdrink-Flaschen. Zuletzt erschien Ende 1998 (zunächst in den USA) der Duft V/S.

MADELEINE VIONNET

Benannt nach einer genialen Avantgarde-Designerin, in einem Flakon, der Fingerhüte und Stoff darstellt

STAMMHAUS	*unabhängig*
FIRMENSITZ	*Paris, Frankreich*
PARFUM	*Madeleine Vionnet*

Mit diesem Parfum hat es etwas Besonderes auf sich, denn es wurde zum Gedenken an eine bedeutende Designerin herausgebracht. Madeleine Vionnet (1876–1975) eröffnete 1912 das Pariser Modehaus Vionnet, Anfang der 20er Jahre beschäftigte sie 1 000 Angestellte in zwanzig Werkstätten.

Diese geniale Avantgarde-Designerin befreite die Frau erstmals vom Korsett, verwendete als erste den Diagonalschnitt und hatte 15 festangestellte Models. Auch als Arbeitgeberin machte sie von sich reden, da sie für ihre Beschäftigten beispiellose Vergünstigungen wie Kaffeepausen, bezahlten Urlaub und sogar zahnärztliche Behandlungen sowie eine Krankenstation einführte.

Christian Dior gestand, daß „niemand die Kunst der Modeschöpfung so weiterentwickelte und auf ein derart hohes Niveau hob" wie Vionnet. Ihr Unternehmen schloß 1939.

Ihr erstes, 1929 erschienenes Parfum hieß Temptation; andere trugen einfach die Bezeichnungen A, B, C, D. Das neue Parfum von Parfums Madeleine Vionnet knüpft an Temptation an – in einem originellen Flakon, der Fingerhüte und Stoff darstellt.

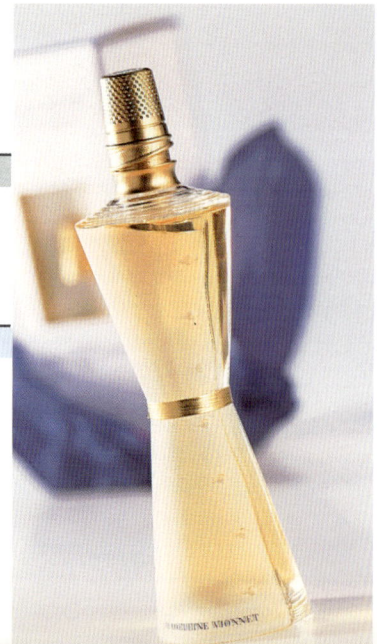

Madeleine Vionnet

EINFÜHRUNG	*1997*
KREATEUR	*Françoise Caron (Quest)*
FAMILIE	*blumig*
FLAKON	*Thierry de Baschmakoff*

Duftnoten

KOPF	*Rose*
HERZ	*Pfirsichblüte, Osman-thus, Tuberose, Rose, Ylang-Ylang*
BASIS	*Amber, Myrrhe, Zeder, Sandelholz, Moschus*

VIVIENNE WESTWOOD

Eine Designerin, die einen sinnlichen Duft kreierte, „um die Frau zu verwandeln, die ihn trägt"

STAMMHAUS	*Lancaster / Coty*
FIRMENSITZ	*London, England*
PARFUM	*Boudoir*

Die bekannte, bereits heute legendäre Londoner Modeschöpferin Vivienne Westwood, die ihr Geschäft in der King's Road von Chelsea noch vor der Punk-Bewegung eröffnete und ihre erste Pariser Kollektion in den frühen 80er Jahren präsentierte, verbindet die Zukunft mit dem 17. und 18. Jahrhundert.

Gerade in ihrem 1998 auf den Markt gebrachten Parfum Boudoir ist die Vergangenheit besonders präsent. Sie selbst meint, daß „die Trägerin ihres Parfums die Verwirklichung eigener Sinnlichkeit erlebt", da der Duft „eines jeden Vorstellung von Sex" wiederzugeben sucht – wobei das französische Boudoir einen ausgezeichneten Hintergrund liefert.

Für die Spitzennoten verwendete man den Duft des Schneeballs, der hier erstmals mittels Headspace-Technologie erstellt wurde. Der bemerkenswerte Flakon besitzt die Form eines Glassockels, auf dem Vivienne Westwoods Symbol, ein Reichsapfel, ruht – gekrönt von einem mit Juwelen besetzten Malteserkreuz und einer Art Saturnring. Dieses Parfum wird sowohl in Parfum- als auch in Eau-de-Parfum-Stärke hergestellt.

Boudoir

EINFÜHRUNG	*1998*
KREATEUR	*Martin Gras (Dragoco)*
FAMILIE	*blumig-orientalisch*
FLAKON	*Fabrice Legros*

Duftnoten

KOPF	*Schneeball, Studentenblume*
HERZ	*Rose, Iris, Orangenblüte, Kardamom, Blattkoriander*
BASIS	*Sandelholz, Patchouli, Vanille, Tabakblüte*

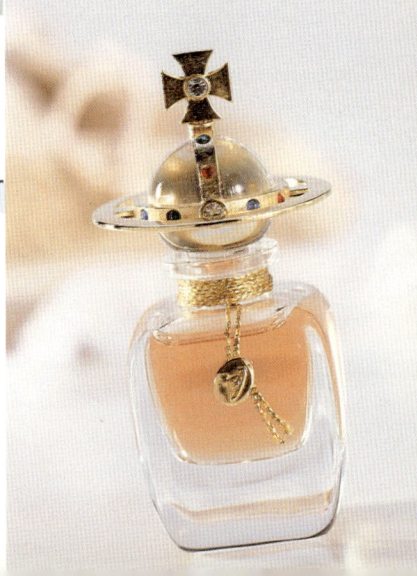

LES PARFUMS WORTH

Sinnliche Düfte aus einem Haus, das vom Vater der Haute Couture gegründet wurde

STAMMHAUS	*International Classic Brands*
FIRMENSITZ	*London, England, und Paris, Frankreich*
PARFUMS	*Je Reviens, Sans Adieu, Miss Worth*

Mit 19 Jahren ging der englische Textilkaufmann Charles Worth aus Lincolnshire nach Paris, wo er eine Stelle in einem Kleidergeschäft annahm und sich in die Verkäuferin Marie Vernet verliebte. Die Kleider, die er für sie entwarf, fanden so viel Beachtung, daß er beschloß, sein eigenes Modehaus zu eröffnen. Inzwischen gilt er gemeinhin als Vater der Haute Couture.

Worth heiratete Marie, und kurz bevor er 1895 starb, übernahmen seine zwei Söhne Gaston und Jean-Philippe die Leitung der Firma. Jean-Philippes Sohn, Jacques, beschloß 1922, als Ergänzung zu den Kleidern auch Parfum ins Sortiment aufzunehmen, und hatte zu seinem Glück zwei „unbezahlbare" Freunde: Den Parfümeur Maurice Blanchet und den Glashersteller René Lalique.

Es dauerte zwei Jahre, bis ein Duft kreiert war, der an das sinnliche Gefühl von Nächten an der Riviera erinnert. 1925 kam dann Dans la Nuit in einem kugelförmigen, tief-blauen Lalique-Flakon auf den Markt; schon bald folgte ihm Vers le Jour und danach eine Reihe wunderbarer anderer Düfte von Maurice Blanchet (u.a. Sans Adieu und Je Reviens, fast alle in Lalique-Flakons). Dans la Nuit präsentierte man 1985 erneut. Die Firma steht jedoch seit kurzem zum Verkauf.

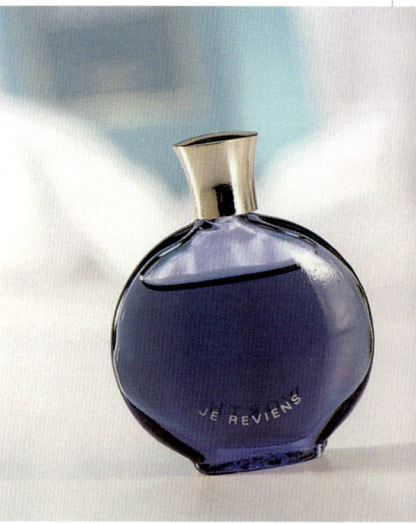

Je Reviens

EINFÜHRUNG	*1932*
KREATEUR	*Maurice Blanchet*
FAMILIE	*blumig-aldehydig*
FLAKON	*Lalique*

Duftnoten

KOPF	*Jasmin, Orangenblüte, Ylang-Ylang, Aldehyde*
HERZ	*Narzisse, Jonquille*
BASIS	*Veilchen, Sandelholz, Vetiver, Moschus*

GLOSSAR

Absolut: Parfumöl bzw. Essenz von duftenden Blüten und anderen aromatischen Pflanzenteilen in der reinsten und konzentriertesten Form. Aufgrund der zu seiner Gewinnung notwendigen aufwendigen Verfahren ist das Absolut äußerst teuer (siehe auch *Konkret*).

Akkord: Kombination von Düften, die ineinander übergehen und auf diese Art und Weise einen neuen Duft erzeugen (so wie die Vermischung von Blau und Gelb Grün ergibt).

Aldehyde: Wichtige Gruppe von Chemikalien (Kohlenwasserstoffderivate), deren Herstellung meist durch die Dehydrierung primärer Alkohole erfolgt. Bei der Parfumherstellung macht man sich den Umstand zunutze, daß Aldehyde Geruchseindrücke auslösen. Durch A. können die Düfte von bestimmten Pflanzen reproduziert werden, sie liefern zudem eine Eigennote und reichern einen Duft an bzw. verstärken ihn. Zum ersten Mal wurden Aldehyde für den Parfumklassiker Chanel N° 5 eingesetzt.

Amber: Duft, der in natürlichen Rohstoffen wie Labdanum zu finden ist. (Siehe auch *Orientalisch*).

Aromakologie: Lehre von der Wirkung der Düfte auf das menschliche Befinden (z.B. beruhigend oder aufmunternd).

Aroma-Pflanzen: Pflanzen mit einer würzigen Note und insbesondere Kräuter wie Lavendel oder Rosmarin, die vor allem bei der Herstellung von Herrendüften zum Einsatz kommen.

Aromatherapie: Therapeutische Behandlung von Menschen durch die Anwendung von Parfumölen aromatischer Pflanzen vor allem im Rahmen von Massagen oder durch Inhalation.

Balsam: Dicke, zähflüssige, teilweise harzige Absonderung bestimmter Pflanzen, die in Parfums häufig für einen süßen, honigähnlichen Duft sorgen sollen (z.B. Tolu-Balsam).

Bdellium: Aromatisches Harz, das aus bestimmten tropischen Bäumen gewonnen wird (wie z.B. aus dem Opoponax).

Blumiges Parfum: Parfum, das überwiegend nach Blüten duftet.

Bouquet: Mischung aus blumigen Duftnoten in einem Parfum oder ein Parfum, das aus einer Mischung verschiedener Duftfamilien besteht.

Chypre: Name eines berühmten Parfums, das in der Römerzeit auf Zypern und im Mittelalter in Italien hergestellt wurde. Heute bezeichnet es eine der Hauptparfumgruppen, in denen Spitzendüfte (wie Bergamotteöl) und eine blumige Herznote (wie die der Rose) zu einem holzigen, ambraartigen, oft eher schweren Basisduft (z.B. Eichenmoos, Patchouli, Myrrheöl) zusammengefügt werden.

Destillation: Wichtigste Methode, um Parfumöl aus Pflanzen zu gewinnen. Heute benutzt man hierfür fast nur noch Dampf anstelle des früher verwendeten kochenden Wassers. Das Öl schwimmt nach der Kondensation auf der Wasseroberfläche und kann abgeschöpft werden. Bereits im 8. Jahrhundert nutzten die Araber dieses Verfahren.

Duftstreifen: Auch als *mouillette* bezeichnet. Streifen oder Stäbchen aus saugfähigem Papier, den man zum Testen von Duftnoten verwendet.

Eau de Cologne: Parfüm, das im 18. Jahrhundert in Köln entwickelt wurde. Heute steht dieser Ausdruck für ein Parfum, das 3–5 Prozent Parfumöl in einem 70prozentigen Gemisch aus Alkohol und Wasser aufweist.

Eau de Parfum: Stärkste Eau-Mischung, in der Regel mit 15–18 Prozent Parfumöl in 80–90prozentigem Alkohol.

Eau de Toilette: Standardkonzentration von Parfum, in dem der Alkohol 4–8 Prozent des Parfums enthält.

Eau Fraîche: Ähnlich wie das Eau de Cologne enthält das Eau Fraîche nur einen relativ geringen Anteil an Parfumölen, dafür jedoch einen höheren Alkohol- bzw. Wasseranteil.

Einzelnoten-Duft: Parfum, das auf dem Duft einer bestimmten Pflanze beruht und nur wenige Nebennoten aufweist.

Erdige Noten: Duftnoten, die den Eindruck von Erde oder Humus erwecken. Man findet sie beispielsweise in den Essenzen von Patchouli und Vetiver.

Extrait: Konzentrierteste Form der im Handel befindlichen Parfums, man spricht auch von Extrakt oder einfach von Parfum. Handelsüblich sind 15–30 Prozent Parfumöl in hochprozentigem Alkohol. Eine Mischung mit einem entsprechend niedrigeren Anteil an Parfumölen wird als Eau bezeichnet.

Extraktion: Auch als Infusion bezeichnet. Verfahren der Gewinnung von Duftessenzen unter Zuhilfenahme flüchtiger Lösungsmittel (wie z.B. Äther).

Fixateur: Auch als Fixator bezeichnet. Parfumbestandteil, der die Dauer des Duftes auf der Haut verlängert bzw. die Wirkung der unterschiedlichen Duftbausteine dauerhafter werden läßt. Fixateure sind vorwiegend Harze und Balsame (wie etwa Myrrhe oder Galbanum).

Floriental: Abkürzung für floral-orientalisch. Parfum, das eine ausgewogene Mischung aus blumigem und orientalischem Duft bietet.

Fougère: Duft mit frischer, krautiger Note auf einer moosigen, farnartigen Basis. Diese Duftrichtung kommt überwiegend bei der Kreation von Herrenparfums zum Tragen. Fougère zählt zu den Hauptparfumgruppen.

Gourmand: Duft, der einen verführerischen Geruch von Nahrungsmitteln — wie Obst oder Schokolade — evoziert.

Grüne Noten: Allgemeiner Duft von Gräsern und grünen Pflanzenteilen in einem Parfum. Grüne Parfums bilden ebenfalls eine der Hauptparfumgruppen.

Haarpuder: Parfümierter Puder, der im 17. und 18. Jahrhundert häufig zum Reinigen und Herrichten von Perücken benutzt wurde.

Hesperidisch: Aus Zitrusfrüchte gewonnener Duft.

Holzige Noten: Duft der Pinie, Fichte, Wacholder und ähnlicher Bäume.

Infusion: siehe *Extraktion*.

Konkret: Produkt, das man durch die Anreicherung von Pflanzeninhaltsstoffen in Lösungsmitteln (z.B. Hexan oder andere ungiftige Kohlenwasserstoffgemische) erhält. Löst man eine wachsartige Substanz, die gemeinhin als Stearopten bezeichnet wird, auf diese Art und Weise, so bleibt das Absolut (s. o.) zurück. Parfümeure ziehen jedoch das Konkret dem Absolut vor.

Kräuter-Noten: Allgemeiner Duft von Kräutern und Heilpflanzen.

Kumarin: In natürlicher Form kommt Kumarin als Geruchsstoff des Waldmeisters vor.

Leichte Noten: Duftnoten mit einem frischen, blumigen, citrischen, fruchtigem oder grünem Inhalt, ohne süße oder balsamische Elemente.

Linearer Duft: Parfumart, die erstmals in den achtziger Jahren entwickelt wurde. Lineare Düfte zeichnen sich dadurch aus, daß alle Duftnoten ihre volle Wirkung gleichzeitig entfalten und dann gleichgewichtig nebeneinander stehen.

Moos-Noten: Allgemeiner Duft von Duftölen, die man aus Moosen und Flechten gewinnt.

Neroliöl: Durch Wasserdampfdestillation gewonnenes Öl des Bitterorangenbaumes.

Orientalisch: Auch Amber genannt. In der Parfumherstellung ein Duft, der mit seinem strengen exotisch-würzigen und balsamischen Charakter an den Fernen Osten erinnert. Orientalische Parfums bilden eine anerkannte Gruppe innerhalb der Duftfamilien.

Pomade: Parfümierte Salbe bzw. Creme. Sie besteht aus Öl bzw. Fett, das mit Parfumöl angereichert wird, nachdem es das Verfahren der Enfleurage durchlaufen hat. Als Pomander (Duftkugel) bezeichnet man eine Kugel aus festem, duftendem Material in einem verzierten Gefäß. Diese kannte man bereits im Altertum und trug sie entweder aus reinem Vergnügen an einem jeweiligen Duft oder zum Abwehren ansteckender Krankheiten bei sich. Oft enthielten diese parfümierten Salben Amber, später auch häufig *pomme ambre* (Apfel-Amber), worauf auch die Bezeichnung „Pomade" hinweist.

Potpourri: Mischung aus duftenden Pflanzensubstanzen etc., die getrocknet in einen Krug oder eine Schale gegeben werden, um einen Raum mit Wohlgeruch zu erfüllen.

Resinoid: Extrakte aus Knospen, Blättern, Blüten, Samen, Rinden, Wurzeln, Harzen und tierischen Drogen, die durch Waschen mit Hexol oder Alkohol gegewonnen werden.

Sachet: Kleiner Beutel mit getrockneten, duftenden Stoffen, der üblicherweise zwischen Kleider und Bettwäsche gelegt wird, um diese zu parfümieren. Heute wird dieser Begriff auch für Beutel aus Plastik und anderen Materialien verwendet, die als Duftbehältnis dienen.

Streukraut: Pflanzen, die im Mittelalter auf dem Boden eines Raumes versteut wurden und beim Hinüberschreiten ihren Duft freisetzten.

Süße Noten: In der Parfumherstellung gilt beispielsweise Vanille als süßer Duft.

Synthetischer Duft: Im Labor künstlich hergestellte Reproduktion eines natürlichen Duftbausteins bzw. ein im Labor entwickelter Duft, der nicht in der

Natur existiert. Viele synthetische Produkte stammen von natürlichen Rohstoffen ab. Geraniol etwa bestimmt den Duft einer Rose, kann jedoch billiger und reichhaltiger aus der Geranie gewonnen werden. Für die Parfumherstellung stehen heute mehrere Tausend synthetische Stoffe zur Verfügung. Sie ersetzen inzwischen weitgehend die tierischen Duftstoffe wie Zibet oder Moschus.

Tigella: Ein zumeist aus Glas bestehender, kunstvoll geformter Stab, der an der Unterseite des Stöpsels eines Parfumflakons befestigt ist und als kleines Schöpflöffelchen dient.

Trockenparfum: Kleinperlige Mikrokapseln, die mit einem parfümierten Puder gefüllt sind und auf der Haut verstrichen werden können.

Waschkugel: Parfümierte Seifenkugel, die im 17. und 18. Jahrhundert zum Gesicht- und Händewaschen verwendet wurde.

Weihrauch: Das ätherische Öl gewinnt man aus dem Gummiharz des Olibanumbaums, der in Nordafrika, Arabien und Westindien vorkommt. Den intensiven Duft macht man sich für die Kreation der meisten orientalischen Parfums zunutze. Beim Verbrennen des Harzes entsteht ein Duftrauch, der bei religiösen Zeremonien unterschiedlicher Religionen verwendet wurde und wird.

LITERATURHINWEISE

Ingrid Dierssen: *Lust am Duft,* Bern & Stuttgart 1995 (Hallwag)

Das H & R Buch Parfum, Hamburg 1984 (Glöss Verlag)

Nigel Groom: *The New Perfume Handbook,* London 1997
(Blackie Academic & Professional)

Susan Irvine: *Perfume: The Creation and Allure of Classic Fragrances,*
London 1996 (Aurum)

J. Stephan Jellinek: *Parfum – der Traum im Flakon,* München 1992
(Mosaik-Verlag)

Jacqueline Jones-North: *Commercial Perfume Bottles*, Pennsylvania 1987
(Schiffer Publishing)

France Kennett: *History of Perfume,* London 1975 (Harrap)

Christie Lefkowith: *Design des Luxus: Parfum Flakons,* Wien 1994
(Verlag Christian Brandstätter)

Jean Pütz und Christine Niklas: *Betörende Parfums. Heilende Düfte,*
Köln 1993 (vgs)

REGISTER

DANK

Bvlgari Parfums: S. 36; Chopard: S. 12 r.; E. T. Archive: S. 8, 9, 10 o., 32 o., 34 r.; Floris: S. 37 o.; The Fragrance Foundation: S. 32 u., 33, 34 o., ul.; Parfums Givenchy: S. 12 o.; Parfums Lanvin: S. 11 o., 12 M, ul.; Estée Lauder: S. 10 u.; Life File: (Caroline Field) S. 17 o.; Jo Malone: S. 29; Parfums Rochas: S. 15, 27, 28; Shiseido: S. 11 u.; Travel Ink: S. 13 (Charcrit Boonsom), 19 u. (Charlie Marsden), 20 o. (Peter Murphy), 26 (Martyn Hughes). Der Verlag dankt Lall of Beauty Base Limited (Unit C3, Whiteleys of Bayswater, Queensway, London W2 4YQ) für die Bereitstellung einiger Flakons und die Möglichkeit, diese zu fotografieren.

HINWEIS DES AUTORS

Da mir so viele Personen bereitwillig Informationen für dieses Buch erteilt haben, ist es nicht möglich, sie alle namentlich im Dank anzuführen. Jedem einzelnen von ihnen möchte ich nachdrücklich danken. Ein besonderes Dankeschön gebürt meiner Lektorin, Clare Hubbard, der ich in textlicher Hinsicht für ihre wertvollen Anmerkungen verpflichtet bin und die mir mit großer Umsicht bei der Bildauswahl zur Seite stand.